SANOFI

lehmanns media

Frank Grünwald/Karl-Michael Derwahl

# Diagnostik und Therapie von Schilddrüsenerkrankungen

## Ein Leitfaden für Klinik und Praxis

Herausgeber Sanofi-Aventis Deutschland GmbH

lehmanns media

Bildnachweis: Frank Grünwald, Karl-Michael Derwahl, Sanofi, Jasmin Plawicki (S. 27)



3. neu überarbeitete und erweiterte Auflage

Helmholtzstraße 2-9
10587 Berlin

Umschlag: Bernhard J. Bönisch (unter Verwendung einer Szintigraphie von Frank Grünwald)
Layout: Clara Eichler, Jasmin Plawicki

Druck und Bindung: Drukarnia Dimograf • Bielsko-Biała • Polen

ISBN 978-3-96543-029-7 www.lehmanns.de

# Inhaltsverzeichnis

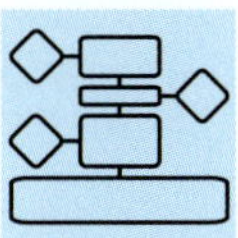
**Ätiologie**

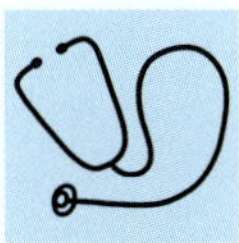
**Diagnostik**

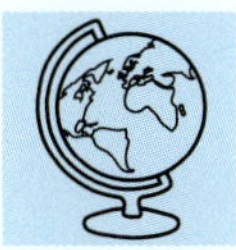
**Epidemiologie**

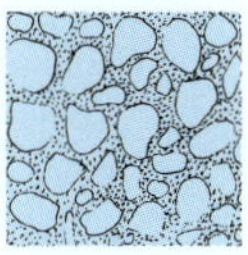
**Histologie**

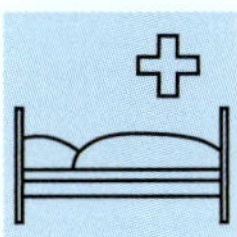
**Klinik**

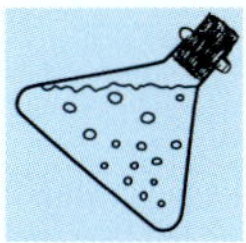
**Labordiagnostik**

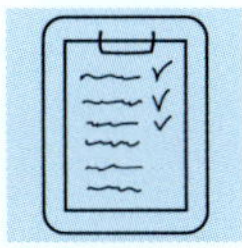
**Nachsorge**

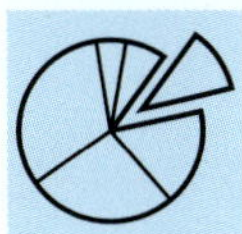
**Pathogenese**

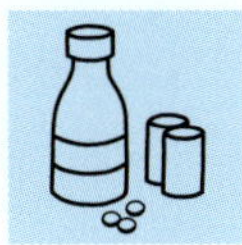
**Therapie**

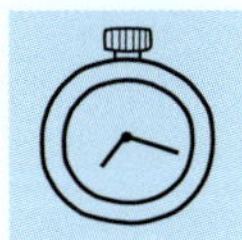
**Verlauf**

# Geleitwort

Schilddrüsenerkrankungen – und hier besonders die Knotenstruma – sind weiterhin häufig. Schilddrüsenhormone, die u. a. zur Strumabehandlung eingesetzt werden, zählen zu den am meisten verordneten Medikamenten. So verwundert es nicht, dass medizinische Fachbuchkataloge weit über 500 Monografien zum Thema Schilddrüse ausweisen. Eine Seltenheit stellen hierbei allerdings Bücher dar, die sich an Ärzte mit Interesse an der Schilddrüse richten und die gemeinsam von Fachvertretern der Endokrinologie und Nuklearmedizin verfasst wurden; Fachdisziplinen, die die meisten Schilddrüsenpatienten in der ambulanten Krankenversorgung betreuen.

Frank Grünwald und Karl-Michael Derwahl haben sich zusammengefunden, um dem Arzt, der in der Klinik und der hausärztlichen Praxis Patienten mit Schilddrüsenerkrankungen versorgt, das nötige Rüstzeug zu geben. Dabei haben sie sich bei den Grundlagen zur Anatomie, Physiologie und Biochemie auf das Wesentliche beschränkt und demgegenüber vor allem die häufigsten Schilddrüsenerkrankungen – wie die Knotenstruma, die Hyperthyreose und die Hypothyreose – ausführlich behandelt. Auch Schilddrüsenerkrankungen in der Schwangerschaft, die nicht selten sind, werden umfassend dargestellt. Weiterhin gehen die Autoren auf die modernen diagnostischen Verfahren und ihren Stellenwert in der Erkennung von Schilddrüsenerkrankungen sowie die adäquate Therapie von Schilddrüsenpatienten mit der nötigen Ausführlichkeit ein.

Dabei ergänzen sich der Nuklearmediziner und Endokrinologe in geradezu idealer Weise.

Den Lesern dieses Buches möge das von den beiden Schilddrüsenexperten mit großer praktischer Erfahrung in der Behandlung von Schilddrüsenerkrankungen vermittelte Wissen dazu dienen, die ihnen anvertrauten Schilddrüsenpatienten nach dem aktuellen Stand der Wissenschaft zu betreuen!

Chr. Reiners im Januar 2014

# Vorwort zur 2. Auflage

Rund 5 Jahre sind seit der Erstellung der ersten Auflage dieses Buches vergangen. Die Publikation zahlreicher aktueller Studien zu Schilddrüsenerkrankungen, welche zum Teil etablierte Behandlungsstrategien in Frage stellen und auch die Entwicklung neuer diagnostischer und therapeutischer Verfahren haben uns dazu bewogen, das Werk grundlegend zu überarbeiten.
Die aktuellen Strömungen in der Thyreologie beruhen zum Teil auf Veränderungen der Inzidenz für Jodmangelerkrankungen – aber auch der generelle Trend zur „Minimalisierung“ der therapeutischen Interventionen spielt eine große Rolle.
Die Molekulargenetik hat trotz aller Limitationen weiteren Einzug in die tägliche Praxis gehalten und wird nun breiter dargestellt. Bezüglich der Schilddrüsenhormontherapie werden geänderte Strategien zum Einsatz von T3 und T4 verfolgt – was in der überarbeiteten Auflage ausführlich diskutiert wird. Auch wenn kein Chirurg an dem Buch mitgewirkt hat, so soll doch auf aktuelle Trends in der operativen Versorgung von Schilddrüsenerkrankungen hingewiesen werden, z.B. auch auf den Einsatz von „Operationsrobotern“. Dem zunehmenden Einsatz thermoablativer Verfahren wird durch eine breitere Darstellung dieses Themenkomplexes Rechnung getragen. Da auch Schulmediziner mehr und mehr mit Fragen zu alternativen Heilmethoden konfrontiert werden, ist ein kurzes Kapitel hinzugekommen, welches sich mit diesem Thema befasst.
Zum neuen Gesicht des Buches soll auch ein deutlich umfangreicheres Register beitragen.
Wir sind uns bewusst, dass wir bei weitem nicht allen Strömungen in der Thyreologie gerecht werden können und eine subjektive Auswahl der Themenschwerpunkte getroffen haben. Auch bezüglich der Aktualität können wir nur begrenzt allen Ansprüchen gerecht werden, da zwischen der Erstellung des Konzeptes und der Herausgabe eine Zeitspanne liegt, in der sich viele Entwicklungen ergeben können. Wenn Sie als Leser oder Leserin Korrektur- oder Ergänzungsbedarf an der einen oder anderen Stelle sehen, so würden wir uns freuen, davon zu erfahren.

Zu großem Dank verpflichtet sind wir Herrn Dr. Haring für die großartige Unterstützung bei der Erstellung der 2. Auflage, Herrn Thieme für Vorbereitungen und Produktion des Werkes sowie Frau Dr. Lüdecke für die kritische Durchsicht des Werkes.

Frankfurt am Main und Berlin, im März 2019

Frank Grünwald　　　　Karl-Michael Derwahl

# 1 Grundlagen

Die Schilddrüse (lat. Glandula thyreoidea) ist ein schmetterlingsförmiges Organ, das frontal der Trachea knapp unterhalb des Kehlkopfes liegt und trotz seiner geringen Größe wichtige Aufgaben im menschlichen Organismus übernimmt. Die Schilddrüse produziert die iodhaltigen Schilddrüsenhormone Thyroxin und Triiodthyronin sowie Calcitonin, welches für die Calciumhomöostase bedeutend ist.

Die Schilddrüsenhormone regulieren den Energiestoffwechsel und das Wachstum zahlreicher Zellen und des Gesamtorganismus. Störungen in der Hormonsekretion im Sinne einer Schilddrüsenüber- oder -unterfunktion haben Auswirkungen auf verschiedene Organe und gehen daher mit mannigfaltigen Symptomen einher. Neben den Funktionsstörungen spielen auch morphologische Veränderungen der Schilddrüse im klinischen Alltag eine wichtige Rolle. So muss die vergleichsweise geringe Anzahl maligner Knoten der Schilddrüse bei einer hohen Prävalenz von benignen Schilddrüsenknoten in der Bevölkerung selektioniert und entsprechend behandelt werden.

## 1.1 Anatomie

Die Anlage der Schilddrüse entwickelt sich im Bereich des Mundbodens aus einer Aussprossung am Boden des Kopfdarmes. Diese Aussackung, die von einer einschichtigen Zelllage ausgekleidet ist und wie ein Schlauch in der Medianlinie nach kaudal bis unterhalb des Kehlkopfes wächst, wird Ductus thyreoglossus genannt. Im unteren Anteil bilden sich zwei weitere Aussackungen, aus denen später die Schilddrüsenlappen entstehen. Der Gang selbst verschließt sich normalerweise, so dass die definitive Schilddrüse keine Verbindung mehr zum Mundboden hat. In der Regel bleibt lediglich eine dreieckige Vertiefung am Zungengrund zurück, die als *Foramen caecum* bezeichnet wird. Innerhalb des Ductus thyreoglossus kann aber auch Schilddrüsengewebe verbleiben (dystope Schilddrüse, z. B. Zungengrundstruma). Verbliebenes Schilddrüsengewebe in den kaudalen Anteilen des Ductus thyreoglossus wird als Lobus pyramidalis bezeichnet. In die Schilddrüsenanlage wandern von lateral die sich aus der 5. Schlundtasche entwickelnden Calcitonin-sezernierenden C-Zellen ein.

Ab der 11. bis 12. Schwangerschaftswoche können die sich entwickelnden Follikel der Schilddrüse Iod akkumulieren und binden. In den darauffolgenden Wochen setzt die Schilddrüsenhormonsynthese ein. Erst nach der 32. Woche entwickelt sich ein funktionsfähiger hypothalamisch-hypophysärer Regelkreis (TRH-TSH) mit der Schilddrüse.

Die Schilddrüse, die in ihrer Form einem Schmetterling ähnelt, ist bindegewebig an die anterioren und lateralen Anteile des Larynx bzw. der Trachea fixiert. In Abhängigkeit von der Körpergröße und

der Iodzufuhr wiegt die normale Schilddrüse des Erwachsenen etwa 6 g bis 20 g. Die Schilddrüse wird durch Septen geteilt, die zu einer irregulären, inkompletten Lobulierung des Organs führen. Die Durchblutung der Schilddrüse ist überdurchschnittlich. Obwohl ihr Gewichtsanteil nur etwa 0,2 ‰ des Körpergewichts ausmacht, zieht sie bis 2 % des Blutflusses auf sich. Im Rahmen einer Hyperthyreose kann die Durchblutung noch um ein Vielfaches gesteigert werden.
Die Schilddrüse ist aus Follikeln aufgebaut, die aus randbildenden, meist kubischen Thyreozyten und einem Lumen bestehen. Im Lumen befindet sich das Kolloid, das aus Thyreoglobulin, anderen Iodproteinen und Serumproteinen besteht. (vgl. Abb. 1, S. 25, *Aufbau der Schilddrüse*).

Im interfollikulären Raum befinden sich Nervenfasern, Calcitonin-bildende C-Zellen sowie zahlreiche Blutgefäße. Die Schilddrüse wird durch die paarig angelegte Arteria thyreoidea superior aus der Arteria carotis externa von kranial und durch die paarig angelegte Arteria thyreoidea inferior aus der Arteria subclavia von kaudal versorgt. Eine Hyperthyreose führt häufig zu einer verstärkten Durchblutung der Schilddrüse, die in der Farbdoppler-Sonographie nachweisbar ist. Klinisch imponiert die vermehrte Durchblutung nicht selten als ein tastbares Schwirren.

Bei Autoimmunerkrankungen der Schilddrüse kann es zu ausgeprägten *lymphozytären Infiltrationen* im interfollikulären Raum kommen.
Für den sonographischen Nachweis von Lymphknotenmetastasen in der Diagnostik des differenzierten Schilddrüsenkarzinoms und des C-Zell-Karzinoms ist auch die Kenntnis des Lymphabflusses der Schilddrüse von Bedeutung, der über prälaryngeale und prätracheale, paratracheale und tiefe zervikale Lymphknoten erfolgt und von dort über die vorderen mediastinalen und supraklavikulären Lymphknoten (vgl. Abb. 2, S. 26, *Regionäre Lymphknoten am Hals*).

## 1.2 Physiologie und Biochemie

### 1.2.1 Iodstoffwechsel

Iodid ist ein essentieller Bestandteil der Schilddrüsenhormone Triiodthyronin (T3, 3 Iodatome) und Thyroxin (T4, 4 Iodatome) und wird im menschlichen Körper in der Schilddrüse gespeichert. Iod ist ein chemisches Element und gehört zu der Gruppe der Halogene. Sein Name leitet sich von dem altgriechischen Wort „ioeides“ ab, welches „veilchenfarbig, violett“ bedeutet und auf die charakteristischen violetten Dämpfe beim Erhitzen von Iod anspielt. Iod kommt in der Natur gebunden in Form seiner Salze (Iodide, I) vor.
Das mit der Nahrung zugeführte Iod wird im Dünndarm als anorganisches Iodid aufgenommen und gelangt über den Natrium-Iodid-Symporter schließlich in die Thyreozyten. Die Schilddrüse kann etwa 40 % des Nahrungs-Iods aufnehmen und anreichern. Der Rest wird über die Nieren und Faeces ausgeschieden. Die mit dem Urin ausgeschiedene Iodmenge ist ein gutes Maß für die Iodversorgung, spielt jedoch in der medizinischen Praxis kaum eine Rolle, sondern dient eher epidemiologischen Untersuchungen zur Bestimmung der Iodversorgung einer Bevölkerungsgruppe.
Iodverbindungen sind in der Natur weit verbreitet, kommen jedoch in deutschen Böden in zu geringen Mengen vor, so dass in Deutschland auch heute noch die endemische Struma aufgrund von Iodmangel die häufigste Schilddrüsenerkrankung ist. Durch die Iodprophylaxe (Iodierung von Speisesalz und Futtermitteln in der Landwirtschaft) konnte eine Besserung der Iodversorgung der deutschen Bevölkerung erzielt werden. Seit 2007 hat die Weltgesundheitsorganisation (WHO) Deutschland aus der Liste der Länder mit Iodmangel gestrichen. Dennoch ist die Iodversorgung nicht in der gesamten Bevölkerung ausreichend.

Die Iodaufnahme in die Schilddrüse ist nicht nur vom TSH-Spiegel abhängig, sondern unterliegt auch einer iod-abhängigen Autoregulation. Die Gabe größerer Mengen Iodids vermindert den Iodid-Uptake, hemmt die TSH-abhängige Stimulation der Schilddrüse und die Iodid-Oxidation. In hohen Konzentrationen hemmt es auch die Schilddrüsenhormonsekretion. Dieser Kompensationsmechanismus der gesunden Schilddrüse wird als Wolff-Chaikoff-Effekt bezeichnet. Die akute Hemmung der Schilddrüsenfunktion durch Iodid wird bei der sog. *Plummerung*, der Gabe einer iodhaltigen Lugolschen Lösung, genutzt, um vor Operation einer Basedow-Struma die Schilddrüse akut zu hemmen. Darüber hinaus hemmt Iodid die TSH-Rezeptor-abhängige cAMP-Kaskade auf der Ebene des Gs-Proteins und die Kalziumkaskade auf der Ebene des Gq-Proteins.

## 1.2.2 Schilddrüsenhormonsynthese

Die Schilddrüse sezerniert 2 Hormone, L-3,5-Tetraiodthyronin (Levothyroxin; T4) und L-3,5,3-Triiodthyronin (T3). Die Schilddrüsenhormonsynthese besteht aus den folgenden Schritten:

1. dem aktiven Transport von Iodid in die Thyreozyten (Iodination)
2. der Thyreoglobulinsynthese
3. der Oxidation und Bindung von Iodid an Thyreoglobulin (Iodisation)
4. der oxidativen Kopplung von 2-Iodtyrosinen
5. Proteolyse des Thyreoglobulins und Sekretion von T3 und T4

Iodid wird sekundär aktiv durch den Natrium-Iodid-Symporter (NIS) entgegen einem Gradienten an der basalen Membran des Thyreozyten transportiert. Die Iodkonzentration in den Thyreozyten ist 30-40mal höher als im Serum. Durch die $Na^+/K^+$-ATPase an der basalen Thyreozytenmembran wird energieabhängig ein elektromechanischer Konzentrationsgradient für Natriumionen aufgebaut. Durch dessen Energie wird Iodid gegen den Konzentrationsgradienten zusammen mit Natrium in die Zelle transportiert. Der Transport wird durch Thyreotropin (TSH) stimuliert und ist durch Iod sättigbar. Durch Perchlorat und Thiocyanat kann der Transport gehemmt werden. Nach Aufnahme diffundiert Iodid an die apikale Membran des Thyreozyten, wo es durch einen speziellen Kanal (Pendrin) aus den Zellen ins Follikellumen transportiert wird.
Iod wird in die Seitenketten der zahlreichen Tyrosylreste des Thyreoglobulins (Tg) eingebaut. Es entstehen monoiodinierte (MIT) und diiodinierte (DIT) Tyrosylreste. Zuvor muss Iodid jedoch durch die Thyreoperoxidase (TPO) zu Iod oxidiert werden. Die Iodidoxidation, die Bindung an Thyreoglobulin (Iodisation) sowie die Kopplung von Iodtyrosin an Iodthyronin werden durch das Enzym Thyreoperoxidase unter Verbrauch von $H_2O_2$ als Substrat katalysiert.

Tab. 1
Charakteristika der wichtigsten Schilddrüsenhormone (modifiziert nach K. Voigt 2001)

| | T3 | T4 | rT3 |
|---|---|---|---|
| **Produktionsrate** | | | |
| (nmol/d) | 45-60 | 110 | 50-70 |
| aus der Schilddrüse | 15 % | 100 % | ~2 % |
| aus dem Gewebsmetabolismus | 85 % | - | 98 % |
| **Konzentration im Plasma** | | | |
| gesamt (nmol/l) | 1,5-2,0 | 80-100 | 0,4-0,7 |
| frei (pmol/l) | 6,0 | 20,0 | 2,5 |
| **Halbwertszeit** (d) | 1 | 7 | 0,8 |
| **Clearance-Rate** (MRC/d) | 20-25 | 1,2 | 90-150 |
| **Bindung an** | | | |
| TBG | 40 | 70 | |
| TBPA | 25 | 10 | |
| Albumin | 35 | 20 | |
| (% des Hormons im Plasma) | | | |
| **„Biologische Aktivität"** | 1 | 0,2-0,3 | ~0 |

T4 ensteht am Thyreoglobulinmolekül durch die Kopplung von 2 Molekülen 3,5-Diiodthyrosin (DIT), während T3 aus DIT und einem Molekül 3-Monoiodthyrosin (MIT) entsteht. T3 ensteht jedoch nicht nur durch die Kopplung der Tyrosyl-Reste, sondern auch durch intra- und vor allem extrathyreoidale enzymatische 5'-Deiodierung von T4 zu T3. Bei *Iodmangel* entsteht ein höherer Anteil an MIT im Vergleich zu DIT, was zu einer Erhöhung des relativen Verhältnisses von T3 zu T4 führt.

Die Sekretion der Schilddrüsenhormone erfordert die Endozytose von Thyreoglobulin, seine Hydrolyse und die Freisetzung von Schilddrüsenhormonen aus der Zelle (vgl. Abb. 4, S. 28, *Charakteristika der Schilddrüsenhormone*).

### 1.2.3 Hypophysäre Steuerung der Schilddrüse durch TSH

Das Thyreoida-stimulierende Hormon (TSH, Thyreotropin) ist ein glandotropes Hormon der Adenohypophyse und das wesentliche regulierende Hormon der Schilddrüse. Es stimuliert zum einen die Funktion der Schilddrüse und zum anderen – über eine Interaktion mit Insulin und dem Insulin-ähnlichen Wachstumsfaktor (IGF-I) – auch ihr Wachstum. Die Sekretion von TSH wird durch Thyreoliberin (Thyreotropin-Releasing-Hormon (TRH)), einem Tripeptid aus dem Hypothalamus, stimuliert und durch T3 gehemmt. Im Sinne eines negativen Feedback-Mechanismus bindet T3 an den nuklearen T3-Rezeptor in den TSH-produzierenden Zellen des Hypophysenvorderlappens und moduliert so die Freisetzung von TSH. Klinisch relevant ist eine Störung der T3-Bindung an seinen hypophysären Rezeptor bei dem Krankheitsbild der *Schilddrüsenhormonresistenz*. Das T3 moduliert ferner auch die Freisetzung von TRH im Hypothalamus.

TSH ist ein Glykoprotein, das sich aus einer Alpha- und Beta-Untereinheit zusammensetzt und in den basophilen Zellen des Hypophysenvorderlappens gebildet wird. Klinisch bedeutsam ist der Nachweis isolierter Alphaketten des TSH-Moleküls bei *TSH-produzierenden Hypophysentumoren* (*TSHom*), bei denen es zu einer erhöhten Sekretion von TSH, aber auch isolierter Alphauntereinheiten des TSH-Moleküls kommen kann.

Unter Stimulation mit TSH sezerniert die Schilddrüse die Schilddrüsenhormone T3 und T4 in einem Verhältnis von 1 : 10 (T3 : T4). T4 wird einzig in der Schilddrüse sezerniert und ist biologisch wenig aktiv. In den peripheren Zellen und im Gehirn wird es durch Deiodinasen in das biologisch deutlich aktivere T3 (5'-Deiodase) und das biologisch inaktive rT3 (5-Deiodase) umgewandelt (vgl. Abb. 4 auf dem Farbbogen: *Charakteristika der Schilddrüsenhormone*). T3 wird nur bis zu 20 % aus der Schilddrüse sezerniert und entsteht bis zu 80 % in den Hirnzellen aus T4. Daraus lässt sich ermessen, dass die im Blut gemessenen peripheren Schilddrüsenhormone nur bedingt die tatsächlich in den Hirnzellen vorhandene Konzentration bioaktiven T3 widerspiegeln, was in der Substitutionstherapie mit T4, z. B. bei einer Hypothyreose, im Einzellfall Bedeutung haben kann (vgl. Kapitel 4.1.2.4).

TSH wird pulsativ ausgeschüttet. Nach Mitternacht steigt TSH an und erreicht am späten Nachmittag den niedrigsten Wert. Zeitversetzt steigt in Folge auch die T3-Konzentration im Blut an, während T4 keine derartige TSH-abhängige Rhythmik zeigt.

**Klinisch bedeutsam ist, dass 80 % des metabolisch aktiven T3 im Gehirn durch Konversion aus T4 in den Hirnzellen entsteht, so dass der T3-Wert im Serum nur bedingt die T3-Versorgung im Gehirn widerspiegelt.**
**Bei nahezu komplettem Ausfall der T3-Sekretion der Schilddrüse, z. B. aufgrund eines operativen Eingriffes, einer Radioiodtherapie oder einer schweren Hypothyreose, entfällt die physiologische T3-Tagesrhythmik. Bei einigen Patienten kann dies unter Substitutionstherapie zu Beschwerden führen (vgl. Therapie mit Levothyroxin).**

### 1.2.4 Wachstum und Funktion der Schilddrüse

Für das Verständnis der Pathogenese benigner Schilddrüsenerkrankungen und auch von differenzierten Schilddrüsenkarzinomen sind Grundkenntnisse der Beziehung zwischen der Regulation von Wachstum und Funktion der Schilddrüse eine Voraussetzung. Die menschliche Schilddrüse besteht zu 80 % aus Follikelzellen und zu 20 % aus endothelialen Zellen und Fibroblasten und einigen Stammzellen. Die normale Schilddrüsenzelle teilt sich nur etwa bis zu 8-mal im Erwachsenenalter. Unter den Bedingungen des Iodmangels oder bedingt durch Mutationen oder andere genetische Aberrationen kann sich diese Zellteilungsrate um ein Vielfaches steigern. Jüngste wissenschaftliche Ergebnisse sprechen allerdings dafür, dass nicht primär der alternde Thyreozyt eine höhere Wachstums- und Teilungsrate aufweist, sondern dass thyreoidale Stammzellen, die in jeder normalen Schilddrüse nachweisbar sind, Ursprung von Knoten und auch der Tumorbildung in der Schilddrüse sind. Die wachstumsstimulierende Wirkung von TSH, die durch Bindung und Aktivierung des TSH-Rezeptors vermittelt wird, ist abhängig von Insulin und dem Insulin-ähnlichen Wachstumsfaktor (IGF-I), dessen Synthese wiederum von TSH stimuliert wird. Andere wichtige Wachstumsfaktoren sind der epidermale (EGF) und der basische Fibroblasten-Wachstumsfaktor (bFGF), die von Umgebungszellen synthetisiert werden und parakrin die Schilddrüsenzellen stimulieren, sowie der vaskuläre, endotheliale Zellwachstumsfaktor (VEGF), der von Thyreozyten synthetisiert wird und die Proliferation von Gefäßen stimuliert. Die Schilddrüsenzelle kann folglich durch die Produktion von VEGF ihre eigene Perfusion steuern.

**Das Zusammenspiel von TSH und Wachstumsfaktoren ist klinisch bedeutsam für die *Entstehung der Iodmangelstruma und ihrer Folgeerkrankungen (Schilddrüsenknoten, Knotenstruma)*.**

Aktivierende Mutationen im TSH-Rezeptorgen oder im nachgeschalteten Gs-alpha-Gen sind verantwortlich für die Entstehung der Mehrzahl von autonomen Adenomen und Autonomien in einer Knotenstruma.

Für das Verständnis der Pathogenese von Schilddrüsenkarzinomen (z. B. des papillären Karzinoms) sind Kenntnisse der wesentlichen Wachstumsfaktorrezeptor-abhängigen Signalwege und der durch sie aktivierten Tyrosinkinasen wichtig. Zu diesen Signalwegen gehören z. B. die vom EGF-Rezeptor-abhängigen Signalwege sowie die Signalwege, die von IGF-I und Insulin stimuliert werden. Der EGF-abhängige Signalweg induziert eine Proliferation und unterdrückt gleichzeitig die Differenzierung, während IGF-I- und Insulin-abhängige Signalwege mitogen wirken, aber die Differenzierung nicht hemmen. In den Signalwegen gibt es einige Mutationen und andere genetische Aberrationen, die z. B. für das papilläre Schilddrüsenkarzinom charakteristisch sind.

# 2 Schilddrüsenerkrankungen

## 2.1 Erkrankungen mit vorwiegend morphologischen Veränderungen

### 2.1.1 Benigne Erkrankungen

#### *2.1.1.1 Struma diffusa*

Mit dem Begriff Struma oder auch Kropf wird eine sichtbare, tastbare oder messbare Vergrößerung der Schilddrüse beschrieben. Nach der Stoffwechsellage kann die Struma weiter in eine euthyreote, hyper- oder hypothyreote Struma unterteilt werden. Die morphologische Struktur erlaubt die Unterteilung in Struma diffusa (keine Knoten, gleichmäßig vergrößerte Schilddrüse) und Struma nodosa. Die Struma nodosa kann anhand der Anzahl der in ihr enthaltenen Knoten weiter in die Struma uninodosa (ein Knoten) und die Struma multinodosa (mehrere Knoten) unterteilt werden. Epidemiologisch kann man zwischen der endemischen (mehr als 10 % der Bevölkerung betroffen) und der sporadischen Struma unterscheiden. Die Diagnose wird heute sonographisch gestellt und entspricht einer Schilddrüsenvergrößerung von > 18 ml bei der Frau und > 25 ml beim Mann.

Die ausschließliche Aufgabe der Schilddrüse besteht in der Synthese und Sekretion von T3 und T4 aus den Follikelzellen und von Calcitonin aus den parafollikulären Zellen. Bei Abfall der T3-Sekretion kommt es zu einem Anstieg des trophischen Hormons TSH und in der Folge zu einer Hypertrophie (Zellvolumenzunahme) und schließlich zu einer Hyperplasie, d. h. zu einer Zellvermehrung der Follikelzellen. Pathogenetisch sind im Prozess der Hyperplasie von der Schilddrüsenzelle und dem umgebenden parafollikulären Gewebe

Tab. 2
Einteilungen der Struma-Grade

| Nach AWMF-Leitlinie | |
|---|---|
| Stadium 0 | Keine Struma |
| Stadium 1a | Palpatorische, aber nicht sichtbare Vergrößerung |
| Stadium 1b | Bei maximaler Halsreklination sichtbare Vergrößerung |
| Stadium 2 | Bei normaler Kopfhaltung sichtbare Schilddrüse |
| Stadium 3 | Stark vergrößerte Schilddrüse |

sezernierte Wachstumsfaktoren beteiligt, wie z. B. IGF-I, bFGF und auch EGF. Die TSH-abhängige Wachstumsstimulation ist zudem Insulin-abhängig; die Synthese dieses Wachstumsfaktors wird wiederum gleichzeitig von TSH stimuliert. Die hyperplastisch vergrößerte Schilddrüse wird als Struma diffusa bezeichnet.

Die wesentliche Ursache der Struma diffusa ist der Iodmangel. Seltene Ursachen sind eine/die angeborene Störung der Schilddrüsenhormonsynthese, ein TSH-produzierender Tumor (TSH-om), eine Schilddrüsenhormonresistenz oder eine Akromegalie.
Die Iodmangelstruma ist im Kindes- und Jugendalter unter einer Therapie mit Iodid vollständig reversibel, im Stadium der fortgeschrittenen Hyperplasie und beginnenden nodulären Umwandlung nur bedingt.
Neben dem Iodmangel durch unzureichende Zufuhr von Iodid ist auch ein zellulärer Iodmangel bekannt. Er wird hervorgerufen durch Thiocyanat und Zyanid, die beim Rauchen freigesetzt werden und den Natrium-Iodid-Symporter hemmen. Neben der kompetitiven Iodaufnahme in die Schilddrüse werden durch Thiocyanat auch die Interaktion mit der Schilddrüsenperoxidase und die renale Iodidreabsorption gehemmt. Rauchen ist deshalb ein unabhängiger Risikofaktor für die Entstehung einer Struma diffusa und einer Knotenstruma. Thiocyanate sind auch im Gemüse (z. B. Wirsingkohl, Broccoli) nachweisbar, haben aber aufgrund ihrer normalerweise niedrigen Konzentration in ihrer strumigenen Wirkung eine untergeordnete Bedeutung.

Aufgrund der Verbesserung der Iodversorgung durch die Iodsalzprophylaxe geht die Inzidenz der Struma diffusa und nodosa (s. u.) in den letzten Jahren in Deutschland immer mehr zurück. Wie bereits erwähnt, hat die WHO Deutschland im Jahr 2007 aus der Liste der Länder mit Iodmangel gestrichen. Aber noch immer weist etwa ein Viertel der Bevölkerung eine unzureichende Iodversorgung auf.

**Auch wenn die diffuse Struma als Folge des Iodmangels immer seltener wird, ist aufgrund des über Jahrzehnte bestehenden Iodmangels die Prävalenz der Knotenstruma (s. u.) mit 25 % der Bevölkerung weiterhin hoch.**

Neben der Palpation, die in der Regel eine vergrößerte Schilddrüse von weicher Konsistenz ergibt, ist eine Sonographie mit Volumenbestimmung der Goldstandard in der Strumadiagnostik. Typischerweise zeigt sich ein homogenes Echomuster ohne Nachweis von Knoten und Zysten und in der Farbdoppleruntersuchung eine normale Perfusion. Bei Nachweis von Knoten liegt bereits eine Knotenstruma vor.
Bei Hypoechogenität ist an eine Autoimmunthyreopathie (Morbus Basedow, Hashimoto-Thyreoiditis) zu denken.

Bei der klinisch euthyreoten Struma diffusa ist eine Labordiagnostik meistens nicht erforderlich. Die Messung der Iodidausscheidung im Urin wird routinemäßig nicht durchgeführt. Bei klinischem Verdacht auf eine Schilddrüsenfunktionsstörung erfolgt die TSH-Bestimmung. Liegt der TSH-Wert außerhalb des Normbereiches, werden die Schilddrüsenhormone und zur Differenzialdiagnose die Schilddrüsenautoantikörper bestimmt.
Eine Schilddrüsenszintigraphie ist bei euthyreoter Struma diffusa nicht indiziert.

**Bei der asymptomatischen Struma diffusa ist außer einer Sonographie meist keine weitere Diagnostik erforderlich.**

Die Iodmangelstruma wird mit Iodid behandelt. Die Therapie sollte schon frühzeitig im Kindes- und Jugendalter erfolgen, da sich dann die Struma komplett zurückbilden kann, während bei fortgeschrittener Hyperplasie nicht in jedem Fall eine Normalisierung des Schilddrüsenvolumens erreicht wird. Allerdings deuten experimentelle Daten darauf hin, dass Iodid in geringem Maße auch die Hyperplasie, d. h. die Zellvermehrung, durch Induktion einer Apoptose (programmierter Zelltod) beeinflussen kann.

Die Iodiddosis für die Prophylaxe und Therapie der Iodmangelstruma in den jeweiligen Altersstufen ist in der folgenden Tabelle wiedergegeben.

Tab. 3
Prophylaxe und Therapie mit Iodid (empfohlene Dosis pro Tag) (nach den Empfehlungen der Deutschen Gesellschaft für Ernährung und des Arbeitskreises Jodmangel)

| Personengruppe | Prophylaxe (µg Iodid) | Therapie (µg Iodid/Tag) |
|---|---|---|
| Kinder unter 10 Jahren | 100 | 100 |
| Jugendliche und Erwachsene | 100 | 200 |
| Schwangere | 100-150 | 200 |

**Die Therapie der Struma diffusa mit Iodid sollte im Kinder- und Jugendalter erfolgen, da in diesem Alter mit einer vollständigen Normalisierung des Schilddrüsenvolumens zu rechnen ist.**

### *2.1.1.2 Knotenstruma*

Die Knotenstruma ist definiert als eine Vergrößerung der Schilddrüse, die auf multifokale, monoklonale oder polyklonale Proliferation von Thyreozyten zurückzuführen ist und zu einer erheblichen funktionellen und morphologischen Heterogenität neu entstandener Follikel oder follikelähnlicher Strukturen geführt hat. Das so entstandene Gewebe besteht histologisch aus von der Umgebung abgegrenzten Adenomen, aus Schilddrüsenknoten oder häufig aus neu entstandenen Follikeln, die netzartig in das umliegende normale Gewebe eingebettet sind und sog. Pseudoknoten bilden.

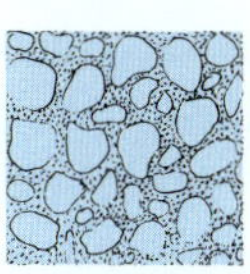

Für die medikamentöse, aber auch für die definitive Therapie einer Knotenstruma ist die Erkenntnis wichtig, dass die Umwandlung einer normalen Schilddrüse in eine Knotenstruma nicht ausschließlich auf adaptive hyperplastische Prozesse zurückzuführen ist, die durch einen Iodmangel bedingt bzw. unterhalten werden, sondern dass die Knotenstruma und ihre einzelnen Elemente (Knoten, Adenome) aufgrund ihres Wachstumsverhaltens *Eigenschaften echter Tumoren* aufweisen.

Das Schilddrüsenadenom wird nach der Definition der WHO als ein histologisch homogener Knoten mit eigener Struktur definiert, der durch eine Kapsel von der Umgebung abgegrenzt ist. Molekularbiologische Analysen haben ergeben, dass Adenome monoklonale Tumoren sind, hervorgegangen aus einer einzigen Zelle, die durch Mutationen oder andere genetische Veränderungen einen Wachstumsvorteil erworben hat. Szintigraphisch handelt es sich bei diesen benignen Tumoren um vermindert speichernde (sogenannte kalte) oder vermehrt speichernde (sogenannte warme oder heiße) Knoten.

Der Schilddrüsenknoten ist dagegen ein von der Umgebung klar abgegrenzter, klonaler oder polyklonaler (aus unterschiedlichen Zellen hervorgegangener) Knoten mit einer heterogenen Struktur und Funktion. Der Schilddrüsenknoten weist im Gegensatz zum Adenom histologisch Ähnlichkeiten zu dem langsamer proliferierenden umgebenden Gewebe auf. Durch Kompression des den Knoten umgebenden paranodulären Gewebes kann sich eine Kapsel oder eine kapselähnliche Struktur entwickeln. Die meisten Schilddrüsenknoten sind klonalen Ursprungs und entsprechen daher autonom wachsenden benignen Tumoren.

Der Pseudoknoten der Schilddrüse beschreibt dagegen einen nicht sicher von der Umgebung abgrenzbaren Knoten, der durch Proliferation morpholgisch und funktionell heterogener Follikel entsteht, die netzartig in das Bindegewebe eingewachsen sind. Die bindegewebigen Stränge entstehen dabei durch Nekrose bei Wachstum und Größenzunahme der Knotenstruma.

Wichtig ist, dass der klinische Begriff des „autonomen Adenoms“ mit dem histologischen Begriff des Schilddrüsenadenoms nicht identisch ist. Der Begriff autonomes Adenom bezeichnet im klinischen Sprachgebrauch eine vermehrte Speicherung der Schilddrüse im Technetium- oder Radioiodszintigramm. Histologisch kann ein solches autonomes Adenom einem Schilddrüsenadenom, aber auch einem klonalen oder auch polyklonalen Schilddrüsenknoten entsprechen.

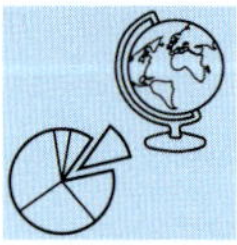

Auch wenn die WHO Deutschland seit 2007 nicht mehr zu den Iodmangelgebieten rechnet, findet sich doch bei etwa einem Drittel der Bevölkerung immer noch eine unzureichende Iodzufuhr. Aufgrund der besseren Iodversorgung geht allerdings die Prävalenz der klinisch relevanten Knotenstruma langsam zurück.

Basierend auf dem langjährigen Iodmangel ist jedoch eine Knotenstruma immer noch bei bis zu einem Viertel der Bevölkerung nachweisbar. Im höheren Alter steigt die Prävalenz an und überschreitet bei älteren Frauen 50 %.

Aber auch bei Beseitigung des Iodmangels werden Schilddrüsenknoten weiterhin die häufigsten endokrinen Tumoren bleiben. Epidemiologische Studien aus anderen Ländern mit ausreichender Iodversorgung zeigen, dass auch in diesen Regionen etwa 20 % der Bevölkerung Schilddrüsenknoten aufweisen.

Pathogenetisch ist die Persistenz von Schilddrüsenknoten auch bei guter Iodversorgung dadurch erklärbar, dass der *Iodmangel das Wachstum von Knoten stimuliert, aber nicht deren alleinige Ursache* ist. Die wesentliche Ursache der Knotenentstehung ist ein Alterungsprozess, der zur nodulären Umwandlung, besonders von endokrinen Organen, führt und ebenso wie in der Schilddrüse auch in anderen endokrinabhängigen Organen, z. B. der Prostata oder der Mamma, abläuft. In der Konsequenz bedeutet das für die Schilddrüse, dass auch bei Beseitigung des Iodmangels weiterhin Knoten entstehen werden, wobei diese Knoten kleiner sind und daher häufig ohne klinische Relevanz bleiben.

Eine klassische Iodmangel-Folgeerkrankung, nämlich die Autonomie der Schilddrüse, wird allerdings bei Beseitigung des Iodmangels in Zukunft immer seltener auftreten.

Gesichert ist in der Pathogenese der Schilddrüsenknoten und der Knotenstrumen, dass die meisten Knoten benignen Tumoren entsprechen. Lange Zeit war man der Meinung, dass alle Knoten und Adenome aus alternden Schilddrüsenzellen entstehen, die durch Mutationen und andere genetische Veränderung einen Wachstumsvorteil erhalten und so zu Knoten auswachsen. Dagegen spricht, dass alternde Schilddrüsenzellen sich nur relativ selten teilen und dann in Folge einer Apoptose oder bei unzureichender Durchblutung durch Nekrose abgebaut bzw. zerstört werden.

Neue Erkenntnisse der Tumorbiologie sprechen dafür, dass isolierte *Schilddrüsenknoten* und *Knoten in einer Knotenstruma nicht aus alternden differenzierten Schilddrüsenzellen hervorgehen, sondern aus sog. Stammzellen*. Diese sog. adulten Stammzellen sind in der Schilddrüse wie in jedem anderen Organ lebenslang nachweisbar; sie sind undifferenziert und haben ein hohes Wachstumspotenzial. Physiologischerseits dienen sie dem Zellersatz des Organs. Durch Alterungsprozesse in der Schilddrüse (z. B. Minderdurchblutung, Apoptose oder Nekrose in der Struma) werden Stammzellen zur Zellteilung und zum Wachstum angeregt. Je nach Differenzierungsgrad der aus der Stammzelle hervorgegangenen Progenitorzellen und ihrer im Verlauf des Lebens erworbenen genetischen Veränderungen entstehen aus solchen Stammzellen benigne Schilddrüsenknoten oder Adenome oder sogar Schilddrüsenkarzinome. Ein Iodmangel in der Schilddrüse verstärkt diesen Prozess, indem er zur vermehrten Synthese von Wachstumsfaktoren führt und so das Wachstum der entstandenen Knoten beschleunigt (vgl. Abb. 6, S. 30, *Pathogenese von Schilddrüsenknoten aus Stammzellen*).

Eine ähnliche wachstumsstimulierende Wirkung auf Progenitorzellen haben auch Östrogene, was die höhere Prävalenz von Schilddrüsenknoten und auch von differenzierten Schilddrüsenkarzinomen bei Frauen erklärt.

Auch eine genetische Disposition spielt für die Entstehung von Schilddrüsenknoten und der Knotenstruma eine große Rolle, wie durch Zwillingsstudien belegt wurde.

**Der Entstehung von Schilddrüsenknoten und der Knotenstruma liegen hyperplastische und neoplastische Prozesse zugrunde. Der Iodmangel ist der wesentliche Verstärker dieser Pathogenese. Aber auch ohne Iodmangel entstehen Schilddrüsenknoten.**

Die Diagnostik der Knotenstruma besteht aus 4 Stufen:

1. der Anamnese und der körperlichen Untersuchung
2. der Labordiagnostik
3. der Sonographie
4. der quantitativen Szintigraphie

### 1. Anamnese und klinische Untersuchung

Die Anamnese kann Hinweise auf einen Stridor aufgrund einer Einengung der Trachea durch eine Knotenstruma, auf einen schnell wachsenden Knoten (Malignitätsverdacht) oder auf die Entwicklung einer Hyperthyreose aufgrund einer Autonomie geben.

Die frühere Einteilung der Knotenstruma nach Stadien, die durch eine sichtbare Prominenz der Struma definiert sind, ist zugunsten einer sonographischen Volumenbestimmung in den Hintergrund getreten.

Die klinische Untersuchung der Schilddrüse ergibt Hinweise auf palpable Knoten und deren Konsistenz, auf prall-elastische Zysten und vergrößerte Lymphknoten. Allerdings ist nur ein kleiner Teil oberflächlicher und derber Knoten tastbar. Die orientierende Palpation kann die sonographische Untersuchung der Knotenstruma nicht ersetzen.

### 2. Sonographie

Die Sonographie gibt reproduzierbare Hinweise auf die Morphologie der Schilddrüse und ermöglicht eine Volumenbestimmung der extrathorakalen Struma und ihrer Knoten. Die möglichen intrathorakalen Anteile der Schilddrüse können sonographisch nicht erfasst werden. Neben Knoten und Adenomen können auch seröse und Kolloidzysten, Blutungszysten und eingeschmolzene Knoten nachgewiesen werden (siehe nachfolgende Tabelle).

Adenome mit makrofollikulärer Struktur und klonale bzw. polyklonale Schilddrüsenknoten weisen meist ein echonormales bis echoreiches Muster auf, während die sog. autonomen Adenome, mikrofollikuläre Adenome und Karzinome sowie die nach Radioiodtherapie entstandenen Knoten meist echoarm sind. Ebenso echoarm sind Nebenschilddrüsenadenome.

*Für differenzierte Schilddrüsenkarzinome relativ spezifisch, aber nicht sehr sensitiv, sind Mikroverkalkungen, ein unscharfer Rand und eine vermehrte Binnenvaskularisierung.* Zystische Anteile weisen dagegen eher auf benigne Knoten hin.

Tab. 4
Echogenität umschriebener Schilddrüsenerkrankungen (modifiziert nach Olbricht 1995)

| Echonormal – echoreich<br>– Klonale und polyklonale Schilddrüsenknoten, Adenome mit makrofollikulärer Struktur |
|---|
| Echoarm<br>– Sog. autonome Adenome<br>– Mikrofollikuläre Adenome und Karzinome<br>– Knoten nach Radioiodtherapie<br>– Nebenschilddrüsenadenome |
| Echofrei<br>– Kolloidzysten<br>– Seröse Zysten |
| Mit geringen Binnenmustern<br>– Blutungszysten<br>– Eingeschmolzene Karzinome |

Analog zur Sonographie der weiblichen Brust wurde vor einigen Jahren ein Ultraschallbewertungsschema für Schilddrüsenknoten entwickelt, das die Echogenität, eine Verkalkung, die Randschärfe, die Kapselbildung, die Vaskularisierung und den Anteil zystischer Strukturen berücksichtigt und daraus eine 6 Stadien umfassende Risikostratifizierung ableitet. Aufgrund der Komplexität und der relativ ungenauen Aussage zur Malignitätswahrscheinlichkeit hat sich jedoch dieses Schema in der klinischen Routine nicht durchgesetzt.

Bei der sonographischen Beurteilung der Knotenstruma sollte jeder einzelne Knoten, sofern dies aufgrund der häufig zu findenden Verwachsungen unterschiedlicher Knoten überhaupt möglich ist, isoliert sonographisch beurteilt werden. Eine retrospektive epidemiologische Studie hat nämlich nachgewiesen, dass differenzierte Schilddrüsenkarzinome (nicht aber des medullären Schilddrüsenkarzinoms) in gleicher Frequenz als isolierte Knoten und in einer Knotenstruma wachsen. Eine neue Studie weist jedoch nach, dass – wahrscheinlich aufgrund der verbesserten

Iodversorgung – dies nur für das mittlere und höhere Lebensalter gilt. In jüngeren Lebensjahren werden differenzierte Schilddrüsenkarzinome ganz überwiegend als isolierte Knoten diagnostiziert.

### 3. Farbcodierte Doppler-Sonographie

Die Farbdopplersonographie ermöglicht eine Beurteilung der Vaskularisierung und der Perfusion der Struma und ihrer Knoten. Relativ typisch, aber nicht beweisend für viele Schilddrüsenadenome und -knoten ist eine Hypervaskularisierung im Randbereich der Knoten („farbiger Randsaum"). Diese Randperfusion entspricht im sonographischen B-Bild dem typischen echoarmen Rand. Diese vermehrte Randvaskularisierung findet sich bei „warmen" oder „heißen" Knoten, genauso wie bei vermindert speichernden (sog. kalten) Knoten. Eine szintigraphische Untersuchung kann durch die Farbdopplersonographie nicht ersetzt werden.

Einen gewissen Stellenwert hat die farbcodierte Dopplersonographie in der Differenzialdiagnose benigner und maligner Knoten. Immerhin weisen etwa zwei Drittel aller malignen Schilddrüsentumoren eine vermehrte Binnenvaskularisation unterschiedlicher Intensität auf, während nur ein Drittel benigner Schilddrüsentumoren ein ähnliches Bild zeigen. Die Ergebnisse der farbcodierten Dopplersonographie sind neben den anderen sonographischen Kriterien in der Risikostratifizierung von Schilddrüsenknoten weitere Indikatoren in der Unterscheidung zwischen benignen und potenziell malignen Knoten. Vergleiche hierzu auch Kapitel 3.3.2.

### 4. Ultraschall-Elastographie

Maligne Knoten sind in der Regel derber als benigne Knoten und das normale Schilddrüsengewebe. Als zusätzlicher Indikator kann die Ultraschall-Elastographie zur Differenzierung des singulären Schilddrüsenknotens herangezogen werden. Zur Beurteilung der Knotenstruma ist sie aufgrund deren komplexen Aufbaus und insbesondere wegen des bindegewebigen Umbaus in der Regel kaum verwertbar. Vergleiche hierzu auch Kapitel 3.3.3.

### 5. Szintigraphie

Während die Sonographie Hinweise auf morphologische Veränderungen gibt und die Farbdopplersonographie die Vaskularisation darstellt, dient die Szintigraphie der Charakterisierung des Funktionszustandes der Struma und ihrer Knoten. Eine Interpretation des szintigraphischen Befundes erfolgt nur im Zusammenhang mit dem sonographischen Bild und unter Berücksichtigung der klinischen und auch der laborchemischen Befunde. Eine szintigraphische Untersuchung der Schilddrüse ist nur sinnvoll, wenn sie als quantitative Szintigraphie durchgeführt wird, die eine Messung der unterschiedlichen Stoffwechselaktivitäten in den verschiedenen Regionen der Struma ermöglicht. Im Vergleich zur Sonographie ist die Auflösung der Szintigraphie deutlich geringer, so dass die Durchführung einer Szintigraphie in der Diagnostik von Knoten ab einem Durchmesser von > 1 cm indiziert ist. Siehe auch Kapitel 3.3.4.

**Die Sonographie stellt die Basisdiagnostik zur Beurteilung der Morphologie von Schilddrüsenknoten und der Knotenstruma dar. Zusätzliche Informationen in der Differenzialdiagnose des malignen Knoten können die Farbdopplersonograhie und die Elastographie geben. Die Farbdopplersonographie, welche die Vaskularisierung des Knotens widergibt, kann die Szintigraphie, die das Speicherverhalten abbildet, nicht ersetzen.**

### *Weitere bildgebende Untersuchungen*

Bei großen, nach retrosternal eingewachsenen Strumen sind Röntgenaufnahmen der Trachea (Tracheazielaufnahmen) und ggf. auch Ösophagus-Breischluck-Aufnahmen indiziert. Röntgenaufnahmen unter Bedingungen eines Tracheasaug- und -pressversuches können Hinweise auf eine Tracheomalazie geben. Zum Nachweis der intrathorakalen Struma erfolgen gelegentlich auch eine Computertomographie oder eine Szintigraphie mit Iod-123-Natriumiodid.

Die Objektivierung eines exspiratorischen Stridors aufgrund einer Kompression der Trachea durch eine intrathorakale Struma erfolgt in der Lungenfunktionsanalyse. Ein solcher Stridor ist allerdings nur zu erwarten, wenn weit mehr als 50 % des Tracheallumens eingeengt sind.

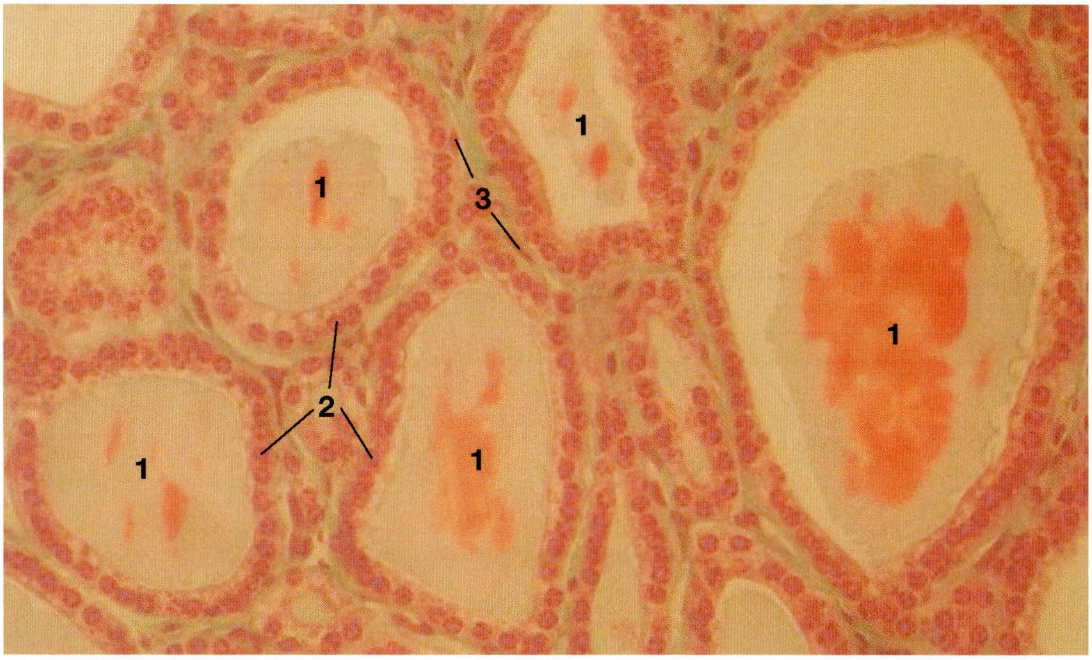


1 Follikel mit Kolloid
2 Follikelepithelzellen
3 Endothelzellen der Kapillaren

Abb. 1
Aufbau der Schilddrüse aus kolloidgefüllten Follikeln, die von Follikelepithelzellen gebildet werden. Im umliegenden Bindegewebe sind Kapillare eingebettet

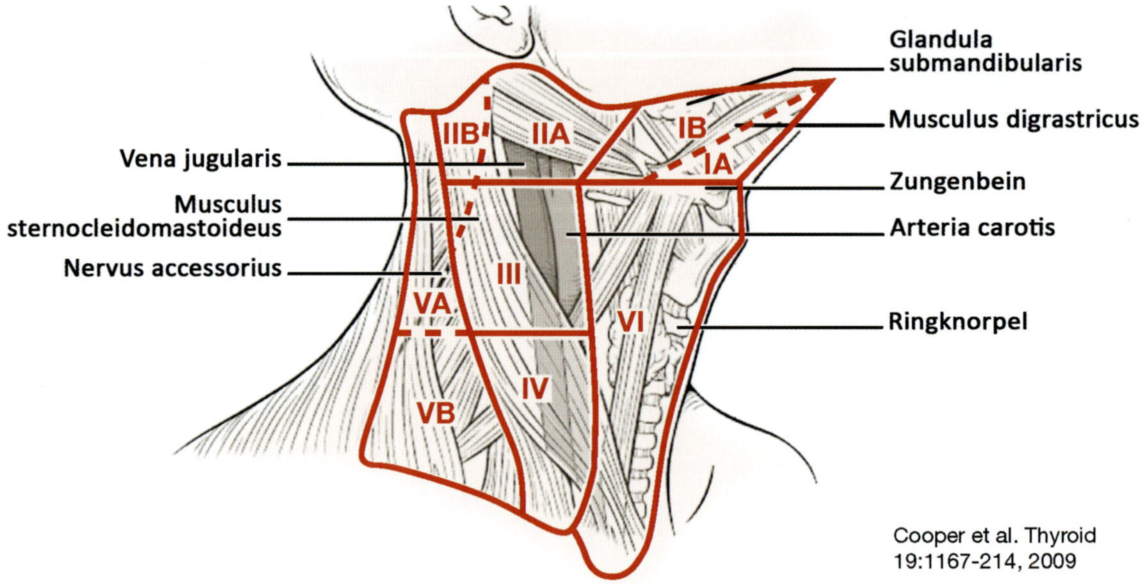


Abb. 2
Regionäre Lymphknoten am Hals

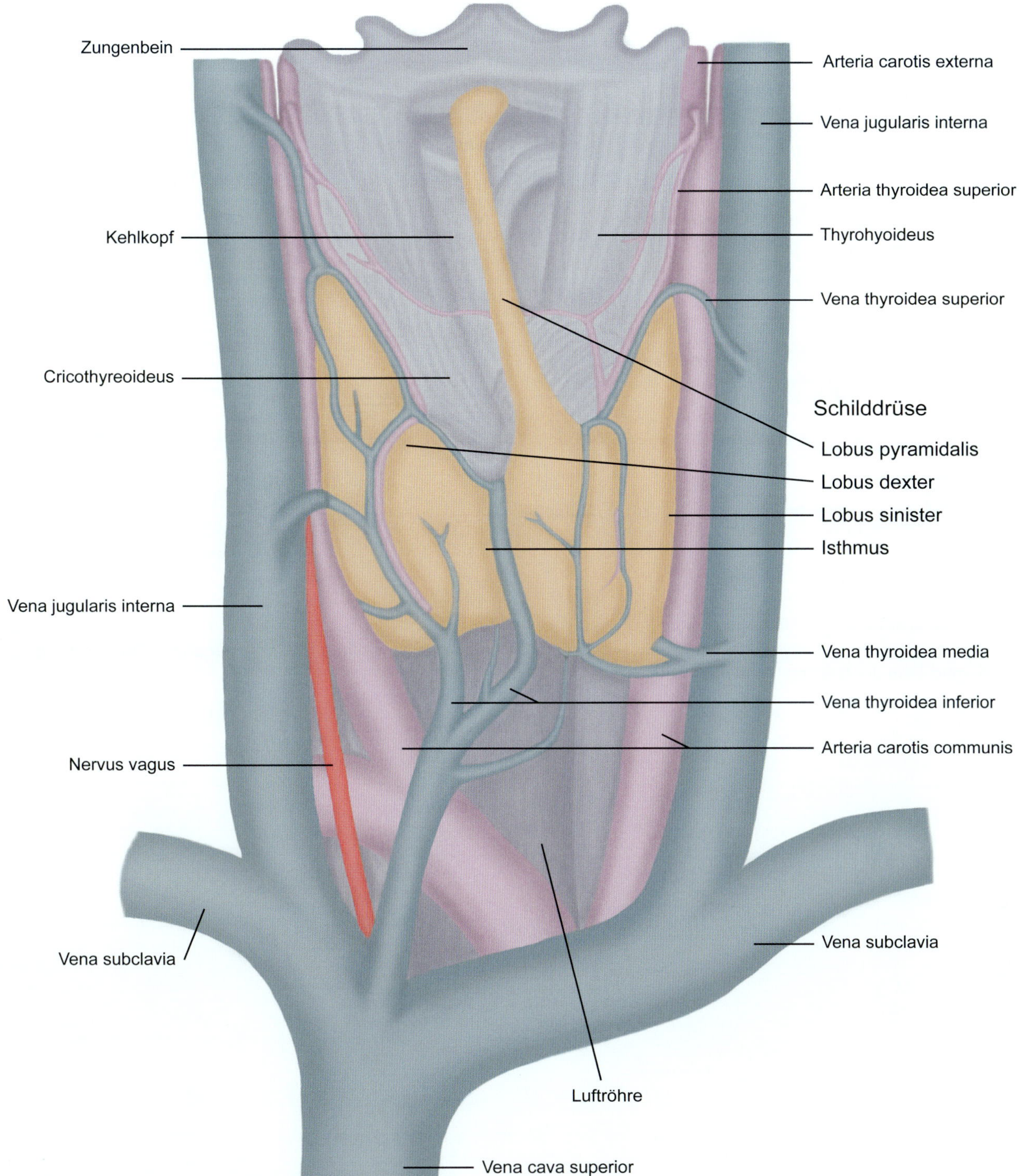


Abb. 3
Topographische Anatomie der Schilddrüsen mit Gefäß- und Nervenversorgung

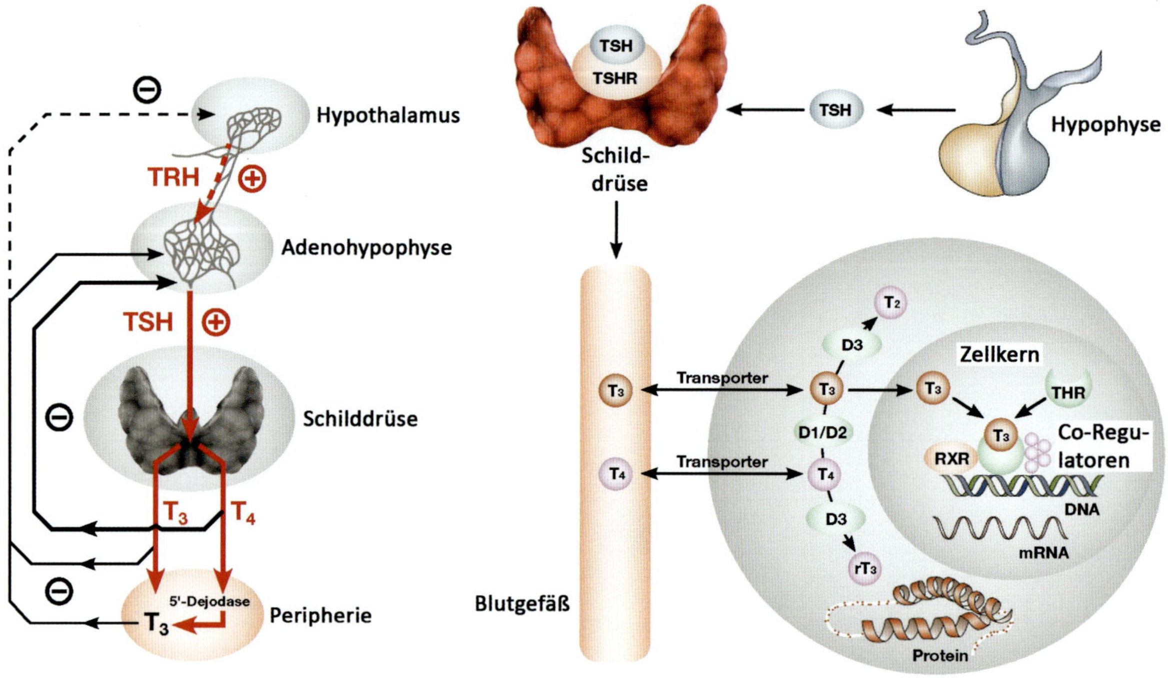


Abb. 4
Charakteristika der Schilddrüsenhormone.
Hypothalamisch-hypophysäre Steuerung der Schilddrüse und Rückkoppelung durch T3 (links); peripherer Transport von T3 und T4 in die Zelle mit Deiodinierung und Abbau (rechts).

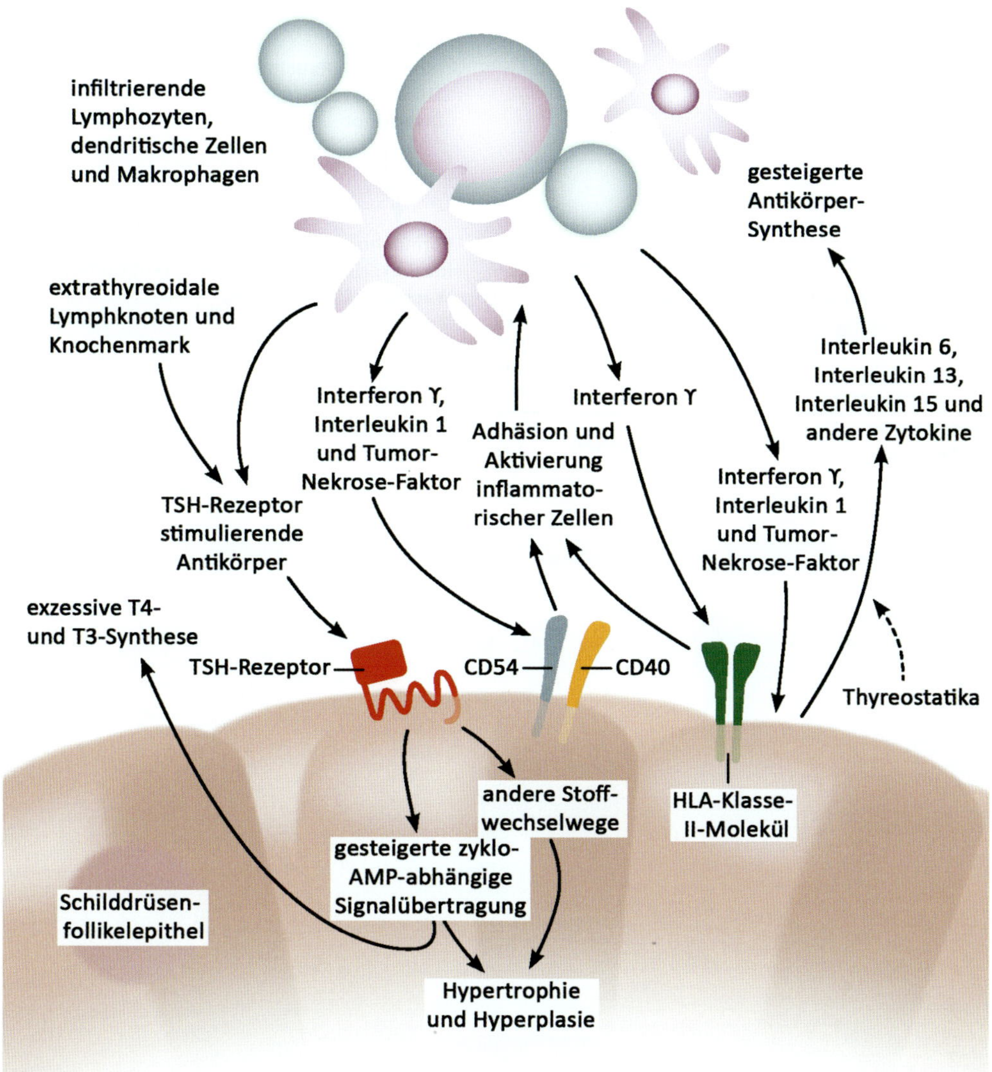


Abb. 5
Pathogenese des Morbus Basedow

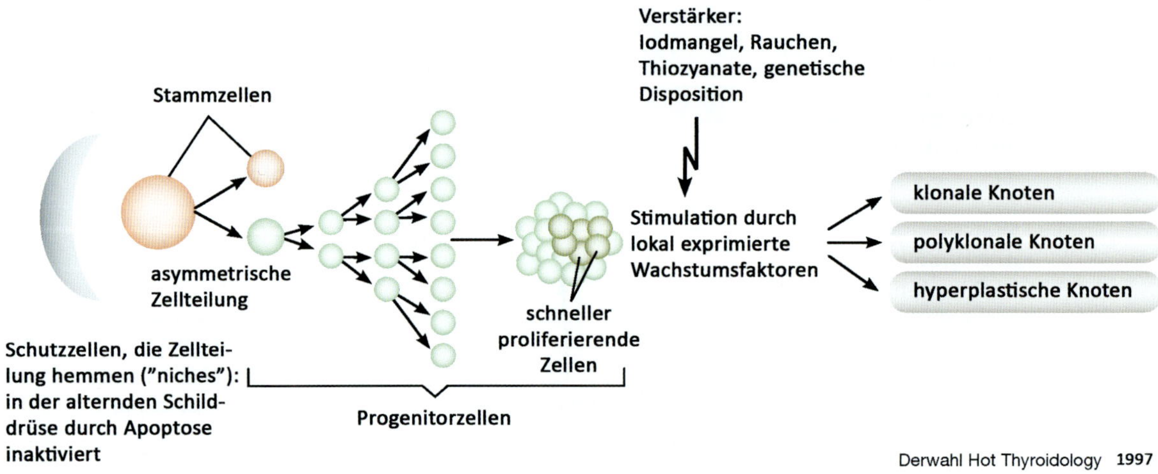


Abb. 6
Pathogenese von Schilddrüsenknoten aus Stammzellen

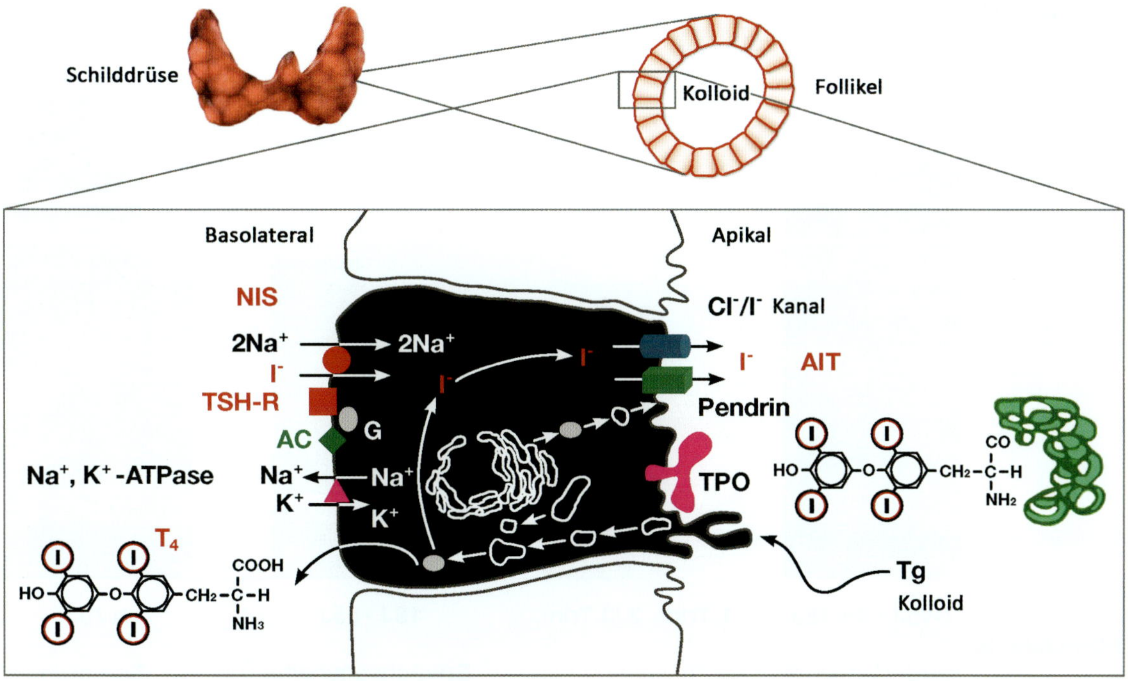


Abb. 7
Die verschiedenen Schritte der Schilddrüsenhormonsynthese

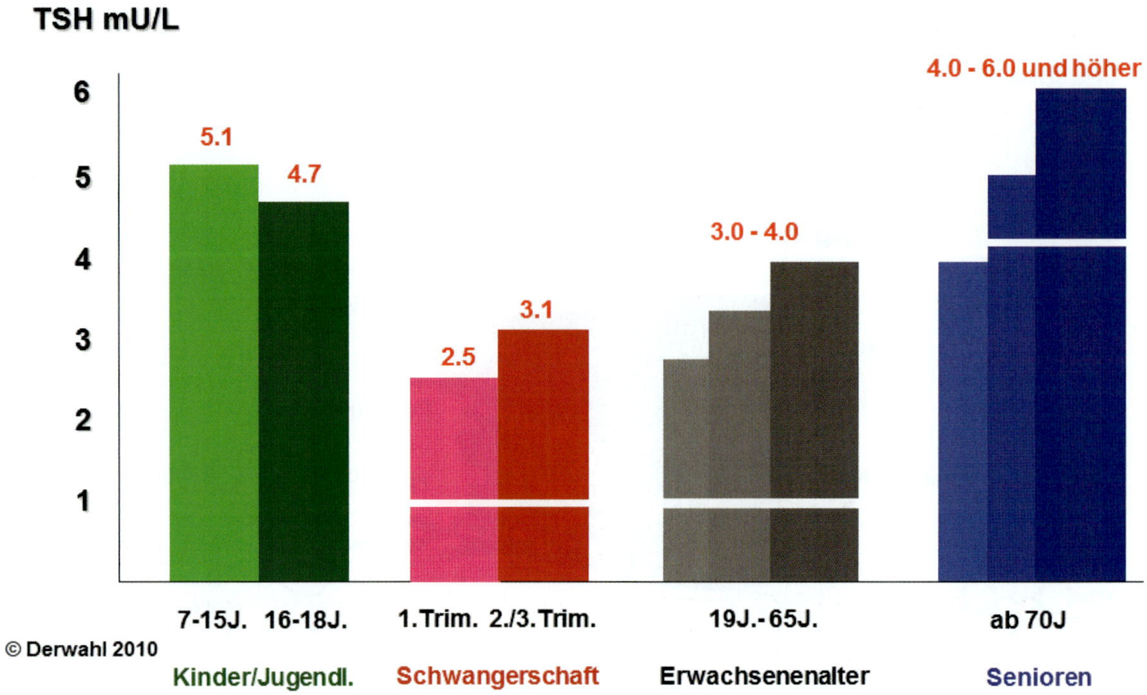


Abb. 8
Obere TSH-Referenz-/Therapie-Zielwerte in verschiedenen Lebensphasen (modifiziert nach Hübener et al.2002; Abalovich et al. 2007; Biondi und Cooper 2008; Negro et al. 2010)

Tab. 5
Indikation zur Feinnadelpunktion bei Schilddrüsenknoten und der Knotenstruma

- Echoarme und szintigraphisch kalte Knoten > 1 cm
- Knoten mit rascher Wachstumstendenz
- Knoten vor dem 20. oder nach dem 70. Lebensjahr, besonders bei Männern
- Unscharf begrenzte Schilddrüsenknoten (besonders bei Mikroverkalkung)
- Taller than wide-Knoten (in AP-Sicht Höhe/Breiten-Quotient > 1)
- Solitäre, mit der Umgebung verwachsene Knoten (besonders harte)
- Familiäres medulläres Schilddrüsenkarzinom oder multiple endokrine Neoplasie
- Knoten bei vergrößerten regionären Lymphknoten oder Fernmetastasen
- Rezidivknoten nach ablativer Therapie wegen eines Schilddrüsenkarzinoms
- Knoten bei Patienten mit einer perkutanen Bestrahlung der Halsregion in der Anamnese
- Relativ: Suspekte Knoten bei Karzinophobie

## 6. Feinnadelpunktion

Jeder klinisch suspekte isolierte Schilddrüsenknoten oder Knoten in einer Knotenstruma wird punktiert und dann zytologisch untersucht. Die Sensitivität der Feinnadelpunktion und damit der Zytologie hängt im Wesentlichen von der Technik und der Erfahrung des Untersuchers ab. Benigne Läsionen und papilläre Schilddrüsenkarzinome lassen sich zytologisch gut differenzieren, während die Differenzierung zwischen einem follikulären Adenom und einem follikulären Karzinom meist nicht gelingt. Die daraus resultierende zytologische Diagnose einer follikulären Neoplasie stellt immer eine Operationsindikation dar, da sie den Ausschluss eines Karzinoms nicht ermöglicht.

Etwa 5 bis 10 % aller sonographisch echoarmen und szintigraphisch kalten Knoten sind maligne. Vergleiche hierzu auch Kapitel 3.4.

### *Zytologie und molekulare Analysen*

In 5 bis 20 % von Feinnadelbiopsien kann die Zytologie nicht zwischen benignen und malignen Knoten differenzieren. In diesen Fällen können Mutationsanalysen und die Analyse der Expression einer großen Zahl Proliferations-assoziierter Gene (microarray gene expression classifier (GEC)) die Differenzierung optimieren. Der kombinierte Nachweis von BRAF, NRAS, HRAS oder KRAS-Mutationen und anderen molekularen Alterationen wie PAX8/PPARG- oder RET/PTC1 und 3-Rearrangements weist mit einer Spezifität von 80 bis 90 % bei einer Sensitivität zwischen 60 bis 100 % papilläre Karzinome nach. Die klinisch so wichtige Differenzierung der follikulären Neoplasie in ein follikuläres Adenom und ein follikuläres Karzinom ist durch Mutationsanalysen allerdings zur Zeit noch nicht möglich.

GEC-Genexpressionsanalysen weisen zwar eine hohe Sensitivität von 83 bis 100 %, aber nur eine geringe Spezifität von 7 bis 52 % auf. Weitere molekulare Analysen sind in der Entwicklung (z. B. die Untersuchung von Mikro-RNAs). Alle Analysen können nur in spezialisierten Labors durchgeführt werden. Der für den Individualfall begrenzte diagnostische Wert hat die verfügbaren molekularen Analysen noch nicht in die Routinediagnostik übergehen lassen.

## 7. Labordiagnostik

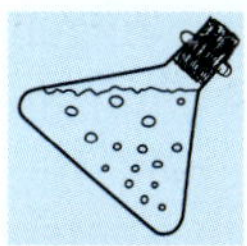

Bei jedem Schilddrüsenknoten und jeder Knotenstruma sollte zum Ausschluss einer Schilddrüsenfunktionsstörung das basale TSH in einem sensitiven Assay bestimmt werden. Diese Assays erlauben durch die Erfassung auch supprimierter Werte, eine Differenzierung zwischen Euthyreose und Hyperthyreose. Bei normalem TSH-Wert ist eine weitere Labordiagnostik bei Schilddrüsenknoten und der Knotenstruma im Allgemeinen nicht erforderlich, da per Definition eine euthyreote Stoffwechsellage vorliegt. Allerdings schließt ein niedrig-normaler TSH-Wert nach jüngsten Untersuchungen das Vorliegen einer Autonomie nicht aus.

Bei einem supprimierten TSH wird zusätzlich fT4 und fT3 im Serum gemessen. Ein Thyreotropin-Releasing-Hormontest (TRH-Test) zur Stimulation des basalen TSH wird bei der Differenzialdiagnostik der Struma in der Regel nicht durchgeführt, da wiederholt nachgewiesen werden konnte, dass in diesem Test der TSH-Anstieg proportional zum basalen TSH verläuft und daher keine weiteren Informationen liefert.

Der Nachweis einer unifokalen und multifokalen Autonomie erfordert außer einer Abklärung der Schilddrüsenfunktion keine weitere Labordiagnostik. Eine Ausnahme stellt die disseminierte Autonomie dar, bei der zur differenzialdiagnostischen Abgrenzung von einem Morbus Basedow die Bestimmung von TSH-Rezeptor- und TPO-Antikörpern indiziert ist.

Gelegentlich können Knotenstrumen oder einzelne Schilddrüsenknoten gleichzeitig mit einer Immunhyperthyreose vom Typ Morbus Basedow auftreten. Die *Kombination einer Knotenstruma mit einem Morbus Basedow wird als Marine-Lenhart-Syndrom* bezeichnet und tritt bei etwa 1 % der Patienten auf. Aber auch eine Basedow-Struma kann sich sekundär in eine Knotenstruma umwandeln. In beiden Fällen wird neben der Bestimmung von TSH, fT3 und fT4 noch eine TSH-Rezeptor-Antikörper- und eine TPO-Antikörper-Messung durchgeführt.

Zum Ausschluss eines medullären Schilddrüsenkarzinoms ist bei allen malignitätsverdächtigen Knoten die Bestimmung von Calcitonin indiziert. Entsprechend den Empfehlungen der Deutschen Gesellschaft für Endokrinologie und anderer Fachgesellschaften sollte eine solche Bestimmung grundsätzlich bei allen Knoten erfolgen. Da medulläre Schilddrüsenkarzinome in der Regel als isolierte Knoten oder primär als Lymphknotenmetastasen in Erscheinung treten, muss bei entsprechenden Patienten in jedem Fall eine Calcitoninbestimmung erfolgen. Wenn das basale Calcitonin auf über 30 pg/ml bei Frauen (klinischer Graubereich: 20-30 pg/ml) und über 60 pg/ml bei Männern (klinischer Graubereich: 30-60 pg/ml) erhöht ist, besteht eine Operationsindikation (Frank-Raue K, Raue F. Medulläres Schilddrüsenkarzinom: Calcitonin-Screening und risikoadaptierte Nachsorge. Endokrinologie Information, Sonderheft 2017). Ein Calciumstimulationtest, der den Pentagastrin-Test (nicht mehr verfügbar) ersetzt hatte, wird nicht mehr empfohlen bzw. ist wegen unzureichender Standardisierung umstritten. (siehe Kapitel 3.2.7).

Vor Bewertung des basalen Calcitoninwertes muss abgeklärt werden, ob eine Niereninsuffizienz vorliegt oder bestimmte Medikamente eingenommen werden (z. B. Protonenpumpenblocker), die den Calcitoninwert erhöhen können.

Tab. 6
Prognostische Aussagekraft der Calcitonin-Verdopplungszeit beim MTC

| Calcitonin-Verdopplungszeit | 5 Jahre Überleben | 10 Jahre Überleben |
|---|---|---|
| < 6 Monate | 25 % | 8 % |
| 6 bis 24 Monate | 92 % | 37 % |
| > 24 Monate | 100 % | 100 % |

**Der zytologische Befund einer follikulären Neoplasie, der zwischen einem follikulären Adenom und einem follikulären Karzinom nicht differenzieren kann, stellt immer eine Operationsindikation dar.**

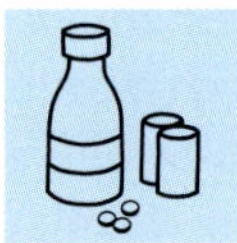

Nur die Resektion eines Schilddrüsenknotens oder die Entfernung der gesamten Knotenstruma stellt eine definitive Therapie dar. Demgegenüber ist die medikamentöse Behandlung mit Schilddrüsenhormonen, in der Regel in Kombination mit Iodid, nur eine symptomatische Therapie, die zu einer begrenzten Reduktion des Knotenvolumens und des Strumavolumens führt. Die Domäne der Radioiodtherapie ist der hyperfunktionelle Schilddrüsenknoten. Die Radioiodtherapie kann aber auch zur Volumenreduktion der Knotenstruma eingesetzt werden.

### *Medikamentöse Therapie*

Molekularbiologische Untersuchungen von Schilddrüsenknoten und insbesondere die Erkenntnis, dass die ganz überwiegende Zahl aller Schilddrüsenknoten und Adenome klonal sind und damit benignen Tumoren entsprechen, haben die Frage einer Indikation für eine medikamentöse Therapie relativiert. In Gebieten mit guter Iodversorgung ist eine Levothyroxin-Therapie des Schilddrüsenknotens und der Knotenstruma deshalb weitgehend verlassen worden. In Gebieten mit Iodmangel oder partiell unzureichender Iodversorgung besteht aber immer noch

Tab. 7
LISA-Studie: Veränderungen des Schilddrüsenvolumens und des Gesamtvolumens der Knoten nach einem Jahr (Grussendorf 2011)

| Therapie | Veränderung des Schilddrüsen-volumens | p (im Vergleich zu Placebo), adjustiert | Veränderung des Knotenvolumens | p (im Vergleich zu Placebo), adjustiert |
|---|---|---|---|---|
| Placebo | -1,9 % | | -5,2 % | |
| Jodid | -4,5 % | 0,207 | -9,0 % | 0,328 |
| Levothyroxin | -7,1 % | 0,024 | -12,1 % | 0,201 |
| Levothyroxin + Jodid | -10,0 % | < 0,001 | -21,6 % | < 0,001 |

eine pathophysiologisch begründete Rationale für einen medikamentösen Therapieansatz. Sie basiert auf der Erkenntnis, dass Levothyroxin, besonders in Kombination mit Iodid, nicht nur den TSH-Spiegel senkt, sondern auch die Interaktion zwischen TSH und Wachstumsfaktoren beeinflusst und die Perfusion der Schilddrüse vermindert. Die Beseitigung des intrathyreoidalen Iodmangels wirkt ferner präventiv auf die de novo-Entstehung von Knoten in einer Struma. Ferner wird noch ein Apoptose-Effekt von Iodid diskutiert.
Für eine medikamentöse Therapie spricht letztlich auch der Wunsch des Patienten, der angesichts immer kleinerer Knotenstrumen oder sogar der Entwicklung von Knoten in einer normal großen Schilddrüse einer Operation häufig ablehnend gegenübersteht. Eine solche ablehnende Meinung ist auch gerechtfertigt, insofern mindestens jährlich sonographische Kontrollen erfolgen, kein Hinweis für Malignität eines Knotens besteht und sich kein autonomer Knoten entwickelt.

In der Vergangenheit fehlten klinische Studien, die eindeutig den Effekt einer Therapie mit Levothyroxin und Iodid belegten. Die publizierten Studien waren zum Teil widersprüchlich, was daran lag, dass die Iodversorgung in den Regionen, in denen die Studien durchgeführt wurden, sehr unterschiedlich waren, die Behandlungsdauer zum Teil nur 3 Monate betrug und die untersuchten Populationen überwiegend sehr klein waren. Die meisten dieser Studien wurden mit Levothyroxin mit dem Ziel einer TSH-Suppression durchgeführt, was aufgrund der daraus resultierenden latenten Hyperthreose mit den Folgen insbesondere für Patienten mit kardialen Erkrankungen abgelehnt werden muss.
Im Mai 2004 wurde in 62 deutschen Zentren die LISA-Studie (Levothyroxin und Iodid in der Strumatherapie als Mono- und Kombinationstherapie) begonnen und im Dezember 2008 abgeschlossen. Es handelte sich um eine prospektive, randomisierte, doppelblinde, kontrollierte Studie, in die 835 Patienten eingeschlossen wurden. In dieser Studie wurde geprüft, ob eine Levothyroxin-Iodid-Kombination gegenüber einer Levothyroxin- oder Iodid-Monotherapie oder Placebo bei einer Knotenstruma überlegen ist. Die wesentlichen Ergebnisse der Studie, die eine Überlegenheit einer Levothyroxin-Iodid-Kombinationstherapie gegenüber einer alleinigen Therapie mit Levothyroxin oder Iodid und gegenüber Placebo ergab, sind in Tabelle 7 wiedergegeben.
Nach einjähriger Therapie führte die Kombinationstherapie mit Levothyroxin und Iodid zu einer 21,6 %-igen Reduktion des Knotenvolumens und zu einer 10 %-igen Verringerung des gesamten Schilddrüsenvolumens. Demgegenüber führte eine Monotherapie mit Levothyroxin nur zu einer Reduktion des Knotenvolumens um 12,1 % und die alleinige Gabe von Iodid nur um 9 %.

## 2.1.2 Maligne Erkrankungen

### *2.1.2.1 Differenzierte Karzinome*

Die Inzidenz maligner Schilddrüsentumoren beträgt in Deutschland etwa 6 pro 100.000 Einwohner. Schilddrüsenkarzinome stellen die häufigste Form maligner endokriner Tumore dar. Bei Frauen beträgt der Anteil ca. 2 % aller Malignome, bei Männern ca. 0,5 %. Mit zunehmendem Lebensalter steigt die Inzidenz an. Ähnlich wie beim Prostatakarzinom ist die Zahl der okkulten Karzinome sehr hoch und übersteigt bei weitem die Anzahl der klinisch manifest gewordenen Tumore. In Autopsiestudien wurden in bis zu 40 % okkulte

Schilddrüsenkarzinome beschrieben. Dies ist der Grund dafür, dass die Zahl der neu entdeckten Tumore in den letzten Jahrzehnten mit der Anzahl der Schilddrüsenoperationen angestiegen ist, da in Deutschland die Mehrzahl der Malignome als Zufallsbefund bei Strumaoperationen entdeckt werden.

Die Prognose differenzierter Schilddrüsenkarzinome ist insgesamt sehr gut und deutlich besser als die nahezu aller anderen malignen Tumore. Neben Alter und Geschlecht hat das Tumorstadium die größte prognostische Bedeutung. Große Unterschiede ergeben sich besonders zwischen pT4-Tumoren und pT1-3-Tumoren, so dass pT4-Tumore quasi als eine prognostisch eigene Entität betrachtet werden können. Die papillären Karzinome, die in Deutschland über 70 % aller Schilddrüsenmalignome ausmachen, metastasieren vor allem lymphogen, während follikuläre Karzinome häufiger hämatogen metastasieren. Bei Fernmetastasen sind am häufigsten Lunge und Skelett betroffen. Daneben können Leber- oder Hirnmetastasen vorkommen. Bei gekapselten papillären Tumoren und papillären Mikrokarzinomen

Tab. 8
TNM Klassifikation (UICC) der epithelialen Schilddrüsenkarzinome

| **Tx** | Primarius nicht beurteilbar |
|---|---|
| **T1** | < 2 cm, auf die SD begrenzt;<br>1a < 1 cm<br>1b 1 – 2 cm |
| **T2** | > 2 und < 4 cm, auf die SD begrenzt |
| **T3** | > 4 cm, auf die SD begrenzt oder minimale extrathyreoidale Ausdehnung |
| **T4** | 4a: Tumor mit extrathyreoidaler Ausbreitung, Invasion einer oder mehrerer der folgenden Strukturen: subcutanes Weichgewebe, Larynx, Trachea, Oesophagus, N. recurrens<br><br>4b: Tumor infiltriert die prävertebrale Faszie, mediastinale Gefäße oder umschließt die A. carotis |
| **N0** | keine LN |
| **N1** | a) LN in Level VI |
| **N1** | b) jede andere LN, auch ipsilaterale nicht im Level VI gelegene |

(pT1a N0 M0) ohne Lymphknotenmetastasen wird die Lebenserwartung durch die Tumordiagnose praktisch nicht eingeschränkt.

**Die Prognose differenzierter Schilddrüsenkarzinome ist günstig im Vergleich zu anderen Tumoren.**
**Papilläre Karzinome metastasieren bevorzugt lymphogen, follikuläre Tumoren hämatogen.**

Die Indikation zur totalen Thyreoidektomie und anschließenden Radioiodtherapie ist von verschiedenen, vor allem prognostischen, Parametern abhängig. Sie besteht in jedem Fall bei größeren und/oder prognostisch ungünstigeren Karzinomen. Die deutschen Leitlinien sehen aber, je nach klinischer Konstellation, auch bei papillären Karzinomen bis 10 mm eine Radioiodtherapie als mögliche Behandlung vor. Die Radioiodtherapie dient zum einen der Entfernung von möglicherweise noch vorhandenem Tumorgewebe (in etwa 20 % aller Fälle ist ein multifokales Wachstum zu beobachten), zum anderen ist die möglichst radikale Entfernung auch von benignem iodspeichernden Gewebe Voraussetzung für eine effektive Radioiodtherapie. Die Ablation des Restgewebes ist auch notwendig für die Erzielung einer ausreichenden Dosis in Metastasen (sofern diese Radioiod speichern) und erleichtert die Nachsorge nach Abschluss der Therapien, da erst nach vollständiger Ablation der Serum-Thyreoglobulinwert verlässlich als Tumormarker dienen kann.

### *Radioiodtherapie bei malignen Erkrankungen*

Die mittlere Reichweite der Betastrahlung des Iod-131, die vorwiegend für die lokale Energiefreisetzung im Gewebe verantwortlich ist, liegt bei 0,5 mm, die maximale Reichweite bei 2 mm. In normalem Schilddrüsengewebe beträgt der Follikeldurchmesser 0,05 und 0,5 mm. Da Follikeldurchmesser und mittlere Reichweite in der gleichen Größenordnung liegen, ist die lokale Strahlendosis in normalem Schilddrüsengewebe relativ homogen verteilt. Die mikrodosimetrischen Verhältnisse können sich in malignem Gewebe erheblich ändern, insbesondere dann, wenn ausschließlich sehr kleine Zellverbände vorliegen, die keine normale follikuläre Struktur mehr aufweisen. So kann zum Beispiel bei sehr kleinen Lymphknotenmetastasen durch den wesentlich geringeren sogenannten Crossfire-Effekt die lokale Dosis in den Tumorzellen trotz eigentlich hoher Iodspeicherung vergleichsweise niedrig sein. Der Crossfire-Effekt bedeutet, dass die Strahlenwirkung durch Aufnahme der radioaktiven Substanz in benachbarte Zellen verstärkt wird, wodurch die Tumorzellen einer zusätzlichen Bestrahlung ausgesetzt werden.

Nachbarorgane werden aufgrund der in dieser Hinsicht relativ geringen Reichweite der Betastrahlung keiner relevanten Strahlenexposition ausgesetzt.

Für eine möglichst hohe Radioiodaufnahme in den Schilddrüsenzellen ist eine Iodkarenz erforderlich. Dies betrifft vor allem medizinische Iodquellen, weniger die Ernährung. Die Zeitdauer der Iodkarenz hängt von der applizierten Menge sowie von der chemischen Verbindung ab. Bei wasserlöslichen Kontrastmitteln reichen in der Regel 4 bis 6 Wochen aus. Bei fettlöslichen Kontrastmitteln oder Amiodaronmedikationen kann es dagegen bis zu ein oder zwei Jahren dauern, bis wieder relevante Iodmengen in den Schilddrüsenzellen aufgenommen werden können. Die Radioiodtherapie sollte bei differenzierten Schilddrüsenkarzinomen unter maximaler TSH-Stimulation (> 30 mU/l) erfolgen. Dies ist meist nach ca. 3-wöchiger Hormonkarenz nach Operation zu erreichen. Eine Alternative ist die Applikation von rTSH 24 rund 48 Stunden vor der Radioiodgabe. So kann eine Hypothyreose, die aufgrund der Symptomatik zum Teil erheblich belastend sein kann, vermieden werden.

**Mit Radioiod wird das Schilddrüsenrestgewebe postoperativ abladiert.**

Bei Patienten mit ausgedehnter (meist pulmonaler) Metastasierung oder mit großen Mengen an Restgewebe, in welchem noch eine relevante Hormonsynthese besteht, sowie bei der (selten vor-

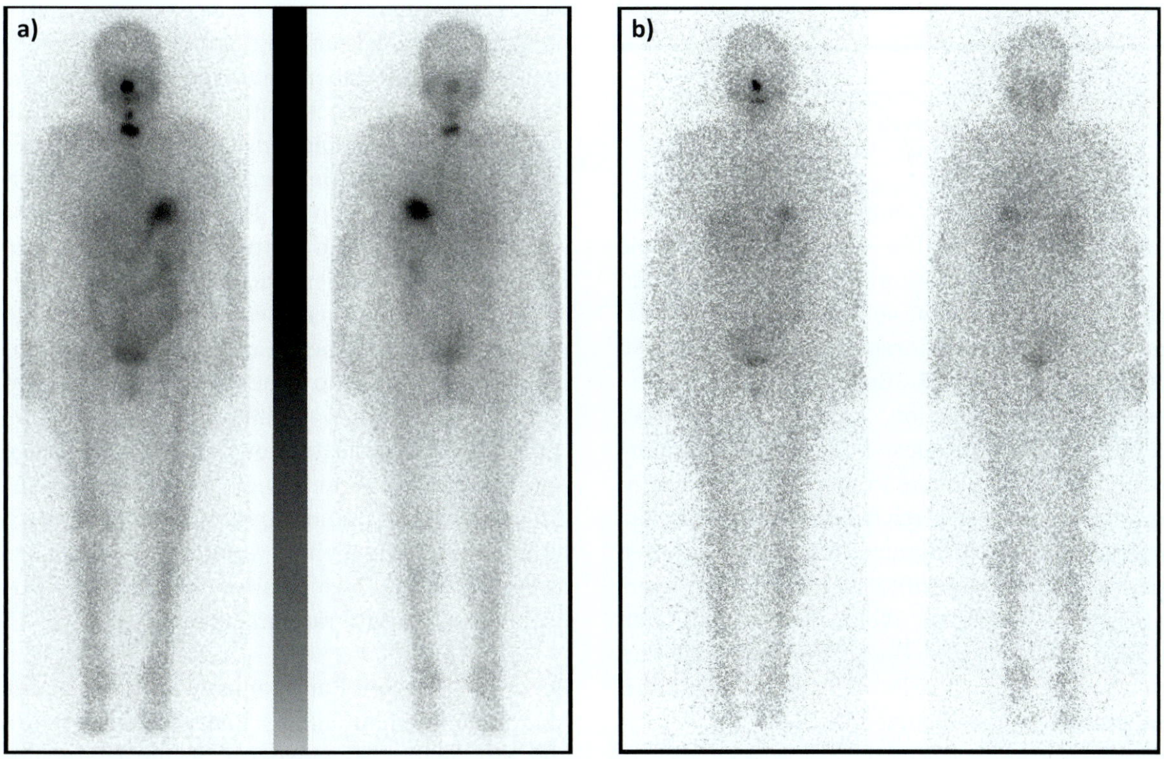


Abb. 9
Posttherapeutische Radioiodszintigraphie bei Schilddrüsenkarzinom jeweils in ventraler und dorsaler Position
a) nach 1. Radioiodtherapie: noch Restgewebe detektierbar
b) nach 2. Radioiodapplikation: nach Ablation kein Restgewebe mehr detektierbar

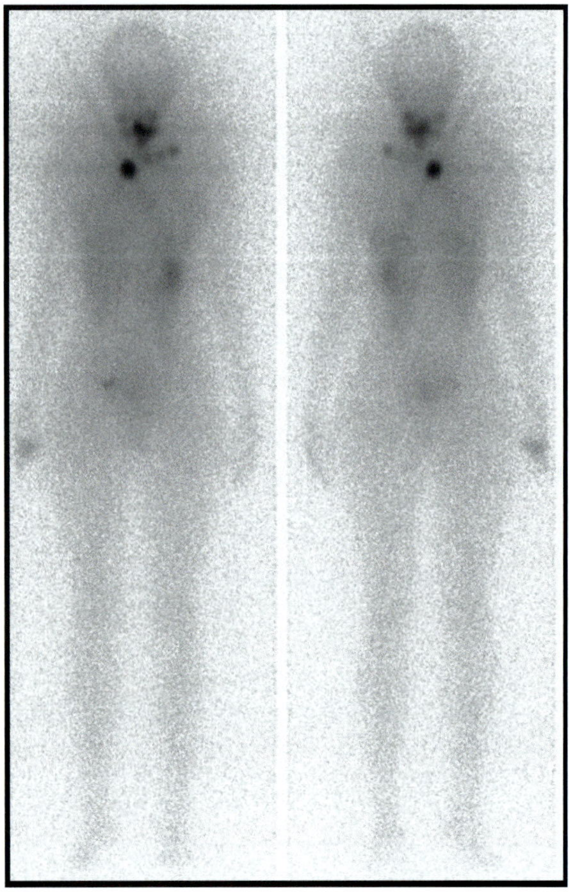

Abb. 10
Posttherapeutische Radioiodszintigraphie: speichernde Lymphknotenmetastasen zervikal und mediastinal

kommenden) Hypophyseninsuffizienz ist rTSH in jedem Fall notwendig. Die erste Radioiodtherapie dient primär der Ablation des Restgewebes und erfolgt (in Abhängigkeit von der Masse des Restgewebes und des Tumorstadiums) meist mit 30 bis 150 mCi (1,1 bis 5,5 GBq).
Die Radioiodapplikation kann aufgrund der Gammakomponente des I-131 auch diagnostischen Zwecken dienen. In den Ganzkörperszintigrammen, die meist nach 72 oder 96 Stunden angefertigt werden, können Tumorlokalisationen mit sehr hoher Spezifität nachgewiesen werden (Abb. 9 a und b). Wenn die Akquisitionen zu früh erfolgen, sind Hintergrundaktivität und Speicherung im Magen-Darm-Trakt noch zu hoch und erschweren die Beurteilung.

Radioiod-speichernde Metastasen können durch weitere Radioiodtherapien behandelt werden (Abb. 10). Bei regionalen Lymphknotenmetastasen und solitären Fernmetastasen kommen auch chirurgische Optionen in Betracht. Unter Umständen kann die Radioiodspeicherung für eine sondengestützte intraoperative Detektion benutzt werden. Dies ist besonders wichtig, wenn die Läsionen sehr klein sind und in der morphologischen Schnittbildgebung nicht zu identifizieren sind.

Onkozytäre Karzinome speichern in vielen Fällen nicht oder nur in geringem Maße Radioiod. Trotzdem sollte auch bei onkozytären Tumoren in jedem Fall ein Therapieversuch mittels Radioiod erfolgen, insbesondere dann, wenn keine weiteren kurativen Therapieoptionen bestehen.

**Onkozytäre Schilddrüsenkarzinome speichern meist kein Radioiod.**

Bei vermuteter oder nachgewiesener Metastasierung oder bei einem Rezidiv können Einzeldosen von bis zu 300 mCi (11,1 GBq) eingesetzt werden. Bei prätherapeutischer Dosisabschätzung können ggf. auch größere Dosierungen verwendet werden.
Im Verlauf der Erkrankung nimmt die Radioiodspeicherung ab, daher muss die Indikation zur Radioiodtherapie rechtzeitig gestellt und eine möglichst hohe Radioioddosis bereits relativ früh appliziert werden. Bei der ersten Therapie ist allerdings eine sehr hohe Dosierung meist nicht sinnvoll, da zu diesem Zeitpunkt viel Aktivität im Restgewebe gespeichert wird. Wichtig für die Planung der Radioiodtherapie ist die Frage, ob alle vorhandenen Tumorherde auch tatsächlich Radioiod speichern oder ob neben den Herden, die im Radioiodszintigramm detektierbar sind, zusätzliche Tumor-Lokalisationen bestehen. Um diese Frage zu beantworten, sind sowohl morphologische Verfahren (Sonographie, CT, MRT) als auch funktionelle bildgebende Verfahren (Skelettszintigraphie, MIBI/Tetrofosmin-Szintigraphie, FDG-PET, Rezeptorszintigraphie) einzusetzen.

Bei differenzierten Karzinomen werden nach der Ablation ein unauffälliges Radioiodszintigramm und ein nicht nachweisbares Serum-Thyreoglobulin (bei ungestörter Wiederfindung) angestrebt. Dies kann allerdings nicht in allen Fällen erreicht werden, da bei der Indikationsstellung für jede

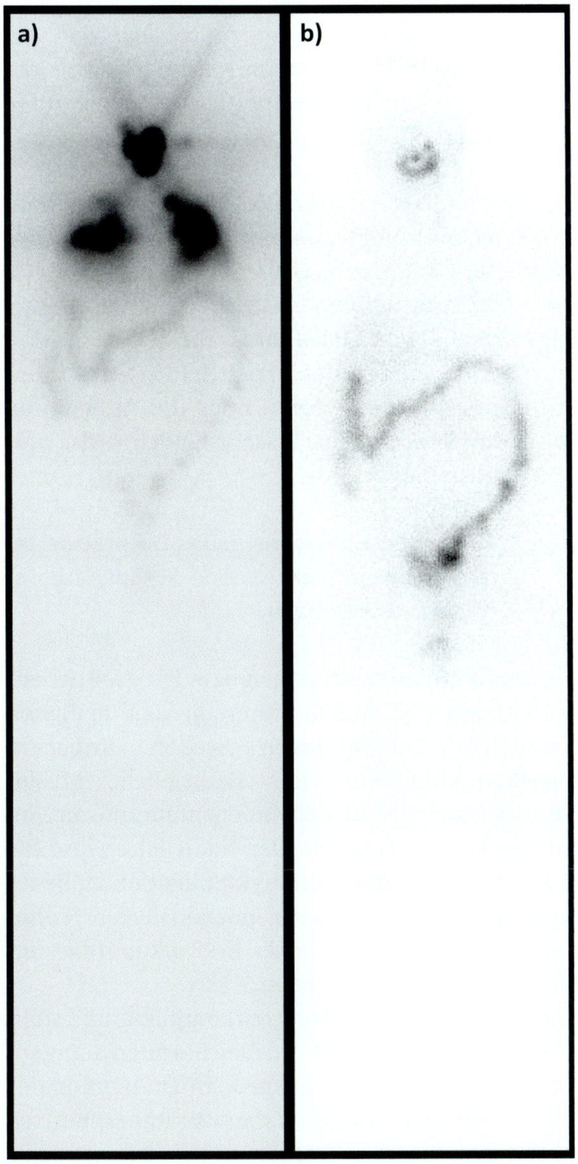


Abb. 11
Disseminierte Lungenmetastasen eines follikulären Schilddrüsenkarzinoms
a) vor Radioiodtherapie (Szintigramm nach Applikation von I-131) mit intensiver Speicherung in den pulmonalen Metastasen
b) nach Radioiodtherapie (Szintigramm nach Applikation von I-131), Nachweis der erfolgreichen Zerstörung der Lungenmetastasen

weitere geplante Therapie die Risiken (insbesondere die Entwicklung einer chronischen Sialadenitis sowie Blutbildveränderungen) dem Nutzen der Radioiodapplikation gegenübergestellt werden müssen. Bei der Festlegung des Prozederes ist das individuelle Risiko des Patienten zu berücksichtigen.

Die Indikation zur Radioiodtherapie bei (vorher) negativem Radioiodszintigramm und erhöhtem Serum-Thyreoglobulin ohne nachgewiesene Tumormanifestation muss streng gestellt werden. Retrospektiv wird die Indikation durch eine Speicherung im posttherapeutischen Szintigramm, welches mit höherer Aktivität aufgezeichnet wird (und was damit eine höhere Sensitivität besitzt), und durch den posttherapeutischen Abfall des Serum-Thyreoglobulins untermauert.

Patienten mit ausschließlich miliarer pulmonaler Metastasierung haben eine günstige Prognose, welche nicht mit anderen Tumorentitäten mit Lungenmetastasierung zu vergleichen ist. In rund 50 % der Fälle kann eine komplette Remission erreicht werden. Wenn die Metastasen sehr klein sind, können sie unter Umständen ausschließlich im posttherapeutischen Szintigramm, nicht aber im Röntgen-Thorax oder im Lungen-CT nachgewiesen werden.

**Radioiodpositive Lungenmetastasen können oft kurativ behandelt werden.**

Der Grund für die gute Therapierbarkeit szintigraphisch – aber nicht morphologisch – nachweisbarer Lungenmetastasen ist die günstige Dosimetrie. Durch die intensive lokale Speicherung kann eine hohe Dosis im Tumorgewebe erzielt werden.
Skelettmetastasen stellen die zweithäufigste Form von Fernmetastasen dar und sprechen deutlich schlechter als pulmonale Metastasen auf Radioiod an. Die 10-Jahres-Überlebensrate beträgt bei Knochenmetastasen etwa 20 %, während dieser Wert für Patienten mit ausschließlich pulmonalen Metastasen bei 60 % liegt. Fernmetastasen in anderen Organen (Gehirn, Leber, Niere) sind wesentlich seltener. Die Therapierbarkeit mit Radioiod und die Prognose sind ebenfalls deutlich schlechter als bei pulmonalen Metastasen.

Lokalrezidive gehen oft mit einer regionalen Lymphknotenmetastasierung einher. Primär ist dann zu prüfen, ob eine erneute chirurgische Intervention möglich ist. Wenn dies nicht indiziert ist, erfolgt eine Radioiodtherapie, z. B. wenn der Tumor bereits in Trachea oder Ösophagus eingebrochen ist und wenn eine R0-Resektion nicht mehr möglich ist.

Bei Radioiod-negativen Metastasen kann eine Redifferenzierungstherapie mit 13-cis-Retinsäure oder Glitazone-Präparaten versucht werden. Die Anfangsdosis für die 13-cis-Retinsäure beträgt 1,5 mg/kg pro Tag und kann im Verlauf bei schlechter Verträglichkeit ggf. reduziert werden. Die Behandlung erfolgt über 6 Wochen vor der Radioiodgabe. In etwa einem Drittel der Fälle kann durch die Redifferenzierung mit Retinoiden eine Iodspeicherung induziert werden. Eine Verbesserung der Prognose konnte aber bisher nicht eindeutig belegt werden. Bei unzureichendem Ansprechen kommt auch eine Behandlung mit Lenvatinib oder Sorafenib in Frage. Lenvatinib ist ein Multikinase-Inhibitor. Sorafenib ist ein VEGFR1-3- und Raf-Kinasen-Inhibitor, der ansonsten bei Nierenzellkarzinomen und Leberzellkarzinomen eingesetzt wird. Nebenwirkungen dieser Therapie sind vor allem das Hand-Fuß-Syndrom, Durchfälle und eine Steigerung des arteriellen Blutdrucks.

*Nebenwirkungen der Radioiodapplikation bei differenzierten Schilddrüsenkarzinomen*

Bei etwa 20 % der Patienten kommt es zu einer Radiothyreoiditis im Restgewebe, die durch Antiphlogistika und eine Eiskrawatte gut zu beherrschen ist. Dies kommt vorwiegend bei größeren Mengen postoperativ verbliebenen Schilddrüsenrestgewebes vor. In einigen Fällen tritt eine Gastritis auf, die sich durch H2-Blocker- und Antazida-Gabe behandeln lässt. Wichtigste Nebenwirkung sind die akute und die subakute Sialadenitis, zum Teil mit Geruchs- oder Geschmacksstörungen. Sehr selten sind ein Hirnödem bzw. eine Rückenmarkkompression bei entsprechender Metastasenlokalisation. Ebenfalls sehr selten sind Hyperthyreosen durch Hormonfreisetzung aus zerfallenden Follikeln bei ausgedehnter Metastasierung (meist Fälle mit miliarer Lungenmetastasierung follikulärer Schilddrüsenkarzinome).

Auch die in Zusammenhang mit der Radioiodtherapie auftretende Stimulation des Tumorwachstums durch die TSH-Stimulation während der Hypothyreose in der Vorbereitung der Radioiodtherapie ist zu bedenken. Dies kann unter Umständen zu einem sehr raschen Progress führen. Eine Alternative zur endogenen TSH-Stimulation durch Absetzen der Schilddrüsenhormonmedikation stellt rTSH dar, da es hier – im Gegensatz zur endogenen TSH-Stimulation – zu einer rasch ansteigenden, aber nur wenige Tage anhaltenden Erhöhung des TSH kommt.

Die am häufigsten vorkommende Langzeitnebenwirkung stellt das Siccasyndrom dar, welches besonders nach mehrfachen Therapien mit hohen I-131-Aktivitäten auftritt. Es ist die Folge einer radiogenen Sialadenitis. Ob sich das Risiko durch Anregung der Speicheldrüsentätigkeit (z. B. durch saure Drops) oder die Applikation von Amifostin senken lässt, ist noch nicht hinreichend geklärt.

**Die häufigste Nebenwirkung hoch dosierter Radioiodtherapien ist eine Schädigung der Mundspeicheldrüsen.**

Ernste Spätnebenwirkungen bzw. Langzeitnebenwirkungen der Radioiodtherapie bei malignen Schilddrüsenerkrankungen stellen Knochenmarkkomplikationen dar. Bedrohliche Myelosuppressionen sind bei Knochenmarkdosen von ca. 2-3 Gy zu erwarten. Der Nadir ist etwa 4 bis 6 Wochen nach der Radioiodapplikation zu beobachten. Nach mehrfacher hochdosierter Radioiodgabe (bei metastasierter Erkrankung) beträgt die Leukämieinzidenz etwa 1 %.
Eine sehr seltene Langzeitkomplikation stellt die Lungenfibrose bei iodspeichernden Lungenmetastasen dar. Bei ausgedehnter pulmonaler Metastasierung muss daher prätherapeutisch eine dosimetrische Abschätzung der Lungendosis und eine Messung der Lungenfunktionsparameter erfolgen. Als Richtwert sollte eine Ganzkörperretention von über 3 GBq in jedem Fall vermieden werden, gegebenenfalls ist sonst eine Reduktion der Radioioddosis erforderlich.

In der Nachsorge sollen zum einen Rezidive möglichst frühzeitig detektiert werden und zum anderen Nebenwirkungen vorausgegangener Behandlungen erfasst und therapiert werden. Nachsorgeschemata müssen dem individuellen Rezidivrisiko der Patienten angepasst sein. Es erfolgt eine lebenslange Schilddrüsenhormontherapie, die nur vor Radioiodszintigraphien gegebenenfalls abgesetzt werden muss. Die Dosis wird anhand des basalen TSH-Wertes kontrolliert, TRH-Tests sind nicht erforderlich. Aufgrund des stimulierenden Einflusses von TSH auf die Proliferation von Schilddrüsenkarzinomzellen sollte der TSH-Serumspiegel niedrig sein. Während früher immer eine vollständige Suppression gefordert wurde, wird heute bei Niedrigrisikopatienten ein TSH im unteren Normbereich als ausreichend angesehen, sofern der Verlauf komplikationslos ist und kein Rezidivhinweis besteht. Im Rahmen der Nachsorgeuntersuchung erfolgen u. a. die Bestimmung der Schilddrüsenhormonwerte und des Serumthyreoglobulins sowie die Sonographie des Halses. Die Sensitivität der Tg-Bestimmung (die immer in Doppelbestimmung und mit Wiederfindungstest erfolgen sollte) in der Nachsorge hängt unter anderem vom TSH-Spiegel ab und liegt bei etwa 95 % unter TSH-Stimulation und 90 % bei TSH-Suppression. Außerdem sollten die Antikörperwerte bestimmt werden. Als Alternative zur endogenen TSH-Stimulation steht rTSH auch für die ausschließliche Tg-Bestimmung (ohne Radioiodapplikation) zur Verfügung. Das Tg-Maximum (und damit die höchste Sensitivität) wird etwa 4 Tage nach Thyrogengabe erreicht (Vergleiche hierzu auch Kapitel 3.2.5).

**Bei der medikamentösen Nachbehandlung nach Schilddrüsenkarzinom ist ein niedriger TSH-Spiegel wichtig.**

### *2.1.2.2 C-Zell-Karzinome*

Medulläre Schilddrüsen-Karzinome nehmen eine Sonderstellung unter den Schilddrüsenerkrankungen ein, da sie von den intrathyreoidalen (parafollikulären) C-Zellen und nicht von den Thyreozyten ausgehen. Ihr Anteil an allen malignen Schilddrüsenerkrankungen beträgt nur etwa 3 bis 8 %. Aufgrund der geringen Inzidenz und der im Vergleich zu den differenzierten Karzinomen – insbesondere bei später Detektion – schlechteren Prognose ist es bei den medullären Schilddrüsenkarzinomen besonders wichtig, dass die Behandlung in dafür spezialisierten Institutionen erfolgt. Aufgrund der verbesserten Diagnostik kommen – wie auch bei den differenzierten Karzinomen – heute vergleichsweise kleinere und weniger fortgeschrittene Tumoren zur Behandlung.

**Beim medullären Schilddrüsenkarzinom (C-Zell-Karzinom) sind eine frühzeitige Entdeckung und optimale chirurgische Behandlung entscheidend.**

Rund 80 bis 85 % aller Erkrankungen sind sporadisch, 15 bis 20 % hereditär. Unter den hereditären Formen unterscheidet man das (isoliert) auftretende FMTC (engl. familial medullary thyroid carcinoma) und das medulläre Schilddrüsenkarzinom bei multipler endokriner Neoplasie (MEN) 2A oder 2B. Bei MEN 2A kann das C-Zell-Karzinom mit einem Phäochromozytom und – in geringerer Häufigkeit – auch mit einem Hyperparathyreoidismus vergesellschaftet sein. Bei MEN 2B, welches prognostisch ungünstiger ist, können Neurinome und Ganglioneurome hinzukommen – diese Erkrankung ist darüber hinaus durch einen marfanoiden Habitus gekennzeichnet. Die Prognose ist sehr wesentlich durch eine frühzeitige Entdeckung und eine adäquate Behandlung bestimmt.

Daher kommt dem Calcitoninscreening bei suspekten Knoten eine besondere Bedeutung zu, auch wenn das C-Zell-Karzinom nur einen kleinen Teil aller Schilddrüsenmalignome ausmacht. Bei pathologisch erhöhtem Calcitonin und Ausschluss von Störfaktoren (z. B. Einnahme von Protonenpumpenhemmern) sollte der Wert möglichst umgehend überprüft werden und bei Bestätigung der Erhöhung die Patienten in einer spezialisierten Klinik operiert werden.

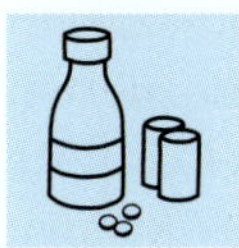

Wenn bereits präoperativ ein medulläres Schilddrüsenkarzinom bekannt oder sehr wahrscheinlich ist (z. B. bei exzessiv hohen Calcitoninwerten), sollte neben einer Bildgebung der lokalen Situation (Primarius, zervikale und mediastinale Lymphknoten) im Rahmen der Operationsvorbereitung ein Ganzkörperstaging erfolgen, um auch die Operationsindikation generell zu klären. Zur Beurteilung der lokalen Situation ist präoperativ neben Sonographie und Szintigraphie ein MRT von Hals und Mediastinum sinnvoll. Im CT sind u. U. Tumor/Organbeziehungen nicht ausreichend genau zu beurteilen. Iodhaltige Kontrastmittel müssen vermieden werden, solange nicht definitiv ein differenziertes Schilddrüsenkarzinom ausgeschlossen ist. Zum präoperativen Ganzkörperstaging kann zusätzlich ein FDG-PET/CT erfolgen, da dieses Verfahren die größte Nachweiswahrscheinlichkeit für Tumorgewebe beim C-Zell-Karzinom bietet.

Wichtig ist eine molekulargenetische Untersuchung bei einem neu entdeckten C-Zell-Karzinom in einem spezialisierten Labor. Untersucht wird u. a. das RET-Protoonkogen auf Chromosom 10. Beim MEN 2A sind in der überwiegenden Anzahl der Fälle die Exone 11 bzw. 10 betroffen, beim MEN 2B fast immer das Exon 16, beim FMTC meist das Exon 10, seltener das Exon 13. Wenn eine hereditäre Erkrankung bei dem „Indexpatienten" festgestellt wurde, müssen die Familienmitglieder molekulargenetisch und dann ggf. auch weiter klinisch und apparativ untersucht werden.

**Wenn ein medulläres Schilddrüsenkarzinom entdeckt wird, muss eine molekulargenetische Untersuchung erfolgen.**

Entscheidender Faktor ist eine optimale chirurgische Therapie mit Lymphknotendissektion (mit Ausnahme der prophylaktischen Thyreoidektomie). Da die medullären Schilddrüsenkarzinome nicht von den Thyreozyten ausgehen, speichern sie kein Radioiod und die Patienten profitieren nicht von einer Radioiodtherapie. Aber auch eine perkutane Bestrahlung kommt selten zum Einsatz, da diese Malignome wenig strahlensensibel sind. Die Strahlentherapie kommt daher meist nur in einer palliativen Situation zum Einsatz, ebenso die systemische Therapie mit Chemotherapeutika, Kinaseinhibitoren und rezeptorassoziierten Substanzen. Vandetanib scheint der effektivste Kinaseinhibitor zu sein. Darüber hinaus können verschiedene Radiopharmazeutika (I-131-mIBG, Yttrium-90- oder Lutetium-177-markierte Peptide) systemisch eingesetzt werden. Wichtig ist, neben der immunhistochemischen Untersuchung, vorher die tatsächliche spezifische Speicherung mit I-123-mIBG oder Gallium-68-DOTANOC/DOTATATE zu überprüfen.

Wichtigste Instrumente der Nachsorge sind neben der klinischen Untersuchung die Calcitoninbestimmung im Serum, die CEA-Serumbestimmung sowie die Sonographie des Halses. Weiterhin ist die Funktionslage der Schilddrüse nach Thyreoidektomie zu überprüfen. Da die Proliferation der malignen C-Zellen – im Gegensatz zu den differenzierten Tumorzellen – nicht TSH-abhängig ist, ist keine TSH-Suppression erforderlich. Die Schilddrüsenhormontherapie erfolgt daher ausschließlich substitutiv mit einem TSH-Zielwert im altersentsprechenden Normbereich. Die häufigste Situation, bei der eine apparative Bildgebung gefragt ist, stellt die Serumcalcitonin- und/oder -CEA-Erhöhung im Rahmen der Nachsorge dar. Für den Quotienten aus CEA und Calcitonin besteht eine Korrelation zum Entdifferenzierungsgrad. Weniger differenzierte Tumoren zeichnen sich durch höhere CEA-Werte, gut differenzierte durch höhere Calcitoninwerte aus. Zu berücksichtigen ist bei der Indikationsstellung für bildgebende Verfahren auch, dass CEA länger als Calcitonin im Serum nach Resektion des Tumors persistieren kann.

**Nach der Behandlung eines medullären Schilddrüsenkarzinoms ist nur eine Substitution, aber keine TSH-Suppression erforderlich.**

Für das medulläre Schilddrüsenkarzinom stehen sehr viele diagnostische Verfahren zur Verfügung, die nicht alle für jeden Patienten zum Einsatz kommen können. Daher ist unter Umständen ein stufenweises Vorgehen notwendig, bei dem auch die Höhe des Tumormarkerspiegels berücksichtigt werden muss. Erster Schritt ist eine Sonographie von Schilddrüsenloge und zervikalen Lymphknotenstationen, die ohnehin regelmäßig im Rahmen der Nachsorge durchgeführt wird. Sofern sich hierbei kein pathologischer Befund erheben lässt, sollten im zweiten Schritt ein Ganzkörper-FDG-PET/CT sowie ein MRT von Hals und Mediastinum erfolgen. Weiterhin kommen das CT des Thorax (vor allem zum Nachweis von pulmonalen Metastasen) und die Skelettszintigraphie zum Einsatz. Daneben gibt es weitere nuklearmedizinische Verfahren, die bestimmte spezifische Tumoreigenschaften ansprechen und gleichzeitig Therapieoptionen aufzeigen können:

- Gallium-68-DOTATOC oder -DOTATATE-PET
- Somatostatinrezeptorszintigraphie mit Single-Photon-Emittern (z. B. Indium-111-Octreotid)
- I-123-mIBG
- Tc-99m-MIBI oder -Tetrofosmin
- Pentavalentes Tc-99m-DMSA
- DOPA-PET/CT

#### *2.1.2.3 Schlecht differenzierte und anaplastische Tumoren*

Während gut differenzierte papilläre und follikuläre Karzinome innerhalb der Onkologie mit die beste Prognose aller malignen Erkrankungen besitzen, zeichnen sich die anaplastischen Karzinome durch einen rasch progredienten Verlauf und eine fast immer infauste Prognose aus. Eine Mittelstellung zwischen diesen nehmen die schlecht differenzierten Karzinome ein, die eine aggressivere Behandlung und engmaschigere Nachsorge als gut differenzierte Karzinome erfordern. Die Prognose hängt sehr stark von der Radioiodspeicherung ab, da diese einerseits einen „Differenzierungsmarker" darstellt und andererseits die Option der Radioiodtherapie der Tumorherde erlaubt. Neben der perkutanen Bestrahlung kommt bei fehlendem Ansprechen auf die Radioiodtherapie eine systemische Therapie mit Chemotherapeutika oder Sorafenib in Frage. Das Vorgehen bei anaplastischen Karzinomen ist meist von palliativen Überlegungen geprägt. Anhand der Thyreoglobulin-Immunhistochemie kann die Chance einer Radioiodspeicherung abgeschätzt werden. Bei völliger Entdifferenzierung und fehlender Tg-Darstellung in der Immunhistochemie kann man von Radioiodnegativität ausgehen. In anderen Fällen kann probatorisch eine Radioiodgabe erfolgen. Allerdings wird bei gemischten Tumoren (teils differenziert, teils entdifferenziert) das Tumorwachstum und damit die Prognose von den schlecht oder gar nicht differenzierten Tumoranteilen bestimmt.

**Anaplastische Karzinome haben eine sehr ungünstige Prognose – therapeutische Maßnahmen sind in der Regel palliativ.**

#### *2.1.2.4 Lymphome*

Lymphome der Schilddrüse sind insgesamt selten. Sie können durch eine schnelle Vergrößerung der Schilddrüse mit lokalen Kompressionserscheinungen (z. B. Schluckbeschwerden) oder eine Hypothyreose imponieren. Klinisch kann die Abgrenzung gegen eine Thyreoiditis gelegentlich differenzialdiagnostische Schwierigkeiten bereiten. Nach Sicherung der Diagnose durch Biopsie erfolgt die Therapie entsprechend der Lymphom-Klassifikation durch Chemotherapie/Strahlentherapie. Selten ist eine Thyreoidektomie erforderlich.

#### *2.1.2.5 Schilddrüsenmetastasen*

Eine Metastasierung anderer Tumoren in die Schilddrüse ist insgesamt selten und in der Regel nicht bestimmend für den Gesamtverlauf der Tumorerkrankung, da die Schilddrüsenmetastasierung selbst fast nie lebensbedrohliche Komplikationen bedingt und praktisch immer auch andere Organe (Lunge, Skelett, Leber) von der Fernmetastasierung betroffen sind. Bei massiver Metastasierung mit Beeinträchtigung der Organfunktion muss eine Substitution mit Schilddrüsenhormonen erfolgen. Vor allem Nierenzellkarzinome, Bronchialkarzinome und Mammakarzinome können in die Schilddrüse metastasieren. Wichtig ist die Kenntnis einer Metastasierung vor allem in Hinblick auf die – allerdings selten vorkommende – Erstmanifestation der Tumorerkrankung in der Schilddrüse. Hellzellige Nierenzellkarzinome können gelegentlich differenzialdiagnostische Schwierigkeiten in der Abgrenzung gegen hellzellige Schilddrüsenmalignome bei der histologischen Beurteilung bilden. Gegebenenfalls ist in diesen Fällen eine Tg-Immunhistochemie klärend.

**Metastasen in der Schilddrüse stammen meistens von Bronchialkarzinomen, Nierenzellkarzinomen oder Mammakarzinomen.**

## 2.2 Krankheiten – vorwiegend mit Funktionsstörungen

Basisdiagnostik der Schilddrüsenfunktion ist die Bestimmung des TSH-Wertes (Thyreotropin). Durch den negativen Feedback-Mechanismus an der Hypophyse können so Aussagen über die periphere Hormonkonzentration gewonnen werden. Eine Erniedrigung der peripheren Schilddrüsenhormonkonzentration führt über die hypothalamisch-hypophysäre Achse zu einer vermehrten TSH-Produktion, eine Erhöhung zu einer verminderten TSH-Produktion. Die Aussagekraft ist jedoch unter anderem an folgende Voraussetzungen geknüpft:

1. Die hypothalamisch-hypophysäre Achse muss intakt sein. Bei einer sekundären Hypothyreose z. B. ist der TSH-Wert erniedrigt, obwohl in der Peripherie wenig Schilddrüsenhormon vorhanden ist.
2. Die Stoffwechsellage muss sich im Gleichgewicht befinden, da sich der TSH-Wert erst mit einer Verzögerung von 4-6 Wochen ändert.

Eine euthyreote Stoffwechsellage liegt vor, wenn eine „normale“ Schilddrüsenfunktion besteht, d. h. TSH, fT3 und fT4 im Normbereich liegen. Von einer Hyperthyreose spricht man bei einem Überangebot an Schilddrüsenhormonen in der Peripherie. Hierbei ist der TSH-Wert erniedrigt bei gleichzeitig normalen (latente bzw. subklinische Hyperthyreose) oder erhöhten (manifeste Hyperthyreose) peripheren Schilddrüsenhormonen. Bei einer Hypothyreose ist der TSH-Wert erhöht, bei gleichzeitig normalen (latente bzw. subklinische Hypothyreose) oder erniedrigten (manifeste Hypothyreose) peripheren Schilddrüsenhormonen. Der Begriff latent bzw. subklinisch impliziert, dass die Patienten keine Beschwerden haben, was jedoch häufig nicht der Fall ist (siehe unten).

### 2.2.1 Hyperthyreose

Eine primäre Hyperthyreose ist biochemisch durch eine Überproduktion von Schilddrüsenhormonen mit konsekutiver Suppression der TSH-Synthese und Sekretion in der Hypophyse definiert. Diese Überproduktion von T3 und T4 führt zu gesteigerten Organfunktionen und Fehlfunktionen (z. B. Herzrhythmusstörungen). Von der Systematik her lassen sich Formen einer vermehrten Hormonproduktion (z. B. Autonomie oder Morbus Basedow) von einer Destruktion des Schilddrüsengewebes mit Freisetzung von Hormonen und dadurch bedingter Überfunktion (z. B. in der Initialphase eine Thyreoiditis) differenzieren. Diese Unterscheidung ist wichtig, da freisetzungsbedingte Hyperthyreosen einer thyreostatischen Therapie nicht zugänglich sind.
Es wird eine subklinische oder latente Hyperthyreose mit Suppression des TSH und gleichzeitig normwertigem T3 und T4 von der manifesten Hyperthyreose unterschieden, bei welcher der TSH-Wert erniedrigt und die Konzentration der peripheren Schilddrüsenhormone erhöht ist. Häufigste Ursache einer Hyperthyreose sind die Schilddrüsenautonomie und der Morbus Basedow.

Tab. 9
Formen einer Hyperthyreose

| | |
|---|---|
| **Autonomie** | Autonomes Adenom<br>Multifokale Autonomie<br>Disseminierte Autonomie |
| **Immunhyperthyreose** | Morbus Basedow |
| **Hyperthyreose aufgrund einer Gewebsdestruktion** | Hashimoto-Thyreoiditis<br>Thyreoiditis de Quervain<br>Selten: Andere Thyreoiditisformen |
| **Sekundäre Hyperthyreose** | TSHom |
| **Genetische Formen** | Genomische TSH-Rezeptor-Mutation<br>Schilddrüsenhormonresistenz |

Tab. 10
Vergleich der Symptome einer Hyperthyreose bei jüngeren (< 50 Jahre) und älteren Patienten (> 70 Jahre) (modifiziert nach Trivalle et al. 1996)

| Symptome | Ältere Patienten (%) n=34 | Jüngere Patienten (%) n=50 |
|---|---|---|
| Tachykardie | 71 | 96 |
| Rasche Ermüdung | 56 | 84 |
| Gewichtsverlust | 50 | 51 |
| Tremor | 44 | 84 |
| Dyspnoe | 41 | 56 |
| Apathie | 41 | 25 |
| Anorexie | 32 | 4 |
| Nervosität | 31 | 84 |
| Hyperreflexie | 28 | 96 |
| Schwäche | 27 | 61 |
| Depressionen | 24 | 22 |
| Schwitzen | 24 | 95 |
| Polydipsie | 21 | 67 |
| Diarrhö | 18 | 43 |
| Verwirrtheit | 16 | 0 |
| Muskelatrophie | 16 | 10 |
| Hitzeintoleranz | 15 | 92 |
| Obstipation | 15 | 0 |
| Appetitsteigerung | 0 | 57 |

Selten ist die sekundäre Hyperthyreose bei einem TSH-produzierenden Hypophysentumor (TSH-om), bei der der TSH-Spiegel nur mäßig erhöht ist, bei gleichzeitig erhöhten peripheren T3- und T4-Werten. Bei dieser Form der Hyperthyreose findet man laborchemisch häufig eine isolierte Erhöhung der Alphakette des TSH-Moleküls, das aus einer Alpha- und einer Beta-Untereinheit zusammengesetzt ist. Wichtigste Differenzialdiagnose des TSHoms ist die hyperthyreote Form der Schilddrüsenhormonresistenz. Bei dieser familiär auftretenden Form liegt ein Gendefekt im T3-Rezeptor vor. Aufgrund der gestörten Rückkopplung zwischen dem peripheren T3-Spiegel und dem hypophysären TSH kommt es zu einer inadäquaten TSH-Synthese und -Sekretion. Der erhöhte TSH-Spiegel führt konsekutiv zu einer Erhöhung von T3 und T4. Je nachdem, ob eine partielle oder eine generalisierte Schilddrüsenhormonresistenz vorliegt, liegt klinisch eine peripher euthyreote oder hyperthyreote Symptomatik vor. Typisch für dieses Krankheitsbild ist, dass selbst innerhalb einer Familie die Symptomatik sehr unterschiedlich sein kann. Komplex wird diese Erkrankung dadurch, dass nicht alle Organe eine Hyperthyreose aufweisen müssen, so dass es selbst bei demselben Gendefekt Patienten gibt, die primär Zeichen einer kardialen Überfunktion aufweisen, während bei anderen zentralnervöse Symptome im Vordergrund stehen (siehe Tabelle 9).

Seltene Formen einer angeborenen Hyperthyreose sind durch TSH-Rezeptor-Genmutationen bedingt. Analog den somatischen TSH-Rezeptor-Mutationen bei autonomen Adenomen (vgl. Kapitel 2.2.3) kommt es bei den genomischen TSH-Rezeptor-Mutationen zu einer funktionellen Autonomie der gesamten Schilddrüse und in der Folge zu einer hyperthyreoten Struma. Laborchemisch liegen ein supprimiertes TSH und in ihrer

Ausprägung unterschiedliche Erhöhungen von T3 und T4 vor. Unabhängig von der vorliegenden Mutation ist die klinische Ausprägung dieser familiären, angeborenen Hyperthyreose ausgesprochen unterschiedlich, nicht nur zwischen einzelnen Familien, sondern auch innerhalb einer einzigen Familie.

#### *2.2.1.1 Symptome und Befunde*

Die einer Hyperthyreose zugrundeliegenden Krankheitsbilder führen zu unterschiedlichen morphologischen Veränderungen an der Schilddrüse selbst (z. B. Knotenbildung als Ursache der Autonomie), oder sie führen zu morphologischen Veränderungen an anderen Organen (z. B. endokrine Orbitopathie oder Akropachie bei Morbus Basedow). Die durch die Hormonüberproduktion bedingten Symptome und Einflüsse auf andere Organe sind aber unabhängig von dem zugrundeliegenden Krankheitsbild.

Selbst bei gleicher Höhe des Hormonspiegels kann die individuelle Ausprägung von Symptomen und Befunden sehr unterschiedlich sein. Sogar beim einzelnen Patienten kann sich die Hyperthyreose auf die einzelnen Organe unterschiedlich auswirken.

Typische Symptome einer Hyperthyreose sind vermehrte Reizbarkeit, Hyperaktivität, Schlafstörung, aber auch Müdigkeit und Schwäche, Hitzeintoleranz mit vermehrtem Schwitzen, Herzklopfen, Gewichtsverlust und Diarrhöen. Typische Befunde sind supraventrikuläre Tachykardien, nicht selten in Form von Vorhofflimmern, warme feuchte Haut, feinschlägiger Tremor, Haarverlust und psychische Auffälligkeiten bis hin zur Entwicklung einer Psychose. Die Vielzahl der typischen Symptome und Befunde einer Hyperthyreose tritt jedoch überwiegend bei jüngeren Patienten und weitaus seltener bei älteren Patienten auf (siehe Tab. 10).

#### *2.2.1.2 Kardiale Manifestation und arterieller Hypertonus bei Hyperthyreose*

Charakteristische Befunde einer Hyperthyreose am Herzen sind tachykarde Herzrhythmusstörungen, insbesondere Vorhofflimmern, aber auch das vermehrte Auftreten ventrikulärer Extrasystolen. Insbesondere bei Prädisposition oder vorbestehenden Erkrankungen kann es zu einer linksventrikulären Hypertrophie und zu einer Herzinsuffizienz kommen. Bei bestehender koronarer Herzkrankheit kann eine schwere Hyperthyreose Angina-Pectoris-Anfälle auslösen oder es kann zu einem Myokardinfarkt kommen.

Eine Hyperthyreose kann zur Manifestation eines arteriellen Hypertonus führen und bei bestehendem Hypertonus die Blutdruckeinstellung verschlechtern und sogar eine hypertensive Krise induzieren.

*Manifestation am Nervensystem*

Zentrale Wirkungen eines Schilddrüsenhormonexzesses sind vermehrte Ängstlichkeit bis hin zur Desorientierung. In seltenen Fällen kann es sogar zur Ausbildung einer Psychose kommen. Im Rahmen einer thyreotoxischen Krise wurde im Einzelfall auch eine akute Enzephalopathie beobachtet. Peripher neurologisch wurde selten von Neuropathien, von Myopathien und von einer durch eine Hyperthyreose ausgelösten hypokaliämischen periodischen Paralyse berichtet.

#### *2.2.1.3 Gastrointestinale Manifestation der Hyperthyreose*

Aufgrund einer beschleunigten Magen-Darm-Passage kann es zu Durchfällen, krampf- und kolikartigen Beschwerden sowie zu einer Abnahme des Körpergewichtes kommen. Eine Gewichtsreduktion tritt jedoch nur bei einer ausgeprägten Hyperthyreose in Erscheinung, da eine subklinische oder leichte Hyperthyreose zu einer Steigerung des Appetits führt und konsekutiv zu einer vermehrten Nahrungsaufnahme, die die verminderte Resorption aus dem Darm und den gesteigerten Energieumsatz kompensiert.

#### *2.2.1.4 Hyperthyreose und Stoffwechsel*

Eine Hyperthyreose führt zu einer verstärkten Resorption von Glukose aus dem Darm. Gleichzeitig wird aus der Leber vermehrt Glukose freigesetzt. Konsekutiv wird vermehrt Insulin ausgeschüttet. Die sich in Folge entwickelnde Hyperinsulinämie bei gleichzeitig verminderter Glukoseaufnahme in Leber und Muskeln führt zu einer Insulinresistenz. Klinisch kann es zu einer Störung der Glukosetoleranz, bei bestehendem Prädiabetes zu einer Manifestation eines Diabetes und bei Diabetikern zu einer Verschlechterung der Stoffwechsellage kommen.

### *2.2.1.5 Hyperthyreose, Haut und Skelett*

Aufgrund des verstärkten Energieumsatzes entsteht vermehrt Wärme, die durch Vasodilatation der Gefäße in der Peripherie wieder abgegeben werden muss. Klinisch führt dies zu einer warmen, feuchten Haut und vermehrtem Schwitzen. Die Wirkung der Schilddrüsenhormone auf den Haarzyklus verursacht einen reversiblen Haarausfall.

Der vermehrte Knochenumsatz bei einer Hyperthyreose führt in der Bilanz zu einem Überwiegen der Aktivität der Osteoklasten, so dass eine manifeste Hyperthyreose, insbesondere bei postmenopausalen Frauen, einen erheblichen Risikofaktor für eine Osteoporose darstellt.

### *2.2.1.6 Hyperthyreose, Fertilität und Schwangerschaft*

Eine Hyperthyreose kann zu einer Amenorrhöe oder einer Oligomenorrhöe führen. Bei einer schweren manifesten Hyperthyreose ist die Fertilität eingeschränkt. Wenn bei einer leichten Hyperthyreose eine Schwangerschaft eingetreten ist, kann es beim Morbus Basedow im Verlauf der Schwangerschaft in Folge der veränderten Immunlage zu einem Rückgang der Hyperthyreose kommen (vgl. 2.2.5.1).

**Die Ausprägung von Symptomen und Befunden einer Hyperthyreose kann inter- aber auch intraindividuell, d. h. an unterschied-**

Tab. 11
Primäre und zentrale Hypothyreose: pathogenetische Ursache und Krankheitsbild

| | | |
|---|---|---|
| **Primäre Hypothyreose** | Verlust von Schilddrüsengewebe | Autoimmunthyreoiditis |
| | | Postpartum-Thyreoiditis (häufig reversibel) |
| | | Zytokin-induzierte Thyreoiditis (häufig reversibel) |
| | | Postoperativ und nach Radioiodtherapie |
| | | Thyreoiditis de Quervain |
| | | Infektion |
| | Medikamente | Thyreostatika |
| | | Lithium |
| | | Thyrosinkinaseinhibitoren |
| | Genetische Formen | Mutationen in den für die Entwicklung und den Aufbau der Schilddrüse wesentlichen Genen (u. a. Transkriptionsfaktoren) |
| **Zentrale Hypothyreose** | Verlust funktionellen Gewebes | Hypophysentumoren |
| | | Andere Tumoren |
| | | Hypophysenoperation |
| | | Bestrahlung |
| | | Trauma |
| | | Vaskuläre Störung oder Infektion |
| | | Autoimmune Hypophysitis |
| | | Kongenitale Störung |
| | Medikamente | Dopamin, Glucocorticoide |
| | Genetische Defekte | Mutationen in verschiedenen Genen |

**lichen Organen, sehr unterschiedlich sein. Während im jüngeren und mittleren Lebensalter die Symptomatik häufig ausgeprägter ist, sind mono- oder oligosymptomatische Formen (z. B. Herzrhythmusstörungen) im höheren Alter häufiger.**

#### *2.2.1.7 Subklinische Hyperthyreose*

Eine subklinische oder latente Hyperthyreose ist biochemisch definiert als ein erniedrigter oder supprimierter basaler TSH-Wert (< 0,3 mU/l) bei Schilddrüsenhormonkonzentrationen im Normbereich. Der Terminus „subklinisch" oder „latent" impliziert, dass bei diesen Patienten noch keine klinische Symptomatik vorliegt. Dies ist jedoch bei vielen Patienten nicht der Fall. Insbesondere Patienten mit kardiovaskulären Erkrankungen und speziell mit koronarer Herzkrankheit haben bei einer bestehenden subklinischen Hyperthyreose ein erhöhtes Morbiditäts- und Mortalitätsrisiko. Besonders hoch ist das Risiko für das Auftreten von Herzrhythmusstörungen. Durch neu auftretendes Vorhofflimmern steigt konsekutiv das Risiko für einen embolischen Hirninfarkt. Deshalb empfehlen internationale Leitlinien bei Patienten mit koronarer Herzkrankheit und einem TSH < 0,1 mU/l eine thyreostatische oder ggf. ablative Therapie. Diese Empfehlungen werden gestützt von jüngsten klinischen Studien, in denen gezeigt wurde, dass bereits bei fT4-Werten im oberen Normbereich unabhängig vom TSH, besonders bei Männern, ein erhöhtes kardiovaskuläres Morbiditäts- und Mortalitätsrisiko besteht. Diese Studien legen nahe, alle Patienten mit einem erhöhten kardiovaskulären Risiko und einem erniedrigten TSH zu behandeln.

Während der Einfluss einer manifesten Hyperthyreose auf die Manifestation eines Hypertonus und die Verschlechterung der Blutdruckeinstellung bei bestehendem Hypertonus gesichert ist, ist die Studienlage bei der subklinischen Hyperthyreose hinsichtlich eines Zusammenhangs weniger eindeutig. Deshalb muss im Einzelfall nach klinischen Gesichtspunkten entschieden werden.

Ebenso uneinheitlich ist die Studienlage über ein erhöhtes Osteoporoserisiko bei subklinischer Hyperthyreose. Bei postmenopausalen Frauen und anderen Risikopatienten muss nach einigen Studien mit einem verminderten Knochenumsatz, einer verminderten Knochendichte und konsekutiv mit einem erhöhten Frakturrisiko gerechnet werden.

#### *2.2.1.8 Thyreotoxische Krise*

Eine thyreotoxische Krise ist Folge einer schweren Hyperthyreose mit erheblichem Hormonexzess, wobei die Höhe der peripheren Schilddrüsenhormone nicht direkt mit der klinischen Ausprägung der thyreotoxischen Krise korreliert. Eine thyreotoxische Krise kommt sowohl bei der Schilddrüsenautonomie als auch beim Morbus Basedow vor, tritt innerhalb von Stunden oder Tagen auf und stellt eine akut lebensbedrohliche Situation dar, deren Letalität mit bis zu 30 % angegeben wird. Am häufigsten tritt eine thyreotoxische Krise bei älteren Patienten mit Schilddrüsenautonomie auf, die aufgrund vorbestehender kardiovaskulärer Erkrankung ein besonderes Risiko mitbringen.

Eine thyreotoxische Krise kann durch Iodexposition und begleitende schwere Erkrankung oder vorausgegangene Operation ausgelöst werden.

Im Stadium 1 stehen tachykarde Herzrhythmusstörungen im Vordergrund, gefolgt von zentralnervösen Erscheinungen, von schweren neurologischen und psychiatrischen Symptomen. Häufig entwickeln sich in fortgeschrittenen Stadien bei diesen Patienten auch eine Myopathie (bis zur Lähmungserscheinung) sowie eine Bulbärparalyse.

In der Klinik am häufigsten ist das Stadium 1 mit im Vordergrund stehenden supraventrikulären und ventrikulären Tachykardien und Arrhythmien.

Eine thyreotoxische Krise ist eine absolute Indikation für eine intensivmedizinische internistische Behandlung. Die Behandlung besteht in der hoch dosierten Gabe von Thiamazol, von Betablockern und ggf. anderen Antiarrhythmika und Glucocorticoiden. Selbstverständlich ist das übliche intensivmedizinische Therapieregime mit Monitoring, Ausgleich des Flüssigkeits- und Elektrolytdefizits, eine Antihyperthermiebehandlung und ggf. der Behandlung interkurrenter Infekte. In vielen Fällen ist auch eine neurologische und psychiatrische Konsiliarbehandlung erforderlich.

Eine Plasmapheresetherapie zur Verminderung der eiweißgebundenen Schilddrüsenhormone ist in Einzelfällen durchgeführt und postuliert worden, aber sicherlich keine Standardtherapie. Gegebenenfalls ist eine totale Thyreoidektomie notwendig, die an Anästhesisten und Chirurgen hohe Anforderungen stellt und nur in spezialisierten Zentren durchgeführt werden sollte.

## 2.2.2 Hypothyreose

Die Hypothyreose stellt einen absoluten oder relativen Mangel an Schilddrüsenhormonen dar. Es werden 3 Schweregrade unterschieden:

- Grad I: Die subklinische oder latente Hypothyreose mit einem erhöhten TSH, aber normalem fT3 und fT4.
- Grad II: Die milde Hypothyreose mit erhöhtem TSH und niedrigem fT4, aber noch normalem fT3.
- Grad III: Manifeste Hypothyreose, bei der nicht nur der TSH-Spiegel erhöht ist, sondern auch beide Schilddrüsenhormone erniedrigt sind.

Der Unterschied zwischen Grad II und Grad III erklärt sich aus der stärkeren Stimulation der T3- als der T4-Synthese durch TSH. Bei der Bewertung des Ausmaßes einer Hypothyreose ist ferner zu berücksichtigen, dass die im Serum gemessenen Schilddrüsenhormone nur bedingt einen möglichen Hormonmangel in den Organen und Geweben widerspiegeln, da 80 % der täglichen T3-Produktion durch die periphere Konversion von T4 zu T3 entstehen.
Grundsätzlich wird die große Gruppe der primären Hypothyreose, die ihre Ursache in der Schilddrüse haben, von sekundären bzw. tertiären Hypothyreoseformen mit zentraler Ursache unterschieden (s. Tab. 11).

#### 2.2.2.1 *Symptome und Befunde*

In Abhängigkeit von Ursache, Dauer und Schwere der Hypothyreose kommt es zu individuell sehr unterschiedlichen Ausprägungen der Symptome mit Auswirkungen auf die physische Aktivität, die Psyche und zahlreiche Organfunktionen. Typische klinische Symptome und Befunde einer Hypothyreose sind Inappetenz, Müdigkeit, depressive Verstimmung, Gewichtszunahme, Amenorrhöe, Neigung zu Obstipation und Bradykardie.

#### 2.2.2.2 *Hypothyreose und Stoffwechsel*

Ein Mangel an Schilddrüsenhormonen führt zu einem verminderten Sauerstoffverbrauch und zu einer geringeren Thermogenese.
Die Glukoseresorption aus dem Darm ist verlangsamt, aber auch die Glukoseaufnahme in die Organe vermindert. Diese verminderte Glukoseaufnahme führt aufgrund einer Insulinresistenz zu hohen Insulinspiegeln, so dass insbesondere bei gleichzeitig reduziertem Appetit bei Diabetikern die Gefahr einer Hypoglykämie besteht.
Die Veränderung im Metabolismus des Cholesterins führt zu einem Anstieg des Gesamt-Cholesterins und insbesondere des LDL-Cholesterins und somit zu einem erhöhten kardiovaskulären Risiko.

#### 2.2.2.3 *Hypothyreose, Haut und Muskulatur*

Aufgrund der Einlagerung von Glykosaminoglykanen und Eiweiß kommt es zu den typischen Hautveränderungen eines Myxödems. Das Gesicht kann ödematös gequollen sein, die Haut ist verdickt und trocken.
Häufig sind auch Myalgien, eine allgemeine Muskelschwäche, Krämpfe und eine leichte Ermüdbarkeit der Muskulatur. Einige Patienten entwickeln auch eine Myopathie, trotz einer gleichzeitig zu beobachtenden Muskelhypertrophie.

#### 2.2.2.4 *Hypothyreose und Nervensystem*

Aufgrund des Schilddrüsenhormonmangels kommt es im Bereich des Nervensystems zu zahlreichen neurologischen und psychischen Symptomen. Typischerweise sind kognitive Leistungen eingeschränkt. Es kommt zu depressiven Verstimmungen und gelegentlich auch zu Psychosen. Verlangsamung, Inappetenz und allgemeines Desinteresse sind klassische weitere Symptome. Neurologischerseits stehen abgeschwächte Reflexe, Parästhesien, Schwindel und Kopfschmerzen im Vordergrund.

#### 2.2.2.5 *Hypothyreose und das kardiovaskuläre System*

Eine Hypothyreose führt zu einer verminderten myokardialen Kontraktilität und einer erniedrigten Auswurfleistung des Herzens bei gleichzeitig erhöhtem peripheren Gefäßwiderstand. Ferner sind das Blutvolumen vermindert und die physische Belastbarkeit herabgesetzt. Typisch sind Bradykardien und ein vorwiegend diastolischer Hypertonus. Im Extremfall können eine Kardiomegalie und ein Perikarderguss mit einer Niedervoltage im EKG bestehen.

#### *2.2.2.6 Hypothyreose und Magen-Darm-Trakt*

Typisch für eine Hypothyreose sind Motilitätsstörungen des Magen-Darm-Traktes mit einer verzögerten Magenentleerung, einer verlangsamten Transitionszeit des Darms mit Auftreten von Obstipationen und einer verzögerten intestinalen Resorption. Gelegentlich kommt es zur Erhöhung der Leberenzyme, selten zur Entwicklung eines Ileus oder einer Hypotonie in der Gallenblase.

#### *2.2.2.7 Hypothyreose, Fertilität, Schwangerschaft und Wirkung auf andere Organe*

Bei der Hypothyreose kommt es aufgrund des gestörten Regelkreises zum Anstieg von TRH und in der Folge zu einem Anstieg des Prolaktinspiegels und weiteren Störungen in der gonadotropen Achse, die zur Infertilität führen können. Wenn es zu einer Schwangerschaft kommt, ist die Therapie auch einer leichten Hypothyreose zwingend, da ein Mangel an Schilddrüsenhormonen zu schweren bleibenden Schäden in der Hirnentwicklung des Fötus führt.

Weitere Störungen bei Hypothyreose sind eine leichte Anämie und bei einem kleineren Teil hypothyreoter Patienten die Entwicklung einer Schlafapnoe.

#### *2.2.2.8 Subklinische Hypothyreose*

Einige Patienten haben bereits im Stadium der subklinischen oder latenten Hypothyreose neuropsychologische und neuropsychiatrische Symptome, wie z. B. Depression, Antriebsstörung, Konzentrationsschwäche und allgemeine Störung kognitiver Funktionen. Nachgewiesen ist ferner schon im Stadium der subklinischen Hypothyreose eine gestörte systolische Funktion des Herzens, eine gestörte linksventrikuläre diastolische Funktion in Ruhe und unter Belastung sowie eine gestörte endotheliale Funktion. Die Frage, ob und welche Patienten mit einer subklinischen Hypothyreose von einer Schilddrüsenhormontherapie profitieren, ist noch Gegenstand von Diskussionen.

#### *2.2.2.9 Subklinische Hypothyreose im höheren Alter*

Es kann heute als gesichert gelten, dass eine subklinische Hypothyreose oder sogar ein relativer Mangel an Schilddrüsenhormonen bei älteren Patienten, besonders im Alter jenseits des 80. Lebensjahres, einen positiven Einfluss auf die Befindlichkeit, kognitive Funktionen und die körperliche Aktivität haben. Große Populationsstudien belegen, dass insgesamt das Morbiditäts- und Mortalitätsrisiko bei einem leichten Mangel an Schilddrüsenhormonen reduziert ist. Andererseits ist aber auch das kardiovaskuläre Risiko bei älteren Patienten mit einem leichten TSH-Mangel nicht erhöht, daher wird heute von einer Schilddrüsenhormonbehandlung der subklinischen Hypothyreose im höheren Alter abgeraten.

**Aufgrund der ubiquitären Wirkung von Schilddrüsenhormonen werden nahezu alle Organfunktionen durch eine Hypothyreose beeinträchtigt. Deshalb wird jede manifeste Hypothyreose behandelt. Die latente Hypothyreose muss in der Schwangerschaft behandelt werden, während ihre Therapie im hohen Alter nicht indiziert ist. Ansonsten kann eine latente Hypothyreose bei klinischer Symptomatik im Einzelfall behandelt werden.**

### 2.2.3 Autonomie

Die normale Schilddrüse besitzt bereits eine natürliche Heterogenität des Wachstums und der Funktion. Nicht nur die Wachstumsrate, sondern z. B. auch die Expression des Natrium-Iodid-Symporters an der basalen Membran der Follikelzelle variiert von Zelle zu Zelle und von Follikel zu Follikel. Auch zwischen dem Wachstum und der Funktion der Follikelzelle besteht keine Korrelation, d. h., einige Zellen haben ein höheres Wachstumspotenzial und eine gesteigerte Funktion („warmer" oder „heißer" Knoten) oder aber eine normale oder geringere Funktion („kalter" Knoten). In der Strumapathogenese verstärkt sich diese Heterogenität des Wachstums und der Funktion unter dem Einfluss von TSH und der verschiedenen autokrin und parakrin sezernierten Wachstumsfaktoren (vgl. Kapitel 2.1).

Unter den Bedingungen des Iodmangels verlieren im Verlauf der Zeit einige Zellen vollständig ihre TSH-Abhängigkeit. So entsteht eine sog. funktionelle Autonomie. Molekularbiologische Untersuchungen haben gezeigt, dass die funktionelle Autonomie von Follikelzellen durch Mutationen im TSH-Rezeptorgen oder in dem nachgeschalteten Gs-alpha-Gen verursacht sein kann, die zu einer konstitutionellen Aktivierung des TSH-Rezeptors führen, d. h., ohne Bindung eines Liganden, z. B. TSH, wird der Rezeptor permanent aktiviert und die Funktion der Follikelzelle gesteigert (Überfunktion). Diese funktionelle Autonomie ist nicht identisch mit einer Autonomie des Wachstums und damit der Knotenbildung. Beim sog. autonomen Adenom fallen eine Autonomie der Funktion und des Wachstums häufig zusammen; es entsteht ein hyperfunktioneller Knoten. Bei der multifokalen Autonomie kann sich die funktionelle Autonomie unabhängig von Knoten entwickeln oder auch gemeinsam mit einer Knotenbildung auftreten. Bei einer disseminierten Autonomie liegt eine diffuse funktionelle Autonomie vor, ohne dass in der Struma Knoten nachweisbar sein müssen.
Genomische TSH-Rezeptor-Mutationen führen zu einer funktionellen Autonomie aller Schilddrüsenzellen. Diese angeborene, familiäre Erkrankung zeigt ganz unterschiedliche klinische Ausprägungen, die von einer nur leichten latenten Hyperthyreose über schwere Hyperthyreosen mit und ohne sekundäre knotige Umwandlung einer Struma reichen können. Auch bei der gleichen Mutation kann innerhalb der Familie das Krankheitsbild sehr unterschiedlich sein.
Nicht bei allen Autonomien wurden bislang Mutationen nachgewiesen. Ursächlich für diese autonomen Bezirke könnten graduell unabhängige funktions- und wachstumsautonome Zellen sein, die bei hoher Zelldichte ebenfalls zu autonomen Bezirken auswachsen.

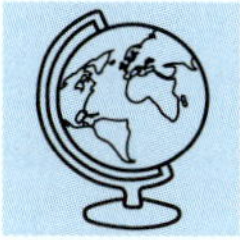

Die funktionelle Autonomie ist eine klassische Folgeerkrankung des Iodmangels. In Iodmangelgebieten liegt ihre Prävalenz bei über 60 %, während in Gebieten mit guter Iodversorgung unifokale Autonomien in weniger als 1 % vorkommen. Nach Einführung der Iodprophylaxe fiel in vielen Ländern die Autonomieprävalenz kontinuierlich ab. Auch in Deutschland ist in den nächsten Jahrzehnten mit einer ähnlichen Entwicklung zu rechnen.

Aufgrund der hohen Prävalenz von Schilddrüsenknoten und der Knotenstruma im höheren Lebensalter wird aber auch in den nächsten Jahren in Deutschland die funktionelle Autonomie noch ein klinisch relevantes Krankheitsbild bleiben. Da in diesen Altersstufen ein erhöhter Bedarf an radiologischen Untersuchungen mit iodhaltigem Kontrastmittel und dadurch eine erhöhte Gefahr einer iodinduzierten Hyperthyreose besteht, ist bei Patienten in diesem Alter mit kardiovaskulärer Komorbidität die Diagnostik der Autonomie von großer Bedeutung.

**Die Autonomie ist eine klassische Iodmangelbedingte Folgeerkrankung, die mit Verbesserung der Iodversorgung seltener wird.**

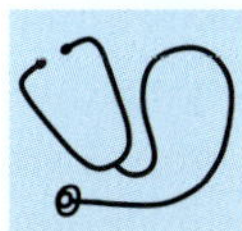

Die Diagnostik der Autonomie ist Domäne der Szintigraphie mit Quantifizierung des thyreoidalen Uptakes. Eine vermehrte Speicherung von Tc-99m-Pertechnetat bei noch nachweisbarer Speicherung des umliegenden Schilddrüsengewebes wird als sog. „warmer" Knoten bezeichnet, während bei alleiniger Speicherung im autonomen Areal von einem „heißen" Knoten gesprochen wird. Der Beweis oder Ausschluss einer funktionellen Autonomie erfolgt im Suppressionsszintigramm nach vorheriger Gabe von Schilddrüsenhormonen (vgl. Kapitel 3.3.4).

Das Volumen des autonomen Gewebes, aber auch das Ausmaß der Hyperfunktion definiert im Regelkreis die Suppression von TSH und damit auch des umliegenden Gewebes. Eine peripher euthyreote Stoffwechsellage bleibt so lange erhalten, bis die Schilddrüsenhormonproduktion des autonomen Gewebes das Quantum der Hormonproduktion der gesamten Schilddrüse nicht überschreitet. Erst dann entwickeln sich graduell eine subklinische und dann eine manifeste Hyperthyreose. Das erklärt auch, warum ein niedrig normales TSH das Vorliegen einer funktionellen Autonomie nicht ausschließt. In Iodmangelgebieten kann sogar mehr als die Hälfte aller Patienten mit einer Knotenstruma eine funktionelle Autonomie aufweisen, ohne dass sich dies am TSH-Spiegel und den peripheren Schilddrüsenhormonwerten erkennen lässt. Die Darstellung der Schilddrüsenperfusion in der Farbdopplersonographie lässt keine sicheren Rückschlüsse auf funktionelle Autonomien zu.

Aufgrund dieser Zusammenhänge wird immer wieder gefordert, bei einer Knotenstruma zur Sonographie zusätzlich immer auch eine quantitativ ausgewertete Szintigraphie durchzuführen. Da aber die Knotenstrumen immer kleiner werden, sich mit der Verbesserung der Iodversorgung auch immer weniger funktionelle Autonomien entwickeln und in zunehmender Häufigkeit Knoten in einer normal großen Schilddrüse nachweisbar sind, wird sich die Forderung nach einer grundsätzlichen Szintigraphie bei jedem Knotennachweis in Zukunft relativieren.

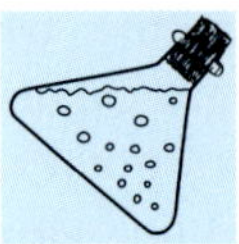

Zum Ausschluss oder Nachweis einer latenten oder manifesten Hyperthyreose ist die Bestimmung von TSH und der freien Schilddrüsenhormone erforderlich. Zur differenzialdiagnostischen Abklärung einer disseminierten Autonomie zu einem Morbus Basedow ist auch die Messung von TSH-Rezeptor-Antikörpern indiziert.

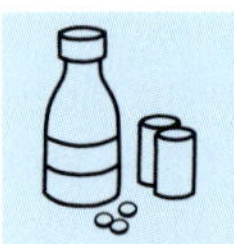

Bei einer Autonomie ist grundsätzlich eine definitive Therapie anzustreben. Eine thyreostatische Therapie kann zur Überbrückung bis zur Durchführung einer Radioiodtherapie oder einer Operation notwendig sein. Zum Zeitpunkt der Durchführung einer Radioiodtherapie sollte die Dosierung der thyreostatischen Medikation möglichst niedrig sein, um die Aufnahme und Speicherung von Radioiod in den autonomen Bezirken nicht zu behindern. Eine thyreostatische Therapie als Dauerbehandlung ist bei geriatrischen Patienten möglich, bei denen eine Operation kontraindiziert ist und im Einzelfall auch eine Radioiodtherapie kaum durchführbar ist. Bei Patienten aus Pflegeheimen, bei denen die regelmäßige Kontrolle der Schilddrüsenparameter nicht immer gewährleistet wird, ist nach Behandlungen der manifesten Hyperthyreose eine Dauermedikation mit z. B. 5 mg Thiamazol möglich, die zu einer Anhebung des TSH-Spiegels in den unteren Normbereich führt und nicht die Gefahr der Entwicklung einer Hypothyreose in sich birgt.

Indikation für die Durchführung einer Radioiodtherapie mit 131-Iodid sind vor allem das autonome Adenom, fokale Autonomien in kleinen bis mittelgroßen Knotenstrumen und ggf. in Rezidivstrumen, während sehr große Knotenstrumen und der Verdacht auf das Vorliegen maligner Knoten Indikationen für eine Operation darstellen.

**Umschriebene Autonomien werden mittels Radioiodtherapie behandelt, während sehr große autonome Knotenstrumen eine Domäne der Chirurgie sind. Wenn nötig, werden die Patienten mit Hyperthyreose bis zur ablativen Therapie thyreostatisch behandelt. Bei geriatrischen Patienten ist auch eine Dauertherapie mit Thyreostatika eine Option.**

### 2.2.4 Iodinduzierte Hyperthyreose

Die Schilddrüse hat aufgrund ihrer Autoregulation zum Teil die Möglichkeit, einem Iodexzess, z. B. im Rahmen einer Zufuhr von iodhaltigem Röntgenkontrastmittel, zu begegnen. Zum einen wird durch den Wolff-Chaikoff-Effekt bei einem Iodexzess die Schilddrüsenperoxidase und damit die Schilddrüsenhormonsynthese blockiert. Zum anderen wird durch eine vermehrte Iodaufnahme der Natrium-Iodid-Symporter gehemmt, so dass Iodid nicht mehr aktiv in die Schilddrüse transportiert werden kann.

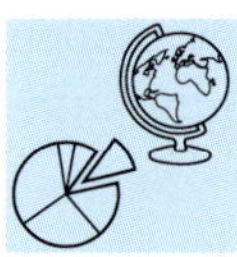

Eine iodinduzierte Hyperthyreose entwickelt sich am ehesten in Iodmangelgebieten bei funktioneller Autonomie und seltener bei einem Morbus Basedow. Aufgrund der in Deutschland geübten Praxis der Bestimmung von TSH vor der Durchführung einer Untersuchung mit iodhaltigen Kontrastmitteln und der präventiven Gabe von Perchlorat bei erniedrigtem TSH-Spiegel und ggf. zusätzlicher Gabe von Thiamazol, wird eine iodinduzierte Hyperthyreose seltener beobachtet.

Häufiger kommt eine iodinduzierte Hyperthyreose bei Behandlung mit dem Antiarrhythmikum Amiodaron vor. Vor Einsatz dieses Medikamentes, das zu 37 % aus organisch gebundenem Iod besteht, muss der TSH-Wert zum Ausschluss einer latenten oder manifesten Hyperthyreose bestimmt werden. Allerdings schließt, wie in Kapitel 2.2.3 beschrieben, ein niedrig normales TSH das Vorliegen einer relevanten Schilddrüsenautonomie nicht aus. Da Amiodaron vorwiegend bei älteren Patienten mit kardialen Erkrankungen eingesetzt wird, liegt bei diesen Patienten mit einer iodinduzierten Hyperthyreose meist eine funktionelle Autonomie vor. Die durch Amiodaron ebenfalls induzierte Thyreoiditis wird in Kapitel 2.2.3 behandelt.

Bei der funktionellen Autonomie, aber auch bei der Immunhyperthyreose, funktioniert die Autoregulation der Schilddrüse nicht mehr bzw. nur eingeschränkt, da im Fall der Autonomie, z. B. stimulierende TSH-Rezeptor-Mutationen oder im Fall eines Morbus Basedow TSH-Rezeptor-Antikörper zu einer autonomen Stimulation der Follikelzellen und so zu einer vermehrten Stimulation der Schilddrüsenhormonsynthese führen.
Bei Amiodaron-induzierter Hyperthyreose kommt hinzu, dass diese Substanz sehr lipophil ist, eine Eliminationshalbwertszeit von ca. 60 Tagen hat und eine ständige Umverteilung des frei werdenden Iodidanteils vom Fettgewebe in die Schilddrüse stattfindet. Daraus resultiert eine permanente Zufuhr von Iodid als Substrat für die Schilddrüsenhormonsynthese einer hyperfunktionellen Follikelzelle.

**Eine iodinduzierte Hyperthyreose tritt nach Iodexzess am häufigsten bei Autonomien, seltener bei einem Morbus Basedow auf. Als Iodidquelle ist das Antiarrhythmikum Amiodaron von Bedeutung.**

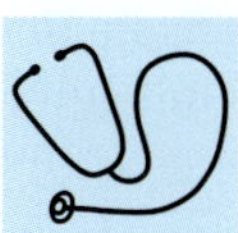

Bei der Diagnose einer iodinduzierten Hyperthyreose ist die Anamnese wesentlich. Vorausgegangene Kontrastmittelapplikation oder eine Amiodarontherapie, auch wenn sie schon vor einigen Monaten beendet wurde, sowie die großflächige Anwendung von iodhaltigen Desinfektionsmitteln und Spülungen mit iodhaltigen Substanzen sind wegweisend.
Ferner besteht bei den überwiegend älteren Patienten sehr häufig seit Jahren eine Knotenstruma. Die Symptomatik einer Hyperthyreose kann mono- oder oligosymptomatisch sein (vgl. Kapitel 2.2.1). Im Vordergrund stehen meistens Herzrhythmusstörungen, typischerweise eine absolute Arrhythmie, eine Verschlechterung einer vorbestehenden Herzinsuffizienz oder akute Symptome einer koronaren Herzkrankheit.

Laborchemisch finden sich ein supprimiertes TSH und eine Erhöhung von fT3 und fT4, wobei aufgrund des erhöhten Iodangebots der fT4-Spiegel oft besonders hoch ist (4 Iodatome). Die Bestimmung der Iodausscheidung im Urin ist in der Regel unnötig. Eine Schilddrüsenszintigraphie wird bei eindeutiger Anamnese nicht durchgeführt. Aufgrund des Iodexzesses besteht eine Blockierung des Tracer-Uptakes. Sofern ein Morbus Basedow vorliegt, ist der Nachweis von TSH-Rezeptor-Antikörpern relevant. Anhand der Dopplersonographie kann eine Typ-I-Hyperthyreose (vermehrte Vaskularisierung) von einer Typ-II-Hyperthyreose mit thyreoiditischer Destruktion (verminderte Durchblutung) durch Amiodaron differenziert werden.
Sonographisch findet sich eine Knotenstruma bei der Autonomie und eine diffuse, überwiegend echoarme Struma beim Morbus Basedow.

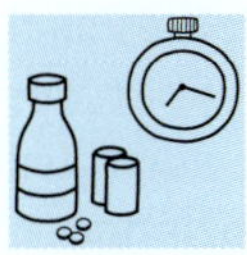

Der klinische Verlauf entspricht dem einer üblichen Hyperthyreose mit einer klinischen Ausprägung, die sich von einer leichten Hyperthyreose bis hin zu einer thyreotoxischen Krise entwickeln kann. Deshalb bleibt die präventive Gabe von 900 bis 1200 mg Perchlorat pro Tag (3-mal 15 bis 20 Tropfen Irenat®) vor Gabe von iodhaltigem Kontrastmittel von großer Bedeutung.

Die Therapie der iodinduzierten Hyperthyreose erfolgt mit Thiamazol 40 bis 80 mg pro Tag und im Einzelfall sogar bis zu 100 mg pro Tag. Bei Amiodaron-induzierter Hyperthyreose wird zusätzlich Perchlorat in einer Dosierung von 3 x 20 Tropfen pro Tag gegeben, um die Umverteilung des Iodid-

anteils des aus dem Fettgewebe freigesetzten Amiodarons in die Schilddrüse zu verhindern.
Unter stationären Bedingungen ist auch die Gabe des aus der Psychiatrie bekannten Lithiums möglich, das die Freisetzung von Schilddrüsenhormonen durch Hemmung der Proteolyse vermindert.

Bei einer sehr schweren Hyperthyreose und der Gefahr der Entwicklung einer thyreotoxischen Krise besteht die Indikation zu einer frühzeitigen Thyreoidektomie. Dieser operative Eingriff ist gerade bei sehr alten, kardial gefährdeten Patienten häufig risikoärmer als eine persistierende schwere Hyperthyreose. Der Eingriff sollte jedoch nur in einem Zentrum bzw. von einem erfahrenen Team aus Anästhesisten und Operateuren durchgeführt werden.

**Die Behandlung der iodinduzierten Hyperthyreose erfolgt thyreostatisch, wobei die Dosis dem Schweregrad der Hyperthyreose angepasst wird. Bei Amiodaron-induzierter Hyperthyreose wird zusätzlich Perchlorat verordnet. Als ultima ratio bei sehr schwerer Hyperthyreose kann eine Thyreoidektomie indiziert sein.**

## 2.2.5 Immunthyreopathien

Der Morbus Basedow und die Hashimoto-Thyreoiditis sind die häufigsten Autoimmunerkrankungen der Schilddrüse. Nosologisch handelt es sich zwar um unterschiedliche Entitäten, aber sowohl hinsichtlich der Pathogenese als auch des klinischen Verlaufs gibt es enge Assoziationen zwischen beiden Erkrankungen. Patienten können zunächst eine Hashimoto-Thyreoiditis mit positiven Antikörpern gegen die thyreoidale Peroxidase (TPO) und/oder gegen Thyreoglobulin entwickeln und klinisch eine Hypothyreose und dann im Verlauf TSH-Rezeptor-Antikörper entwickeln und klinisch eine Hyperthyreose entsprechend dem Bild eines Morbus Basedow. Umgekehrt kann auch ein Morbus Basedow sekundär in eine Hashimoto-Thyreoiditis übergehen. Vom Morbus Basedow ist die sog. Hashitoxikose zu unterscheiden, ein transientes Frühstadium einer Hashimoto-Thyreoiditis (2.2.5.2), bei der es durch Gewebsdestruktion im Rahmen des immunogenen Prozesses zur Freisetzung von Hormonen und konsekutiv zu einer transienten Hyperthyreose kommt.

### *2.2.5.1 Morbus Basedow*

Dem Morbus Basedow liegt eine Autoimmunerkrankung zugrunde, die an der Schilddrüse zu einer Hyperthyreose und an den Augen und im Bindegewebe zu den typischen Krankheitserscheinungen (siehe unten) führen. Der Merseburger Arzt Basedow (1799-1854) berichtete erstmals in Deutschland über diese Erkrankung, die durch Hyperthyreose, Exophthalmus und Struma charakterisiert ist und später nach ihm benannt wurde (Merseburg Trias). Die Erkrankung wurde aber zuerst von Caleb Parry (1755-1822) und später von dem irischen Arzt Robert Graves beschrieben, weshalb in der englischsprachigen Literatur diese Form der Hyperthyreose als Graves' Disease bezeichnet wird.
Der Morbus Basedow ist charakterisiert durch eine Struma, eine Hyperthyreose, in den meisten Fällen eine endokrine Orbitopathie und gelegentlich durch ein prätibiales Myxödem (eine Schwellung im Bereich des Unterschenkels und im Bereich des Fußrückens, die auf Einlagerung von Glykosaminglykanen und eine Aktivierung von Fibroblasten zurückzuführen ist) und selten durch eine Akropachie (Auftreibung der Fingerendglieder).
Im Vordergrund der Diagnostik und Therapie dieser Erkrankung steht einerseits die Hyperthyreose mit ihren Auswirkungen auf die Organfunktionen und andererseits die Veränderungen an extrathyroidalen Organen und Geweben, insbesondere die endokrine Orbitopathie.

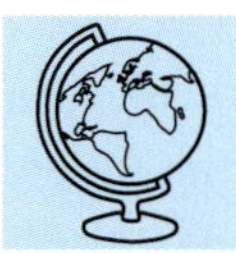

Nach der Autonomie ist der Morbus Basedow in Deutschland mit einer Prävalenz von 0,5 bis 2% die zweithäufigste Ursache einer Hyperthyreose. Die jährliche Inzidenz liegt bei etwa 40 bis 60 Erkrankungen pro 100.000 Einwohner, wobei Frauen 5-mal häufiger betroffen sind. Bei Kindern und Jugendlichen ist sie die häufigste Ursache einer Hyperthyreose. In Regionen mit guter Iodversorgung ist sie die absolut häufigste Ursache einer Hyperthyreose, so dass auch in Deutschland bei Rückgang der Autonomien der

Morbus Basedow in der nächsten Dekade die häufigste Erkrankung werden dürfte, die zu einer Hyperthyreose führt.

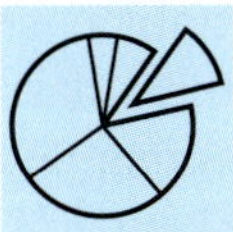

Charakteristisch für alle Autoimmunerkrankungen der Schilddrüse sind Veränderungen der humoralen und der zellulären Immunreaktivität. Entscheidend für den Morbus Basedow sind stimulierende Antikörper, die an den TSH-Rezeptor binden und die Follikelzelle stimulieren und so zu einer Hyperthyreose führen. Ferner sind TSH-Rezeptor-Antikörper beschrieben, die an den Rezeptor binden, TSH vom Rezeptor verdrängen, aber keine Funktionssteigerung induzieren, sowie hemmende Antikörper, die die Schilddrüsenfunktion unterdrücken.

Im Verlauf eines Morbus Basedow können sich aus stimulierenden TSH-Rezeptor-Antikörpern, die eine Hyperthyreose hervorrufen, unter Therapie funktionslos bindende oder hemmende Antikörper entwickeln und das klinische Bild beeinflussen. In der Routinediagnostik werden alle an den TSH-Rezeptor bindenden Antikörper gemessen; neue Assays erlauben jedoch auch eine Differenzierung der Antikörper hinsichtlich ihrer Funktion.

Typisch für den Morbus Basedow sind ferner Antikörper gegen die thyreoidale Peroxidase (TPO), die bei etwa 80 % der Patienten nachweisbar sind, und Antikörper gegen Thyreoglobulin (TG), die bei etwa der Hälfte der Patienten positiv sind. Anti-TPO- und Anti-TG-Antikörper sind auch bei Hashimoto-Thyreoiditis nachweisbar.

Weiterhin sind Antikörper gegen den Natrium-Iodid-Symporter bekannt, die jedoch keinerlei klinische Bedeutung haben, sowie Antikörper gegen die Augenmuskulatur und Orbitafibroblasten, die bei der endokrinen Orbitopathie nachweisbar sind – aber in der Routine-Diagnostik nicht gemessen werden.

Die Immunpathogenese des Morbus Basedow ist sehr komplex. Zum einen kommt es zu einer Persistenz autoreaktiver T-Zellen, die gegen körpereigene Proteine gerichtet sind, es kommt zu einer Exposition des Immunsystems gegenüber intrazellulären Schilddrüsenantigenen, die z. B. im Rahmen von Entzündungen frei werden, zu einer Verminderung der T-Suppressor-Zellen sowie zu einer Fehlsteuerung durch sog. kreuzreaktive Epitope. Dabei handelt es sich um Bindungsstellen für T-Zellen, die z. B. von bakteriellen Proteinen, die Ähnlichkeit mit Schilddrüsenantigenen aufweisen, vom Immunsystem nicht differenziert werden können (sog. molekulare Mimikry).

Andere immunologische Effekte beziehen sich auf die Expression von HLA-Molekülen auf der Oberfläche der Schilddrüsenzellen. Mutierte T- oder B-Zell-Klone, eine Aktivierung von T-Zellen durch polyklonale Stimuli oder eine Stimulation der Schilddrüse durch Zytokine führen dazu, dass auf der Schilddrüsenzelle HLA-Klasse II-Moleküle exprimiert werden, die es möglich machen, dass Schilddrüsenantigene, wie z. B. der TSH-Rezeptor, aktivierten T-Zellen präsentiert werden und so komplexe immunologische Kaskaden aktivieren.

Tab. 12
Alter, Geschlecht, Familienanamnese und Klinik von 536 Patienten mit Morbus Basedow (nach Allahabadia et al. 2000)

| | | |
|---|---|---|
| **Alter** | Durchschnitt | 36,1 + 0,5 Jahre |
| | Patienten < 40 Jahre | 349 (65,1 %) |
| | Patienten > 40 Jahre | 187 (34,9 %) |
| **Geschlecht** | **Frauen** | 444 (82,8 %) |
| | Männer | 92 (17,2 %) |
| **Familienanamnese** | **positiv** | 224 (41,8 %) |
| | negativ | 286 (53,3 %) |
| | nicht bekannt | 26 (4,9 %) |
| **Diffuse Struma** | **keine/kleine** | 380 (70,9 %) |
| | mittel/groß | 156 (29,1 %) |
| **Orbitopathie** | positiv | 216 (40,3 %) |
| | **negativ** | 320 (59,7 %) |

Ein stark vereinfachtes Konzept zur Erklärung der Entstehung des Morbus Basedow nach Weetman ist in Abb. 5 (*Pathogenese des Morbus Basedow*) auf dem Farbbogen dargestellt: Ausgangspunkt für den klinischen Nachweis bei Hyperthyreose sind stimulierende TSH-Rezeptor-Antikörper, die den TSH-Rezeptor anregen und so eine vermehrte Produktion von Schilddrüsenhormonen hervorrufen. Der Immunprozess wird durch Entzündungszellen hervorgerufen, die Zytokine produzieren, wie z. B. Interleukin-1, Tumornekrosefaktor-alpha und Interferon. Diese induzieren die Expression von Adhäsionsmolekülen, wie z. B. CD-54, sowie von regulatorisch wirksamen Molekülen, wie z. B. CD-40, und von HLA-Klasse-II-Molekülen, die in Folge zu einer lokalen Entzündung führen. Diese Zytokine stimulieren auch die Produktion von Zytokinen durch die Schilddrüsenzelle selbst, was den Autoimmunprozess weiter unterhält.

Für die Klinik und besonders für die Therapie relevant ist das pharmakologische Konzept, dass Thyreostatika die Synthese von Zytokinen in der Schilddrüse reduzieren, was zu einer verminderten Produktion von TSH-Rezeptor-stimulierenden-Antikörpern führt. Dieser immunregulatorische Effekt der Thyreostatika ist wahrscheinlich auch dafür verantwortlich, dass bis zur Hälfte aller Patienten unter Therapie des Morbus Basedow eine Remission entwickeln.

### *Genetische Faktoren, Rauchen und Psyche*

Epidemiologische Studien haben schon früh gezeigt, dass der Morbus Basedow in bestimmten Familien gehäuft vorkommt. Auch in Zwillingsstudien wurde nachgewiesen, dass eine genetische Disposition ein bestimmender Faktor in der Pathogenese des Morbus Basedow ist. Insbesondere besteht eine deutliche Assoziation zum HLA-Histokompatibilitätssystem. Ferner gibt es Verbindungen mit bestimmten Polymorphismen zytotoxischer Lymphozytenantigene.
Die bis zu 5-fach höhere Inzidenz und Prävalenz eines Morbus Basedow bei Frauen wird auf eine

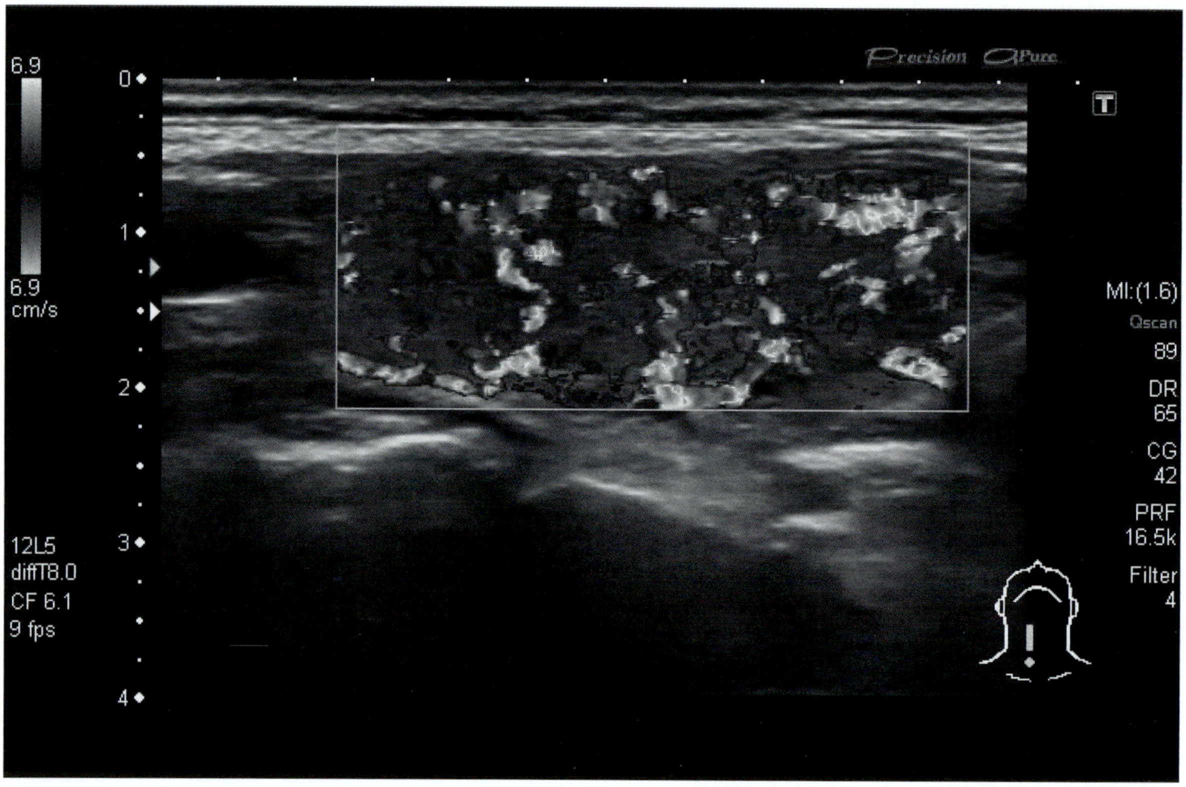


Abb. 12
Vermehrte Vaskularisierung („vaskuläres Inferno") der Schilddrüse bei Morbus Basedow

immunmodulierende Wirkung von Östrogenen zurückgeführt.

Eine negativ immunmodulierende Wirkung hat das Rauchen, das als anerkannter Risikofaktor für den Morbus Basedow und für andere Autoimmunerkrankungen gilt und einen wesentlichen Risikofaktor für die Entwicklung einer endokrinen Orbitopathie darstellt.

Mehr kasuistisch belegt als systematisch untersucht ist auch die Bedeutung psychischer Faktoren als Auslöser eines Morbus Basedow. Insbesondere Stressbelastungen sowie Trennungs- und Verlusterlebnisse sollen bei entsprechender genetischer Disposition für die Entstehung dieser Erkrankung von Bedeutung sein. Dass psychische Faktoren einen Einfluss auf das Immunsystem haben und auch den Ausbruch einer Immunerkrankung induzieren können, ist in der psycho- und neuroimmunologischen Forschung belegt.

Als weiterer pathogenetischer Faktor wird die Iodidaufnahme diskutiert. Sowohl klinische als auch epidemiologische Studien haben gezeigt, dass eine verbesserte Iodversorgung zu einer Zunahme von Schilddrüsenautoantikörpern führt, so dass davon auszugehen ist, dass Iodid mit diesem spezifischen Immunprozess interagiert.

Das klinische Bild des Morbus Basedow wird einerseits durch die Hyperthyreose und andererseits durch die durch den Immunprozess bedingten Organmanifestationen gekennzeichnet. Dies sind in erster Linie die endokrine Orbitopathie und seltener ein prätibiales Myxödem und eine Akropachie. Die Schilddrüse ist beim Morbus Basedow meist nur mäßig vergrößert; nur bei etwa einem Drittel der Patienten findet sich eine mittelgroße bis große Struma (siehe Tabelle 12).

Da der Morbus Basedow überwiegend in jüngeren oder in mittleren Lebensjahren auftritt, ist die Symptomatik einer Hyperthyreose in der Regel ausgeprägter (vgl. Kapitel 2.2.1.1). Typische Symptome sind Nervosität, Unruhe, Schlafstörungen, starkes Schwitzen, Palpitationen, Gewichtsverlust, Diarrhöen, Müdigkeit und Schwäche. Unter den typischen klinischen Befunden finden sich supraventrikuläre Tachykardien insbesondere in Form des Vorhofflimmerns, Haarausfall, eine warme und feuchte Haut und ein feinschlägiger Tremor.

Pathognomonische Befunde sind die endokrine Orbitopathie und das (seltenere) prätibiale Myxödem, das durch Einlagerung von Glukosaminglykanen, lymphozytären Infiltraten und eine Aktivierung von Fibroblasten gekennzeichnet ist und im Frühstadium der Inflammation unter Corticoidtherapie häufig reversibel ist. Die Akropachie, eine Auftreibung der Fingerendglieder, ist eher selten. Die typischen Befunde einer Struma, einer Tachykardie und einer ein- oder beidseitigen endokrinen Orbitopathie werden als die Merseburger Trias bezeichnet.

Zwischen einem Morbus Basedow und einer Hashimoto-Thyreoiditis gibt es Übergangsformen, und auch im Verlauf kann eine Erkrankung in die andere übergehen. Ob es einen primär hypothyreoten Morbus Basedow gibt oder dies doch eher eine Form der Hashimoto-Thyreoditits darstellt, ist noch Gegenstand der Diskussion.

Ein Morbus Basedow, genauso wie eine Hashimoto-Thyreoiditis, können gemeinsam mit anderen Autoimmunerkrankungen auftreten, wie einem Typ-I-Diabetes, einer Alopecia areata, einer perniziösen Anämie, einer Vitiligo, einer Myasthenia gravis, einer Autoimmunhepatitis oder verschiedenen Erkrankungen aus dem rheumatischen Formenkreis (*pluriglanduläre Autoimmunerkrankung*). Dabei können diese Erkrankungen zeitlich einer Immunthyreopathie vorausgehen oder auch erst Monate oder Jahre nach Manifestation der Thyreopathie auftreten.

Zum Nachweis einer Hyperthyreose werden der TSH-Wert und das freie T3 und T4 gemessen. Wenn eine endokrine Orbitopathie besteht, ist eine weitere Labordiagnostik nicht zwingend erforderlich. Andernfalls werden die TSH-Rezeptor-Antikörper und ggf. zusätzlich TPO-Antikörper gemessen.

Sonographisch zeigt sich beim Morbus Basedow meist eine diffuse Echoarmut (Abb. 12). In anderen Fällen findet sich nur eine partielle Echoarmut der Schilddrüse. Die Farbdopplersonographie zeigt das typische Bild einer diffusen Hypervaskularisierung, die als „vaskuläres Inferno“ bezeichnet wird. In einigen Fällen liegen umschriebene Schilddrüsenknoten vor.

Für die reine Diagnostik des Morbus Basedow ist eine Szintigraphie nicht erforderlich, sie kann dann zum Einsatz kommen, wenn nicht klar zwischen einem Morbus Basedow und einer Thyreoiditis mit „Zerfallshyperthyreose“ differenziert werden kann. Typischerweise findet sich beim Morbus Basedow eine homogene und massiv erhöhte Tracerspeicherung in der Schilddrüse.

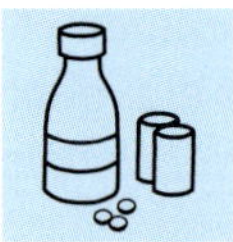

In der Behandlung des Morbus Basedow wird eine medikamentöse Therapie mit Thyreostatika von einer ablativen Therapie (Operation oder Radioiodtherapie) unterschieden. Im Allgemeinen wird zur Behandlung der Hyperthyreose immer mit einer thyreostatischen Therapie begonnen. Selten sind Spontanremissionen der Erkrankung bei milder unbehandelter Hyperthyreose.
Die Therapie mit Thyreostatika dient in erster Linie dazu, die Synthese von Schilddrüsenhormonen zu hemmen. Darüber hinaus gibt es Hinweise, dass Thyreostatika auch eine immunsuppressive bzw. immunmodulierende Wirkung haben könnten. Allerdings wird auch die Gegenposition vertreten, dass eine Ausheilung des Morbus Basedow ausschließlich auf eine Spontanremission zurückzuführen ist.
Die thyreostatische Therapie erfolgt mit Thioharnstoff-Derivaten (Thiamazol, Carbimazol oder Propylthiouracil). In seltenen Fällen kann auch eine Therapie mit Perchlorat indiziert sein (siehe unten). Die Thioharnstoff-Derivate hemmen die Schilddrüsenperoxidase und auf diese Weise die Schilddrüsenhormonsynthese. Propylthiouracil wird darüber hinaus eine hemmende Wirkung auf die Deiodierung von T4 nach T3 nachgesagt, die zu einer schnelleren Verminderung des T3-Spiegels führt, aber wahrscheinlich klinisch nicht relevant ist. Carbimazol wird als Pro-Drug im Organismus in den aktiven Metaboliten Methimazol (Thiamazol) umgewandelt. Dies hat den Nachteil, dass ein ausreichender Methimazol-Spiegel erst verzögert nach einer Woche erreicht wird.

In Deutschland werden zur Behandlung der Hyperthyreose Thiamazol oder Carbimazol gegenüber Propylthiouracil bevorzugt, da Thiamazol und Carbimazol aufgrund ihrer längeren Halbwertszeit nur 2-mal täglich, bei leichter Hyperthyreose sogar nur 1-mal am Tag, eingenommen werden müssen. Propylthiouracil muss aufgrund seiner kurzen Halbwertszeit dagegen 3-mal am Tag eingenommen werden. Eine besondere Situation stellt die Schwangerschaft dar, in der im ersten Trimester Propylthiouracil bevorzugt wird (vgl. Kapitel 2.3).

Wenn Thioharnstoff-Derivate aufgrund schwerwiegender Nebenwirkungen nicht verordnet werden können bzw. abgesetzt werden müssen, folgt gelegentlich eine Behandlung mit Perchlorat. Perchlorat hemmt den Natrium-Iodid-Symporter und wirkt deshalb erst verzögert über eine Iodverarmung der Schilddrüse. Als schwerwiegende Nebenwirkung wird eine Agranulozytose beschrieben. Die Behandlung mit Perchlorat gehört in die Hand eines ausgewiesenen Experten.

Hinsichtlich der Dosierung von Thiamazol, Carbimazol bzw. Propylthiouracil wird auf das Kapitel 4.1.3 verwiesen. Die Initialdosis für Thiamazol liegt in der Regel zwischen 10 und 30 mg pro Tag, für Carbimazol zwischen 15 und 30 mg pro Tag und für Propylthiouracil zwischen 50 und 300 mg pro Tag. Unter thyreostatischer Therapie kann es häufiger zu leichten Nebenwirkungen wie dem Auftreten eines Exanthems oder Arthralgien kommen. Zu den schwerwiegenden Nebenwirkungen gehören eine Agranulozytose, eine Thrombozytopenie und schwere Hepatopathien (vgl. Kapitel 4.1.3.2). Schwerwiegende Nebenwirkungen wie z. B. die Agranulozytose sollten in einem hämatologisch-onkologischen Zentrum eines Krankenhauses behandelt werden. Auch akute Hepatopathien, die im Einzelfall tödlich verlaufen können, sollten stationär behandelt werden.

Da die Nebenwirkungen der Thyreostatika dosisabhängig sind, sollte mit möglichst niedrigen Dosen, z. B. Thiamazol 10 mg, begonnen werden. Bei einer schweren Hyperthyreose sind auch höhere Dosen von 20 bis 40 oder 60 mg erforderlich, die aber mit zunehmender Normalisierung der peripheren Schilddrüsenhormonspiegel schon nach wenigen Wochen schrittweise reduziert werden sollten. Nur die iodinduzierte Hyperthyreose (2.2.4) erfordert gelegentlich noch höhere Thyreostatika-Dosen.

Eine symptomatische Therapie der Hyperthyreose erfolgt besonders bei Tachykardien und Herzrhythmusstörungen durch Gabe eines Betablockers. Früher erfolgte oft die Gabe von Propranolol, das eine geringe Hemmung der Konversion von T4 nach T3 verursacht. Grundsätzlich ist aber jeder Betablocker (unter Berücksichtigung der Kontraindikationen) für die symptomatische Therapie der Hyperthyreose geeignet.

*Verlauf, Remission und Rezidiv*

Bis zu 40 % der Patienten erreichen unter einer thyreostatischen Therapie nach 12- bis 18-monatiger Behandlungsdauer eine Remission. Eine weitere Behandlung über diesen Zeitraum hinaus ist zwar möglich, aber die Wahrscheinlichkeit einer Remission wird dann immer geringer.

Nach Erreichen einer euthyreoten Stoffwechsellage besteht die Möglichkeit, zusätzlich Levothyroxin zu geben und die Therapie mit dem Thyreostatikum in niedriger Dosierung fortzuführen (sog. Block- und Replace-Therapie). Diese Kombinationstherapie führt prinzipiell zu einer etwas stabileren Stoffwechsellage, die weniger Kontrollen erforderlich macht. Nachteil ist die Notwendigkeit höherer Thyreostatikadosen. In der Schwangerschaft ist eine solche Therapie aufgrund der höheren notwendigen Thyreostatikadosen und der unterschiedlichen Plazentagängigkeit kontraindiziert.

Obwohl schwerwiegende Nebenwirkungen der thyreostatischen Therapie am häufigsten in den ersten 3 bis 4 Monaten auftreten, sind auch im längeren Verlauf Blutbildkontrollen und Kontrollen der Leberwerte erforderlich.

Eine frühzeitige Beendigung einer thyreostatischen Therapie beim Morbus Basedow ist nicht sinnvoll, da sie zu einer hohen Rezidivrate führt.

Für eine Remission eines Morbus Basedow sprechen ein normales Schilddrüsenvolumen oder eine kleine Struma, eine weitgehende Normalisierung des Echomusters in der Sonographie mit normaler Vaskularisierung in der Farbdopplersonographie und niedrige bzw. nicht nachweisbare Antikörper gegen den TSH-Rezeptor. Wenn diese Kriterien erfüllt sind, ist im Einzelfall ein Auslassversuch der thyreostatischen Therapie auch schon vor Ablauf eines Jahres möglich und sinnvoll.

Wenn es nach einem Auslassversuch zu einem Hyperthyreoserezidiv kommt, wird zunächst die thyreostatische Therapie wieder aufgenommen und dann eine ablative Therapie (Operation oder Radioiodtherapie) geplant. Die Differenzialtherapie des Morbus Basedow ist in Tabelle 13 wiedergegeben.

*Operative Therapie*

Wesentliche Indikation für eine Operation (Thyreoidektomie) beim Morbus Basedow sind große Strumen, insbesondere Knotenstrumen (Marine-Lenhart-Syndrom) und malignitätsverdächtige Knoten in einer Struma. Strategie der Operation

Tab. 13
Differenzialtherapie des Morbus Basedow

| Thyreostatische Therapie | Operation | Radioiodtherapie |
|---|---|---|
| – Primärbehandlung der Hyperthyreose<br>– Passagere Behandlung der Rezidivhyperthyreose<br>– Schwangerschaft: im ersten Trimester Propylthiouracil, ab 2. Trimester Thiamazol. Keine Kombination mit Levothyroxin | – Hyperthyreose-Rezidiv nach thyreostatischer Therapie<br>– große Struma<br>– Knotenstruma<br>– geplante Schwangerschaft<br>– Malignomverdacht<br>– Wunsch des Patienten<br>– Ggf. bei endokriner Orbitopathie<br>– Im Rahmen der totalen thyreoidalen Ablation (TTA) | – Hyperthyreose-Rezidiv nach thyreostatischer Therapie:<br>• Struma < 40 ml<br>• keine Knoten mit Malignitätsverdacht<br>• Kontraindikation zur Operation<br>• Wunsch des Patienten<br>• (selten) bei endokriner Orbitopathie nur unter Corticoidbegleittherapie<br>– Im Rahmen der totalen thyreoidalen Ablation (TTA) |

ist die Entfernung des gesamten Gewebes (totale oder fast totale Thyreoidektomie), da die TSH-Rezeptor-Antikörper das Schilddrüsengewebe stimulieren und so die Immunhyperthyreose hervorrufen. Selten besteht die Indikation zu einer Operation wegen eines Rezidivs vor einer geplanten Schwangerschaft oder in der Schwangerschaft, da es in der Schwangerschaft aufgrund der veränderten Immunlage häufig zu einer Remission kommt.
Einige Chirurgen führen auch heute noch vor der Operation einer Basedow-Struma eine sog. Plummerung durch (Gabe von iodhaltiger Lugolscher Lösung), um die Schilddrüse zu blocken, die Durchblutung zu mindern und so optimale Voraussetzungen für die Operation zu schaffen.

Entsprechend der Halbwertszeit der Schilddrüsenhormone wird schon in den Tagen nach der Operation mit einer Levothyroxin-Substitutionstherapie begonnen. Diese Therapie muss etwa 4 bis 6 Wochen nach dem Eingriff durch die Bestimmung der Schilddrüsenhormone und des TSH-Spiegels überprüft werden.

Zum Ausschluss eines postoperativen Hypoparathyreoidismus ist das Serum-Calcium und zusätzlich das intakte Parathormon im Serum zu bestimmen. Die Therapie des Hypoparathyreoidismus erfolgt durch die 2- bis 3-mal tägliche Gabe von 500 bis 1000 mg Calcium. Zusätzlich erhält der Patient ein 1,25-Vitamin-D3-Präparat.

*Radioiodtherapie*
Ziel der Therapie mit Radioiod ist die definitive Therapie der Hyperthyreose. Im Allgemeinen werden dazu Dosierungen von 250 bis 300 Gy verwandt, die in bis zu 90 % der Fälle zu einer sicheren Beseitigung der Hyperthyreose führen.

Da die Radioiodtherapie erst mit einer gewissen Latenz zur Zerstörung des hyperthyreoten Gewebes führt, wird nach dieser Therapie die Thyreostatikatherapie zunächst für kurze Zeit weitergeführt und dann in eine Levothyroxinsubstitutionstherapie überführt.
Eine Radioiodtherapie wird in der Regel bei einer kleinen Basedow-Schilddrüse oder bei Kontraindikationen gegen eine Operation durchgeführt. Selbstverständlich ist in der Schwangerschaft eine Radioiodtherapie kontraindiziert. Bei einer endokrinen Orbitopathie erfolgt die Radioiodtherapie unter Corticoid-Begleitmedikation, da es ohne diese Therapie zu einer Verschlechterung der endokrinen Orbitopathie kommen kann.

**Die Primärtherapie der Basedow-Hyperthyreose erfolgt durch Gabe eines Thyreostatikums für 12-18 Monate. Bei einer großen Struma kann auch schon frühzeitig eine Operation geplant werden. Beim ersten bzw. spätestens beim zweiten Rezidiv unter thyreostatischer Therapie wird eine ablative Therapie (Operation, Radioiodtherapie) geplant.**

Tab. 14
NOSPECS-Score zur Beurteilung des Schweregrades der endokrinen Orbitopathie

| NOSPECS score | 0 | 1 | 2 | 3 |
|---|---|---|---|---|
| **Oberlidretraktion** | nein | ja | | |
| **Entzündung*** | nein | 1-4 | 5-8 | > 8 |
| **Exophthalmus** | | | | |
| **Hertel** | < 17 mm | 17-18 mm | 19-21 mm | ≥ 22 mm |
| **Seitendifferenz** | < 1,5 mm | 1,5-2 mm | 2,5-3,5 mm | ≥ 4 mm |
| **Motilitätsstörungen** | nein | | eingeschränkt<br>Aufblick > 20°<br>Abduktion > 35° | eingeschränkt<br>Aufblick ≤ 20°<br>Abduktion ≤ 35° |
| **Hornhautschädigung** | nein | ja | | |
| **Sehnervenkompression** | nein | | | ja |

*Entzündung: Lidödeme Oberlid 0-2, Lidödeme Unterlid 0-2, Bindehautinjektion 1, Chemosis 1, NOSPECS : N = no signs = keine EO, S = soft tissue = Entzündung, P = proptosis = Exophthalmus, E = extraocular muscles = Motilitätsstörungen, C = cornea = Hornhautbeteiligung, S = sight = Sehminderung durch Sehnervenkompression.

*Endokrine Orbitopathie*

Bei der endokrinen Orbitopathie liegt eine Entzündung des Bindegewebes der Augenhöhle vor, die in der Regel mit einem Morbus Basedow und in seltenen Fällen auch mit einer Hashimoto-Thyreoiditis assoziiert ist. Meistens sind bei einer endokrinen Orbitopathie TSH-Rezeptor-Antikörper nachweisbar. Bei der Mehrzahl aller Patienten mit einem Morbus Basedow bestehen – zumindest subklinisch – Veränderungen in der Orbita, die beim Einsatz entsprechender Methoden (vor allem MRT) nachgewiesen werden können. Schwere Verläufe treten in etwa 15 bis 20 % der Basedow-Patienten auf. Die endokrine Orbitopathie kann gleichzeitig mit dem Morbus Basedow oder bis zu mehrere Jahre vor oder nach Entwicklung der Hyperthyreose auftreten.

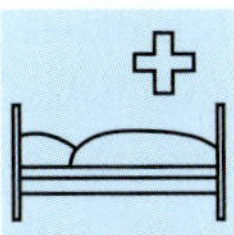

Typischerweise liegt bei der endokrinen Orbitopathie ein Exophthalmus vor, der durch Vermehrung des orbitalen Fettgewebes und Verdickung der extraokulären Muskeln bedingt ist. Durch Hervortreten der Augäpfel kommt es zu einer Vergrößerung der Lidspalte und zu einer Retraktion des Ober- und Unterlides. Typisch sind Entzündungsreaktionen mit Lidödem, einer Bindehautinjektion, einer Chemosis und einer Lidrötung. Charakterisch sind auch Augenbewegungsstörungen durch Schwellung und schließlich Fibrosierung der Augenmuskeln, die zu einer Schielstellung führen können. Zu erheblichen Beschwerden können auch Störungen der Benetzung des Auges führen. Sofortiger Handlungsbedarf besteht bei der in seltenen Fällen auftretenden Optikuskompression, die zu einer irreversiblen Schädigung mit Verminderung des Visus führen kann.

Die Einteilung des Schweregrades der endokrinen Orbitopathie erfolgt nach dem NOSPECS-Score wie in der Tabelle 14 dargestellt.

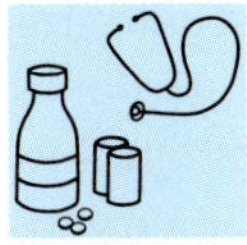

Neben der klinischen Untersuchung erfolgt in der Regel noch eine kernspintomographische Quantifizierung der Veränderungen der Orbitahöhle beidseits.

Für die Diagnose und für die Prognose ist die Bestimmung der TSH-Rezeptor-Antikörper (TRAK) maßgebend. Die Diagnostik und Therapie sollte immer in Kooperation zwischen einem erfahrenen Endokrinologen/Nuklearmediziner und einem erfahrenen Augenarzt bzw. in einem ausgewiesenen Zentrum erfolgen. Das Prinzip der Therapie bei florider entzündlicher endokriner Orbitopathie besteht in der intravenösen Gabe von Methylprednisolon 500 mg wöchentlich für 6 Wochen und dann 250 mg für weitere 6 Wochen. Daneben haben sich auch andere medikamentöse Therapieansätze, z.B. mit dem IGF1-Rezeptor-Inhibitor Teprotumumab als günstig für die Therapie der aktiven endokrinen Orbitopathie gezeigt. Diese und weitere Optionen, wie eine Orbitaspitzenbestrahlung, die Behandlung der Sicca-

Tab. 15
Autoimmune und nicht-autoimmune Thyreoiditiden

| Formen | Synonyme |
|---|---|
| **Autoimmunthyreoiditiden** | |
| Hashimito-Thyreoiditis | Chronische lymphozytäre Thyreoiditis |
| Atrophische Thyreoiditis | Atrophe Thyreoiditis |
| Postpartum-Thyreoiditis | |
| Silent-Thyreoiditis | Subakute lymphozytäre Thyreoiditis |
| Medikamentös induzierte Thyreoiditis | |
| **Nicht-autoimmune Thyreoiditiden** | |
| Thyreoiditis de Quervain | Subakute Thyreoiditis |
| Akute Thyreoiditis | Infektiöse Thyreoiditis |
| Riedel-Thyreoiditis | Fibröse Thyreoiditis |

Symptomatik, der Ausgleich von Doppelbildern durch Prismengläser und auch weitere adjuvante Maßnahmen, wie z. B. Botulinumtoxininjektionen, gehören in ein interdisziplinäres Therapiezentrum. Auch die operative Therapie der inaktiven endokrinen Orbitopathie sowie die akute Dekompressionsoperation sollten in einer spezialisierten Augenklinik erfolgen. Beim Prinzip der totalen thyreoidalen Ablation (TTA) wird nach der Thyreoidektomie noch eine ablative Radioiodtherapie durchgeführt, um möglichst alle Antigene, die eine Antikörperproduktion und damit Protrahierung der endokrinen Orbitopathie, begünstigen könnten, auszuschalten. Einige Studien haben gezeigt, dass eine Inaktivierung der endokrinen Orbitopathie dadurch schneller erreicht werden kann.

### *2.2.5.2 Autoimmunthyreoiditis*

Thyreoiditiden werden in autoimmune und nicht-autoimmune Formen unterteilt.
Zu den autoimmunen Formen einer Thyreoiditis gehört als häufigste Erkrankung die Hashimoto-Thyreoiditis, gefolgt von der atrophischen Thyreoiditis, die häufig das Endstadium einer Hashimoto-Thyreoiditis ist, aber auch Endstadium anderer autoimmuner und nicht-autoimmuner Formen sein kann. Nicht selten ist ferner die nach der Entbindung auftretende Postpartum-Thyreoiditis. Die Silent-Thyreoiditis wird dagegen relativ selten diagnostiziert.
Die nicht-autoimmunen Thyreoiditiden werden in Kapitel 2.2.5.3 beschrieben. Die häufigste dieser Formen ist die Thyreoiditis de Quervain. Sehr selten sind die infektiöse akute Thyreoiditis und die Riedel-Thyreoiditis.

#### Hashimoto-Thyreoiditis

Die bei weitem häufigste Form einer Thyreoiditis ist die Hashimoto-Thyreoiditis. Sie ist benannt nach Hashimoto, der 1912 im Rahmen seiner Tätigkeit im pathologischen Institut der Universität Göttingen eine Struma lymphomatosa beschrieb, die durch eine vergrößerte Schilddrüse mit lymphomatösen Infiltrationen in Verbindung mit einer Unterfunktion der Schilddrüse auftrat.
Eine Hashimoto-Thyreoiditis imponiert heute nur noch selten in der „klassischen" Form als Struma; in die Regel ist die Schildddrüse bei Diagnose normal groß oder sogar verkleinert. Kennzeichnend für diese Erkrankung sind lymphoplasmazelluläre Infiltrate in der gesamten Schilddrüse. Im Verlauf kommt es zu einer zunehmenden Destruktion des Organs, die klinisch über eine meist nicht erkannte transiente Hyperthyreose aufgrund der Freisetzung von Schilddrüsenhormonen aus dem Kolloid über eine Euthyreose zu einer Hypothyreose führt.

In der Bevölkerung weisen bis zu 10 % die für die Hashimoto-Thyreoiditis typischen Antikörper gegen die Schilddrüsenperoxidase (Anti-TPO-Antikörper) und etwas seltener auch Antikörper gegen Thyreoglobulin auf. Jenseits des 60. Lebensjahres steigt der Anteil positiver Antikörperbefunde noch weiter an, insbesondere bei Frauen.

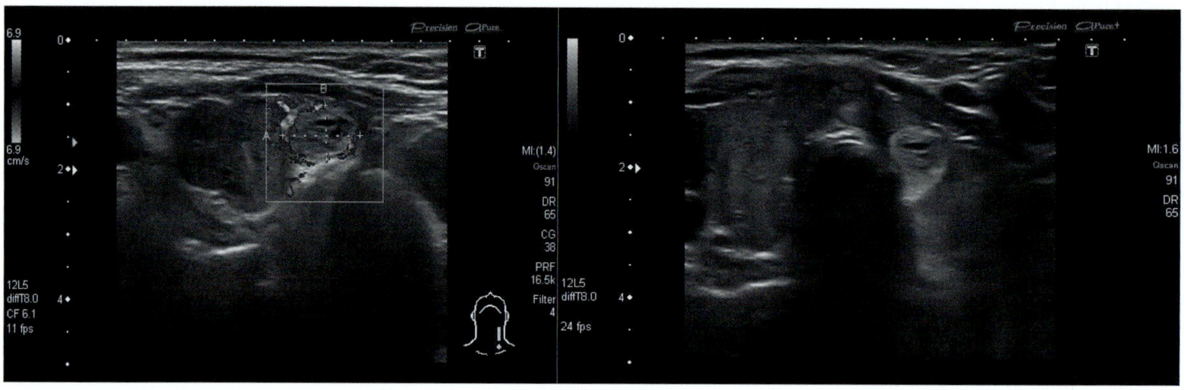

Abb. 13
Bild rechts: Flächenhafte, z. T. streifige Echoarmut der Schilddrüse bei Hashimoto-Thyreoiditis. Linker Lappen: Knoten mit Zyste und Randperfusion.
Bild links: Kleine atrophe Schilddrüse (atrophische Thyreoiditis).

Nach einer epidemiologischen Studie entwickeln etwa 2 bis 4 % aller Patienten mit TPO-Antikörpern pro Jahr eine Hypothyreose.

Die Hashimoto-Thyreoiditis weist hinsichtlich ihrer Immunpathogenese Ähnlichkeiten mit dem Morbus Basedow auf. Auch bei dieser Erkrankung kommt es zu einer Aktivierung der zellulären und humoralen Immunantwort. In Folge einer durch Zytokine induzierten Präsentation von Schilddrüsenantigenen, gleichzeitig mit HLA-Molekülen, kommt es zu einer Aktivierung von T-Zellen. Als ein Mechanismus der Immunpathogenese wird ferner auch die sog. molekulare Mimikry diskutiert, d. h. die Induktion eines Immunprozesses aufgrund einer Antigenähnlichkeit zwischen bakteriellen oder viralen Proteinen und Schilddrüsenproteinen.

Da überwiegend Frauen von einer Hashimoto-Thyreoiditis betroffen sind und nach einer Schwangerschaft die Inzidenz zunimmt, wird ferner diskutiert, dass fötale Zellen in die mütterliche Schilddrüse einwandern und es in der Folge zur Aktivierung von T- und von B-Zellen kommt. Durch die Differenzierung zu Plasmazellen wird die Bildung von TPO-Antikörpern induziert. Ferner kommt es zur Komplementbindung und zu zytotoxischen Reaktionen.

Die Destruktion der Schilddrüse scheint aber im Wesentlichen auf die Expression des sog. Fas-Gens, das zur Gruppe der Tumor-Nekrose-Faktorgenen gehört, zurückzuführen zu sein. Die Expression von Fas auf der Oberfläche der Schilddrüsenzelle führt konsekutiv zur Zelldestruktion. Normale Schilddrüsenzellen exprimieren hingegen kein Fas-Gen.

Wie bei allen Autoimmunerkrankungen liegt auch bei der Hashimoto-Thyreoiditis eine Assoziation mit verschiedenen Genen, insbesondere des HLA-Systems, vor. Als Umweltfaktor ist im Wesentlichen die Iodversorgung zu nennen: Je höher die tägliche Iodaufnahme ist, desto häufiger entwickelt sich eine Hashimoto-Thyreoiditis. Als weiterer Risikofaktor für eine Hashimoto-Thyreoiditis ist das Rauchen bekannt.

Entsprechend der Pathogenese wird eine hyperthyreote, eine euthyreote und eine hypothyreote Phase des Krankheitsverlaufes unterschieden. Die hyperthyreote Phase der Hashimoto-Thyreoiditis ist in der Regel transient und wird häufig nicht diagnostiziert. Da es zwischen einer Hashimoto-Thyreoiditis und einem Morbus Basedow auch Übergangsformen gibt, ist die Differenzierung zwischen beiden Krankheitsbildern gelegentlich nicht möglich, besonders dann, wenn bei einer Hashimoto-Thyreoiditis TSH-Rezeptor-Antikörper nachweisbar sind. In der hyperthyreoten Phase der Hashimoto-Thyreoiditis kommt es zu einer Erhöhung von fT3 und fT4 und konsekutiv zu einer TSH-Suppression. Hohe TPO-Antikörper-Werte finden sich bei mehr als 90 % der Patienten. Anti-Thyreoglobulin-Antikörper sind dagegen nur bei etwa 50 % der Patienten nachweisbar.

Im Verlauf über Monate oder Jahre entwickelt sich über eine euthyreote Form der Hashimoto-Thyreoiditis, die lediglich durch eine Erhöhung der Antikörper gekennzeichnet ist, eine subklinische oder latente und dann eine manifeste Hypothyreose. Die Höhe der Anti-TPO-Autoantikörper reflektiert die Aktivität des Immunprozesses, korreliert aber nicht immer mit dem Schweregrad der Hypothyreose.

Die typischen klinischen Symptome und Befunde, welche dann letztlich zur Diagnosestellung führen, sind Inappetenz, Müdigkeit, depressive Stimmung, Gewichtszunahme, Bradykardie und Neigung zur Obstipation. Die Symptome sind im Kapitel 2.2.2.1 detailliert beschrieben.

Sonographisch zeigt die Hashimoto-Thyreoiditis das Bild einer meist normal großen oder nur mäßig vergrößerten schmerzlosen Struma. Typisch ist das sonographische Bild einer flächenhaft oder umschriebenen echoarmen Schilddrüse in Abbildung 13. Eine Szintigraphie ist für die Sicherung der Diagnose nicht indiziert – mit Ausnahme der Differenzierung einer hyperthyreoten Form einer Thyreoiditis von einem Morbus Basedow. Auch eine Feinnadelbiopsie mit zytologischer Untersuchung ist in der Regel nicht erforderlich.

Der Verlauf des destruktiven Prozesses in der Schilddrüse ist sehr unterschiedlich. Bei vielen Patienten kommt es zum Stillstand des Schrumpfungsprozesses, während bei anderen Patienten der Prozess kontinuierlich weitergeht und schließlich nicht selten eine sehr kleine Restschilddrüse mit einem Volumen von wenigen Millilitern zurückbleibt. Diese Form wird als atrophische Thyreoiditis bezeichnet. In diesem Endstadium einer Hashimoto-Thyreoiditis sind die vorwiegend in der Schilddrüse synthetisierten Anti-TPO- und Anti-Thyreoglobulin-Antikörper oft nicht mehr nachweisbar. Ebenso kann die typische flächenhafte Echoarmut in der stark geschrumpften Restschilddrüse nicht mehr nachweisbar sein.

**Die Schilddrüsen-Antikörper (TPO-Antikörper) reflektieren die Aktivität des Immunprozesses, korrelieren aber nicht direkt mit dem Ausmaß der klinischen Hypothyreose. Bei der sehr kleinen atrophen Schildddrüse als Endstadium der Hashimoto-Thyreoiditis sind sie häufig nicht mehr nachweisbar.**

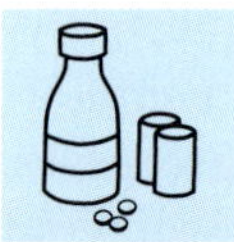

In der initialen Phase einer transienten Hyperthyreose ist bei einer Hashimoto-Thyreoiditis eine Behandlung mit Thyreostatika nicht indiziert, da es sich um keine vermehrte Synthese von Schilddrüsenhormonen handelt, sondern um eine durch Gewebsdestruktion bedingte Freisetzung von Schilddrüsenhormonen. Bei klinischer Symptomatik ist ggf. die Gabe eines Betablockers indiziert (vgl. hierzu Kapitel 2.2.1).
In der Phase der subklinischen Hypothyreose kann insbesondere im jüngeren und mittleren Lebensalter eine Schilddrüsenhormontherapie indiziert sein (vgl. hierzu Kapitel 4.1.2). Jenseits des 70. Lebensjahres und insbesondere bei Patienten mit koronarer Herzkrankheit wird die Indikation zu einer Schilddrüsenhormontherapie heute zurückhaltender beurteilt. Die manifeste Hypothyreose wird in jedem Lebensalter behandelt, wobei bei alten Menschen und bei Patienten mit koronarer Herzkrankheit mit einer sehr niedrigen Dosierung (25 bis 50 µg Levothyroxin pro Tag) begonnen wird und die Anpassung der Schilddrüsenhormondosis entsprechend dem TSH-Wert verzögert erfolgt. Ziel der Substitutionstherapie mit Schilddrüsenhormonen ist nicht nur eine Normalisierung der Schilddrüsenhormonparameter, sondern auch das Wohlbefinden der Patienten. Insofern sind individualisierte TSH-Zielwerte zu berücksichtigen, die sowohl die Befindlichkeit des Patienten als auch sein Alter und ggf. Komorbiditäten mit berücksichtigen (Kapitel 4.1.2).

*Selentherapie*

Während eine Therapie der Autoimmunthyreoiditis mit Immunsuppressiva aufgrund der erheblichen Nebenwirkungen und eines fehlenden kurativen Effektes schon vor Jahrzehnten nicht weiterverfolgt wurde, wurde eine Behandlung mit Natrium-Selenit oder Selen-Methionin einige Jahre lang empfohlen. 2002 wurde in klinischen Studien erstmals gezeigt, dass Selen zu einem Abfall der Schilddrüsenautoantikörper führt. Allerdings fand sich nur bei einer floriden Autoimmunthyreoiditis mit hohen Antikörpertitern überhaupt eine Selenwirkung (Erniedrigung der TPO-Autoantikörper); bei Kindern und Jugendlichen konnte kein Effekt nachgewiesen werden.
Es konnte aber weder nachgewiesen werden, dass der Autoimmunprozess unter Selen zum Stillstand kommt noch dass die Entwicklung einer Hypothyreose aufgehalten werden kann.
Ferner wurde ein positiver Effekt von Selen auf den Immunprozess bei der endokrinen Orbitopathie (vgl. 2.2.5.1) und bei der PostpartumThyreoiditis (vgl. 2.3) in jeweils einer klinischen Studie nachgewiesen. In weiteren Studien konnten diese Ergebnisse jedoch nicht bestätigt werden.
Bei sehr hohen Selenspiegeln ist sogar das Risiko für die Entwicklung eines Diabetes mellitus erhöht. Deshalb wird heute eine Selengabe zur Behandlung von Autoimmunerkrankungen der Schilddrüse nicht empfohlen.

**Bei einer Hashimoto-Thyreoiditis mit manifester Hypothyreose erfolgt immer eine Behandlung mit Levothyroxin. In der Schwangerschaft wird schon die subklinische Hypothyreose behandelt. Die Therapie mit Selen ist eine kontrovers diskutierte Option bei einem floriden Immunprozess. Die Auswirkung auf eine Hemmung des Immunprozesses bzw. den Funktionsverlust der Schilddrüse ist wissenschaftlich allerdings nicht gesichert.**

*Verlaufskontrollen*

In der Regel erfolgt eine Kontrolle der peripheren Schilddrüsenhormone 3 bis 4 Wochen nach Beginn oder Änderung der Therapie. Vor Ablauf

Tab. 16
Differenzialdiagnose der Amiodarion-induzierten Schilddrüsenerkrankungen und -funktionsstörungen

| | Typ-I-Hyperthyreose | Typ-II-Hyperthyreose | Hypothyreose |
|---|---|---|---|
| **Pathomechanismus** | Iodexzess (besonders bei Autonomie) | Destruktive entzündliche Thyreoiditis | Iodexzess (meist in Gebieten mit guter Iodversorgung) |
| **Schilddrüsenautoantikörper** | Selten | Selten | Oft nachweisbar |
| **Schilddrüsenfunktion** | Hyperthyreose | Hyperthyreose | Hypothyreose |
| **Farbdopplersonographie** | Hypervaskularisierung | Verminderte Durchblutung | Variabel |
| **Therapie** | (Hoch dosierte) thyreostatische Therapie, ggf. zusätzlich Perchlorat, Thyreoidektomie | Hoch dosierte Corticoidgabe, ggf. Betablocker | Levothyroxin |

der 6. Woche ist eine Kontrolle des TSH-Spiegels nicht sinnvoll, da sich erst nach dieser Zeit der Regelkreis wieder angepasst hat.

Sonographische Kontrollen bei Hashimoto-Thyreoiditis sollten mindestens jährlich erfolgen, da bei dieser Erkrankung die Inzidenz von papillären Schilddrüsenkarzinomen und seltener von Lymphomen leicht erhöht ist. Wenn Knoten oder suspekte echoarme Areale bestehen, müssen unter Umständen auch engmaschigere Kontrollen erfolgen.

### Postpartum-Thyreoiditis

Bei einer genetischen Disposition kommt es bei bis zu 10 % aller Mütter innerhalb der ersten Monate nach einer Entbindung zu einer Postpartum-Thyreoiditis, einer Autoimmunthyreoiditis mit den auch bei der Hashimoto-Thyreoiditis nachweisbaren lymphozytären Infiltraten der Schilddrüse. Frauen mit hohen TPO-Antikörpern im ersten Trimenon der Schwangerschaft und Schwangere mit einem Typ-I-Diabetes haben ein erhöhtes Risiko für die Entwicklung einer Postpartum-Thyreoiditis. Bei Schwangeren ohne Nachweis von TPO-Antikörpern ist diese Erkrankung dagegen äußerst selten.

In 43 % der Fälle entwickelt sich im Verlauf der Postpartum-Thyreoiditis eine Hypothyreose, in 32 % eine Hyperthyreose und in 25 % entwickelt sich zunächst eine Hyperthyreose, die im Verlauf nach einigen Monaten in eine Hypothyreose übergeht.

Die Hyperthyreose verläuft meistens asymptomatisch oder zeigt nur milde Symptome. In der Regel heilt sie innerhalb von zwei bis drei Monaten aus. Zur differenzialdiagnostischen Abgrenzung zum Morbus Basedow ist die Bestimmung von TSH-Rezeptor-Antikörpern wichtig, die bei der Postpartum-Thyreoiditis negativ sind. Die Postpartum-Thyreoiditis wird häufig nicht erkannt, da die Symptome oft der Umstellung der Lebensumstände nach der Entbindung zugeordnet werden (z. B. Schlafstörungen, Änderungen des Körpergewichts, Abgeschlagenheit).

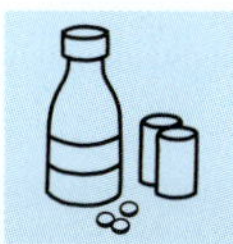

Die hyperthyreote Form der Postpartum-Thyreoiditis wird aufgrund des milden Verlaufes in der Regel nicht behandelt. Da es sich um eine destruktive Form einer Thyreoiditis mit Freisetzung von Schilddrüsenhormonen handelt, ist eine thyreostatische Therapie nicht indiziert. Die symptomatische Therapie erfolgt mit Betablockern, die während der Stillzeit niedrig dosiert werden sollten.

Die hypothyreote Verlaufsform wird mit Schilddrüsenhormonen behandelt, wie die Hashimoto-Thyreoiditis und andere Thyreoiditis-Formen.

Die Mehrzahl der Patienten mit einer Postpartum-Thyreoiditis ist nach einem Jahr Krankheitsverlauf wieder euthyreot, so dass die Therapie dann wieder abgesetzt werden kann. Allerdings entwickeln bis zu 30 % der betroffenen Frauen innerhalb der folgenden zehn Jahre eine Hypothyreose.

Nach einer Studie von Negro und Mitarbeitern (2007) führt die Gabe von 200 µg Selen bei Schwangeren mit positiven TPO-Antikörpern zu einer um 20 % geringeren Inzidenz einer Postpartum-Thyreoiditis und bei Entwicklung einer Thyreoiditis zu einer um 30 % niedrigeren Hypothyreose-Rate. Auch wenn die Selengabe in der Schwangerschaft keine Standardtherapie ist, wird häufig Frauen mit hoch-positiven TPO-Autoantikörpern empfohlen, Selen als Nahrungsergänzungsmittel zu sich zu nehmen.

### Silent-Thyreoiditis (subakute lymphozytäre Thyreoiditis)

Die Silent-Thyreoiditis ist dem Verlauf nach der Postpartum-Thyreoiditis sehr ähnlich, wobei dieser Form der Thyreoiditis keine Schwangerschaft vorausgeht. Sie wird auch als subakute Form einer Hashimoto-Thyreoiditis betrachtet. In Deutschland wird diese Diagnose allerdings äußerst selten gestellt.

### Medikamentös-induzierte Thyreoiditis-Formen

Einige Medikamente, wie z. B. das Antiarrhythmikum Amiodaron, das zur Behandlung der Hepatitis und der Haarzell-Leukämie eingesetzte Interferon-Alpha, Checkpoint-Inhibitoren und das zur Therapie der manisch-depressiven Erkrankung verwandte Lithium können zu einer Autoimmunthyreoiditis führen.

#### *Amiodaron*

Das Antiarrhythmikum Amiodaron, das einen Iodanteil von mehr als 30 % aufweist, kann sowohl zu einer Hyperthyreose Typ F als auch zu einer Hypothyreose Typ II führen (siehe Tabelle 16).

Bei der Typ-I-Hyperthyreose handelt es sich um eine iodinduzierte Hyperthyreose (vgl. Kapitel 2.2.4), die in der Regel bei Patienten mit einer Autonomie aufgrund des hohen Iodangebots zu einer schweren Hyperthyreose führt. Typisch ist die gesteigerte Vaskularisierung in der Farbdopplersonographie. Sie dient auch der differenzialdiagnostischen Abgrenzung zur Typ-II-Hyperthyreose, bei der der Schilddrüsenhormonexzess durch eine destruierende Thyreoiditis mit Freisetzung von T3 und T4 bedingt ist und die Vaskularisierung der Schilddrüse vermindert ist.

Die Therapie der Typ-I-Hyperthyreose erfolgt wie bei jeder iodinduzierten Hyperthyreose mit Thiamazol (60-120 mg/dl) (vgl 2.2.4) und zusätzlich mit der Gabe von Perchlorat, das die Iodidaufnahme hemmt. Die kontinuierliche Hemmung der Iodidaufnahme ist notwendig, da Amiodaron sich im Fettgewebe ablagert und es zu einer kontinuierlichen Iodidfreisetzung aus dem Medikament kommt.

Die Typ-II-Hyperthyreose wird zur Begrenzung des destruierenden Autoimmunprozesses mit Corticoiden und nicht mit Thyreostatika behan-

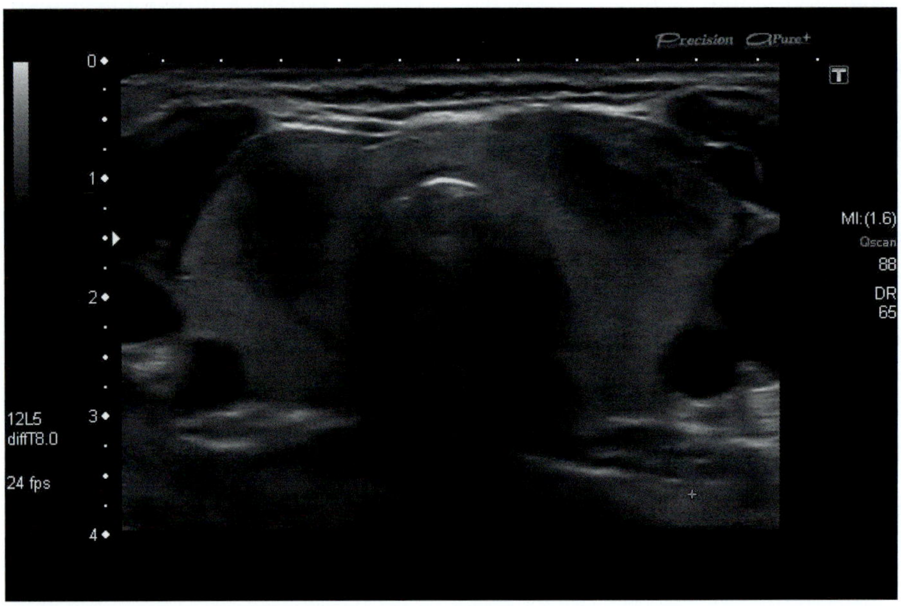


Abb. 14
Flächenhafte Echoarmut („Landkartenphänomen") der Schilddrüse bei Thyreoiditis de Quervain

delt. Zur symptomatischen Therapie können zusätzlich Betablocker gegeben werden.

Eine Hypothyreose unter Amiodarontherapie aufgrund eines Iodexzesses tritt meist nur in Regionen mit guter Iodversorgung auf. Die Behandlung erfolgt üblicherweise mit Levothyroxin.

*Interferon-Alpha*

Das Zytokin Interferon-Alpha kann sowohl zu einer Autoimmunthyreoiditis mit der Entwicklung einer Hypothyreose als auch, ähnlich dem Pathomechanismus bei Amiodaron, zu einer destruierenden Thyreoiditis mit Entwicklung einer Hyperthyreose führen. Auch ein Morbus-Basedow-ähnliches Krankheitsbild ist möglich. In der Regel finden sich bei diesen Patienten bereits vor Aufnahme der Interferon-Alpha-Therapie positive Schilddrüsen-Autoantikörper. Allerdings kann sich in bis zu 15 % der Fälle eine Autoimmunthyreoiditis, auch bei fehlendem Autoantikörper-Nachweis, entwickeln.
Die Behandlung entspricht der der anderen Autoimmunthyreopathien.

*Lithium*

Lithium hemmt nicht nur die proteolytische Abspaltung der Schilddrüsenhormone aus Thyreoglobulin und dadurch die Hormonfreisetzung, sondern es kann sich unter Einnahme von Lithium auch eine Autoimmunthyreoiditis entwickeln. Bei etwa einem Drittel der Patienten kommt es allerdings lediglich zu einem Anstieg der Schilddrüsenautoantikörper. Die Diagnostik und Behandlung der Lithium-induzierten Autoimmunthyreoiditis entspricht den der anderen medikamentös-induzierten Thyreoiditisformen.

### 2.2.5.3 *Nicht-autoimmune Formen der Thyreoiditiden*

#### Thyreoiditis de Quervain

Die Thyreoiditis de Quervain ist die häufigste Form der nicht-autoimmunen Thyreoiditiden, die gelegentlich – besonders in den Sommermonaten – in spezialisierten Schilddrüsensprechstunden gesehen wird. Ihre Ursache ist unbekannt; vermutet wird ein Zusammenhang mit vorausgegangenen Virusinfekten, besonders mit Enteroviren.

Klinisch imponiert die Thyreoiditis de Quervain als sehr schmerzhafte Schilddrüsenschwellung. Entsprechend der vermuteten postinfektiösen Genese finden sich in der Anamnese Symptome eines abgelaufenen Virusinfektes mit Affektion der oberen Atemwege, erhöhten Temperaturen und gelegentlich sogar Fieber und allgemeinem Krankheitsgefühl.

Sonographisch zeigt sich das Bild (Abbildung 14) einer flächenhaften, im Verlauf oft wechselnden Echoarmut (sogenanntes Landkartenphänomen). Die Vaskularisierung der Schilddrüse ist gemindert.

Laborchemisch ist die Blutsenkungsgeschwindigkeit deutlich erhöht und in geringerem Ausmaß auch das C-reaktive Protein. Die Zahl der Leukozyten ist dagegen in der Regel normal.
Da es im Rahmen der Entzündung bei der Thyreoiditis de Quervain zu einer Destruktion von Follikeln mit Freisetzung von Schilddrüsenhormonen kommt, kann sich eine hyperthyreote Stoffwechsellage mit einem erniedrigten bzw. supprimierten TSH und einem Anstieg der peripheren Schilddrüsenhormone entwickeln.
Therapeutisch sind Thyreostatika nicht indiziert, da es sich um eine destruierende Thyreoiditis handelt und keine erhöhte Synthese von T3 und T4 vorliegt.
Neben der symptomatischen Behandlung mit Betablockern steht die Schmerz- und die antiphlogistische Therapie im Vordergrund. Bei leichter Schmerzsymptomatik der Schilddrüse reicht die Gabe von nicht-steroidalen Antirheumatika (zum Beispiel 2- bis 3-mal 50 mg Diclofenac pro Tag). Oft ist aber die Behandlung mit Glucucorticoiden (20-30 mg Prednisolon pro Tag) notwendig. Höhere Dosen bis 60 mg Prednisolon sind nur selten erforderlich.
Unter einer Corticoidbehandlung kommt es innerhalb weniger Tage zu einem deutlichen Nachlassen der Schmerzsymptomatik. Die Therapie wird dann für 4-6 Wochen fortgesetzt, anschließend wird die Dosis reduziert. Meistens ist eine niedrig-dosierte Corticoidtherapie über 6-12 Monate erforderlich.
Eine Normalisierung der Entzündungparameter (BSG, CRP) und des sonographischen Bildes sprechen für eine Ausheilung der Thyreoiditis de Quervain. Bei der Mehrzahl der Patienten stellt

sich wieder eine euthyreote Stoffwechsellage ein. Bei der Entwicklung einer Hypothyreose wird mit einer Schilddrüsenhormonsubstitution begonnen.

**Eine schmerzhafte Schilddrüse führt immer zur Verdachtsdiagnose Thyreoiditis de Quervain, die sonographisch und durch Bestimmung der Entzündungsparameter (BSG, CRP) gesichert wird.**

#### Bakterielle Thyreoiditis

Sehr selten ist eine bakterielle Thyreoiditis, die hämatogen oder durch eine lokale auf die Schilddrüse übergreifende Infektion bedingt ist. Bei einer Abszessbildung erfolgt eine lokale Inzision; ansonsten ist eine Antibiotikatherapie ausreichend.

#### Strahlenthyreoiditis

Unter einer hoch dosierten Radioiodtherapie (z. B. bei der Ablation nach Schilddrüsenkarzinom, wenn nach der Schilddrüsenoperation noch größere Mengen an Restgewebe bestehen) oder infolge einer externen Bestrahlung der Halsregion kann es zu einer Strahlenthyreoiditis kommen, die mittels Eiskrawatte, mit Antiphlogistika (Diclofenac) oder bei schwerem Verlauf mit Corticoiden behandelt wird.

#### Invasiv sklerosierende Riedel-Thyreoiditis

Äußerst selten ist die Riedel-Thyreoiditis, die auf einem systemisch-fibrotischen Prozess beruht. Klinisch imponiert diese Form der Thyreoiditis als steinharte, fixierte, schmerzlose Schilddrüse. Der fibrotische Prozess kann auf die Umgebung (Trachea, Ösophagus) übergreifen und zu lokalen Stenosen führen. Die Fibrose der Schilddrüse und der Nebenschilddrüse führt zu einem Verlust funktionsfähigen Gewebes und in der Folge zu der Entwicklung einer Hypothyreose und eines Hypoparathyreoidismus. Durch operative Resektion kann der fibrotische Prozess eingegrenzt werden. Eine antiphlogistische oder immunsuppressive Therapie ist nicht wirksam.

### 2.2.6 Hypothyreose anderer Genese

Nach der Autoimmunthyreoidits sind die Schilddrüsenoperation und die Radioiodtherapie die häufigsten Ursachen einer Hypothyreose:

Tab. 17
Andere Ursachen einer Hypothyreose (außer Thyreoiditis)

| |
|---|
| **Iatrogene Ursachen**<br>– nach Operation<br>– nach Radioiodtherapie<br>– unter thyreostatischer Therapie (transient)<br>– nach Iodexzess (transient)<br>– Lithium |
| **Resorptionsstörung**<br>– Kurzdarmsyndrom (unzureichende Aufnahme von LT4 in der Hypothyreosetherapie) |
| **Sekundäre oder tertiäre Hypothyreose**<br>– TSH-Mangel<br>– TRH-Mangel |
| **Genetische Ursache**<br>– Schilddrüsenhormonresistenz |

Das in der Behandlung der manisch depressiven Erkrankung eingesetzte Lithium kann nicht nur eine Thyreoiditis hervorrufen (vgl. Kapitel 2.2.5.3), sondern auch über eine Hemmung des Iodid-Transporters zu einer Hypothyreose führen. Ein Iodexzess als Ursache einer transienten Hypothyreose ist ausgesprochen selten. Lediglich vor der Operation eines Morbus Basedow wird die Gabe von iodhaltiger Lugolscher Lösung zur transienten Hemmung der Schilddrüse noch heute therapeutisch eingesetzt.
Selten kommt es zu einer Hypothyreose aufgrund von Resorptionsstörung von Schilddrüsenhormonen bei einem Kurzdarmsyndrom infolge einer ausgedehnten Dünndarmresektion. In Extremfällen muss bei diesen Patienten eine Schilddrüsenhormontherapie parenteral durchgeführt werden.

#### *Sekundäre und tertiäre Ursachen der Hypothyreose*

Bei Hypophysentumoren, bei Zustand nach Hypophysenresektion oder sehr selten als Folge einer Autoimmunhypophysitis kann es zu einer sekundären Hypothyreose bei unzureichender oder fehlender TSH-Synthese in der Hypophyse

kommen. Nicht selten wird aber in diesen Fällen der Ausfall der thyreotropen Achse (TSH) durch eine autonome Hormonproduktion in der Schilddrüse selbst kompensiert.
Äußerst selten ist der Ausfall der hypothalamischen Stimulation der TSH-Synthese in der Hypophyse auf einen TRH-Mangel zurückzuführen (tertiäre Hypothyreose).

*Schilddrüsenhormonresistenz*
Der Schilddrüsenhormonresistenz liegt ein Gendefekt im T3-Rezeptor-Gen zugrunde. Je nach Form liegt eine peripher euthyreote oder eine hypothyreote Stoffwechsellage vor. Selbst bei identischem Gendefekt kann sich eine Hypothyreose auf einzelne Organe sehr unterschiedlich auswirken. Charakteristisch ist die laborchemische Konstellation eines erhöhten (oder hochnormalen) TSH-Wertes bei gleichzeitig erhöhten T3- und T4-Werten. Differenzialdiagnostisch ist ein TSHom, ein TSH produzierender Hypophysentumor, durch eine MRT-Untersuchung der Hypophysenregion auszuschließen.

### 2.2.7 Hypothyreotes Koma

Das hypothyreote Koma ist eine sehr seltene, lebensbedrohliche Erkrankung, die ohne Behandlung zum Tode führt. Diese Form des Komas kann auftreten, wenn eine Hypothyreose über Monate oder sogar Jahre nicht behandelt wird. Am häufigsten wird das hypothyreote Koma bei sehr alten Patienten beobachtet, bei denen ohne nachvollziehbare Gründe die LT4-Substitutionsmedikation nicht fortgeführt wurde. Ausgelöst oder klinisch manifest wird das hypothyreote Koma oft durch Operationen, schwere interkurrente Infekte oder konsumierende Erkrankungen.

Klinisch imponiert eine teigig ödematös geschwollene Haut („Myxödem") mit einem blassgrauen Kolorit, eine respiratorische Insuffizienz mit Hypoventilation, kardial eine Bradykardie, ein Perikarderguss und eine Herzinsuffizienz (Myxödem-Herz). Die neurologischen Symptome reichen von einer Antriebsarmut über eine Somnolenz bis zu einem komatösen Zustand.

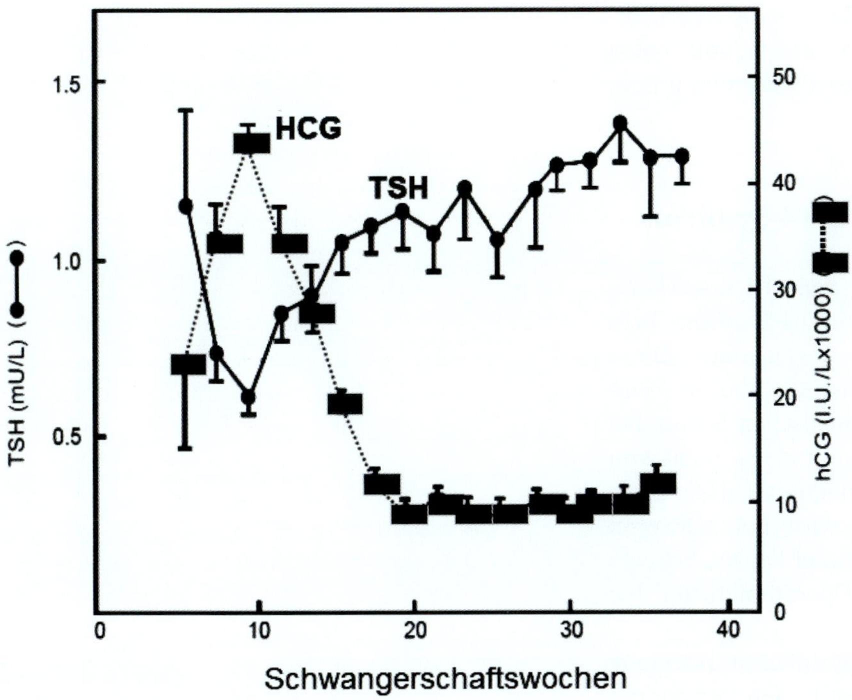


Abb. 15
Verlauf von TSH und HCG in der Schwangerschaft (nach Glinoer 1990)

Laborchemisch finden sich ein stark erhöhter TSH-Spiegel und sehr niedrige bzw. oft nicht messbare fT3- und fT4-Werte. Eine direkte Korrelation zwischen den peripheren Schilddrüsenhormonen und der Schwere der klinischen Symptomatik besteht allerdings nicht.

Die Behandlung des hypothyreoten Komas erfolgt entsprechend der Schwere des Krankheitsbildes auf einer Intensivstation. Im Vordergrund der Behandlung steht die Therapie der respiratorischen Insuffizienz gegebenenfalls mit Intubation und Beatmung, der Volumenersatz, ggf. die Therapie der Herzinsuffizienz, die Therapie pulmonaler Infekte mit Antibiotika und eine langsame Erwärmung bei Hypothermie.
Da sich bei einer schweren Hypothyreose eine Nebennierenrindeninsuffizienz entwickelt, ist die Gabe von Hydrocortison zwingend erforderlich (300 mg im Perfusor über 6 Stunden am ersten Tag; in den folgenden Tagen eine geringere Dosis). Ergänzend erfolgt die Therapie der durch die Nebenniereninsuffizienz bedingten Hypoglykämie und Hyponatriämie.
Die intravenöse Substitution mit Levothyroxin (500 µg am ersten Tag; an den folgenden Tagen 100-250 µg) erfolgt nach der ersten Hydrocortisoninfusion. Die Mortalität des hypothreoten Komas ist bei den meist älteren Patienten immer noch sehr hoch.

### 2.2.8 Low-T3- und Low-T4-Syndrom

Eine isolierte Erniedrigung von fT3 oder kombiniert mit fT4 wird als Low-T3-Syndrom bzw. Low-T3-/Low-T4-Syndrom bezeichnet. Diese Verminderung der peripheren Schilddrüsenhormone stellt einen physiologischen Schutz bei schweren Erkrankungen dar und ist nicht von einem entsprechenden Anstieg des TSH-Spiegels begleitet. Dieses Syndrom wird bei schweren Erkrankungen wie zum Beispiel Sepsis, Schockzuständen, nach schweren Operationen und bei Tumorleiden beobachtet.
Durch die Reduktion der peripheren Hormone wird der Energiestoffwechsel in den peripheren Organen reduziert, um lebensnotwendige Prozesse zu begünstigen. Zahlreiche klinische Studien haben belegt, dass eine Schilddrüsenhormongabe in solchen vital bedrohlichen Zuständen die Mortalität der Patienten erhöht und darum kontraindiziert ist.

## 2.3 Fertilität, Schwangerschaft und Stillzeit

### 2.3.1 Fertilitätsstörungen

Eine latente Hypothyreose, gelegentlich begleitet von einer Erhöhung des Prolaktinspiegels, kann eine (Mit-) Ursache von Infertilität sein. Deshalb ist ein Therapieversuch mit Levothyroxin (25-75 µg) indiziert, auch wenn bei der Patientin keine Symptome einer Hypothyreose vorliegen sollten. In der Kinderwunschtherapie wird ein TSH-Wert von 1 mU/l angestrebt.

### 2.3.2 Schwangerschaft und Stillzeit

Die Schwangerschaft und die Stillzeit stellen besondere Anforderungen an die Therapie von Schilddrüsenerkrankungen. Berücksichtigt werden muss bei der Behandlung dabei nicht nur das Wohlbefinden und die Gesundheit der Mutter, sondern auch die Entwicklung des Kindes. Es kommt hinzu, dass bei einer unzureichenden Schilddrüsenhormonsubstitution der Schwangerschaftsverlauf ungünstig verlaufen kann oder sogar ein Abort droht.

#### Physiologie der Schilddrüse in der Schwangerschaft

Erst ab der 12. Schwangerschaftswoche beginnt die fötale Schilddrüse, Hormone zu synthetisieren. Ein funktionsfähiger Regelkreis unter Kontrolle von TSH ist sogar erst ab der 32. Schwangerschaftswoche vorhanden. Daraus resultiert ein Mehrbedarf an Schilddrüsenhormonen für die diaplazentare Mitversorgung des Kindes durch die Mutter.
Physiologischerseits wird in der Frühschwangerschaft der zusätzliche Hormonbedarf des Kindes durch eine Stimulation des TSH-Rezeptors mithilfe des in der Plazenta gebildeten humanen Choringonadotropin (HCG) sichergestellt. Die zusätzlich HCG-induzierte Hormonproduktion führt im Regelkreis zu einem TSH-Abfall (Abbildung 15). Bei sehr ausgeprägter HCG-Produktion kann sich sogar eine HCG-induzierte Hyperthyreose entwickeln. Nach der 12. Schwangerschaftswoche, nach Einsetzen der fötalen Schilddrüsenhormonproduktion, geht die HCG-Synthese langsam wieder zurück und entsprechend steigt der TSH-Spiegel bei der Mutter wieder an.
Der Fötus ist nicht nur auf die mütterliche Schilddrüsenhormonproduktion, sondern auch für die beginnende eigene Hormonproduktion auf die Iodidversorgung durch die Mutter angewiesen. Der Mehrbedarf der Mutter an Iodid ist aber nicht nur durch den Bedarf des Kindes bedingt, sondern auch durch den Iodverlust der Mutter aufgrund einer gesteigerten renalen Ausscheidung, das in der Schwangerschaft größere Verteilungsvolumen und die gesteigerte Schilddrüsenhormonsynthese seitens der Mutter. Hinzu kommt die durch Östrogene verursachte Steigerung der Synthese des Thyroxin-bindenden Globulins (TBG). Da ein höherer TBG-Spiegel mehr Schilddrüsenhormon bindet, muss mehr Hormon produziert werden, um den Spiegel des freien T4 konstant zu halten.

*Iodid-Prophylaxe*

Zur ausreichenden Iodidversorgung des Kindes, aber auch zur Strumaprophylaxe der Mutter, ist die tägliche Einnahme von 200 µg Iodid notwendig. Dabei ist der Iodidanteil der in der Schwangerschaft gynäkologischerseits verordneten Iodid-enthaltenden Kombinationspräparate mit Folsäure zu berücksichtigen.
Iodid wird auch Schwangeren mit einer Hashimoto-Thyreoiditis oder anderen Thyreoiditisformen verordnet. Lediglich bei einer Hyperthyreose, zum Beispiel bei einem Morbus Basedow, sollte Iodid nicht eingenommen werden, um die Hyperthyreose nicht zu verstärken.

*Hypothyreose und Schwangerschaft*

Ursache einer Hypothyreose in der Schwangerschaft ist meistens eine Hashimoto-Thyreoiditis oder eine atrophe Thyreoiditis. In der Regel muss in der Schwangerschaft die Levothyroxin-Dosis der Mutter um 30-50 % erhöht werden, da sonst ein erhöhtes Abortrisiko besteht und die kognitive Entwicklung des Kindes gestört werden kann. Ein leichter Schilddrüsenhormonmangel in der Schwangerschaft wirkt sich oft erst in einer Entwicklungsstörung des Kindes in der Schulzeit aus. Deshalb muss auch eine latente Hypothyreose in der Schwangerschaft in jedem Fall behandelt werden.

Die Anpassung der Schilddrüsendosis erfolgt anhand des TSH-Spiegels. Nach den amerikanischen Leitlinien wird als oberster TSH-Grenzwert 2,5 mU/l angegeben. Da der TSH-Wert positiv mit der Abortrate korreliert, wird in der Regel ein TSH-Wert um 1,0 mU/l angestrebt. Ein erniedrigter TSH-Wert sollte aber vermieden werden.

Da es in der Frühschwangerschaft unter HCG-Stimulation zu einer TSH-Erniedrigung bis in den supprimierten Bereich kommen kann, sind häufiger TSH-Kontrollen erforderlich, um im Verlauf die Schilddrüsenhormondosis rechtzeitig anpassen zu können.

Bei einzelnen Patienten ist auch eine geringere Steigerung der Levothyroxin-Dosis indiziert. Bei diesen Schwangeren sind ggf. häufigere Kontrollen der Schilddrüsenparameter erforderlich. Nach der Entbindung kann die LT4-Dosis in der Regel wieder auf die Dosis, die vor Schwangerschaft eingenommen wurde, reduziert werden.

**Alle Schwangeren erhalten 200 µg Iodid, auch Schwangere mit einer Hashimoto-Thyreoiditis. In der Schwangerschaft muss auch eine subklinische Hypothyreose behandelt werden.**

### Hyperthyreose in der Schwangerschaft

Die häufigste Form der Hyperthyreose ist die HCG-induzierte Hyperthyreose, von der 2 bis 3 % der Schwangeren betroffen sind. Ein Morbus Basedow wird bei 0,2 bis 0,5 % der Schwangeren beobachtet. Andere Ursachen wie eine Autonomie oder eine Hyperthyreosis factitia, bedingt durch eine Schilddrüsenhormonüberdosierung, sind dagegen selten.

### HCG-induzierte Hyperthyreose

Die Stimulation des TSH-Rezeptors durch HCG führt nicht nur zu einer Suppression des TSH im Regelkreis, sondern kann gelegentlich auch eine Hyperthyreose hervorrufen. Klinisch finden sich die typischen Zeichen einer Hyperthyreose sowie infolge hoher HCG-Spiegel oft ein Schwangerschaftserbrechen. Die Hyperthyreose wird in nahezu allen Fällen nicht thyreostatisch behandelt. Nach der 12. SSW fällt der HCG-Spiegel wieder ab und ist nach der 18. SSW wieder normalisiert (Abbildung 15).

### Morbus Basedow in der Schwangerschaft

Bei schwerer Hyperthyreose besteht in der Regel Infertilität. Die klinische Symptomatik und Diagnostik (Labor, Sonographie) unterscheidet sich nicht von einer Immunhyperthyreose außerhalb einer Schwangerschaft (vgl. Kapitel 2.2.5.1).

Allerdings ist der Verlauf meistens anders: Aufgrund der veränderten Immunlage in der Schwangerschaft kommt es im 2., spätestens im 3. Trimenon zu einer Suppression des Immunprozesses und infolge meistens zu einer Normalisierung der Stoffwechsellage.

Postpartal kann der Immunprozess wieder aktiv werden und es kann so zu einem „Rezidiv" des Morbus Basedow kommen. Deshalb sind auch postpartal regelmäßige Laborkontrollen erforderlich.

Wenn auch im 3. Trimenon weiter hohe TSH-Rezeptor-Antikörper bei der Schwangeren nachweisbar sind, kann es durch Übertreten von Antikörpern während der Schwangerschaft nach der Geburt zu einer Neugeborenen-Hyperthyreose kommen (vgl. Kapitel 2.4.2). Deshalb ist vor der Entbindung eine Kontrolle des mütterlichen TSH-Rezeptor-Titers erforderlich.

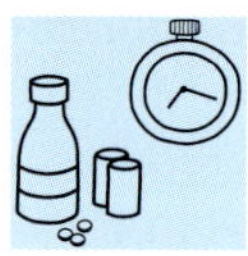

Jede manifeste Hyperthyreose bei Morbus Basedow wird thyreostatisch behandelt, da es in ca. 6 % unbehandelter Hyperthyreosen zu Missbildungen beim Fötus kommt. Eine thyreostatische Therapie, z. B. mit Thiamazol, hat dagegen eine deutlich niedrigere Missbildungsrate (1 % der Fälle).

Da Thyreostatika diaplazentar auf die kindliche Schilddrüse wirken, wird die thyreostatische Dosis so niedrig gehalten, dass die fT4-Werte der Mutter im oberen Referenzbereich liegen und der TSH-Spiegel niedrig ist.

Die Dosierung des Thyreostatika in der Schwangerschaft ist in der folgenden Tabelle wiedergegeben. Im 1. Trimenon in der Schwangerschaft wird zur thyreostatischen Therapie Propylthiouracil bevorzugt, da es unter Thiamazol bzw. Carbimazol im 1. Trimenon zu Missbildungen (Aplasia cutis, Ösophagusatresie oder Choanalatresie) kommen kann. Allerdings gibt es einige Berichte über schwere Lebererkrankungen bis hin zum Leberversagen unter der Gabe von Propylthiouracil, so dass dieses Medikament nur während

Tab. 18
Medikamentöse Therapie der Hyperthyreose in der Schwangerschaft

| Dosierung | Propylthiouracil 1. Trimenon | Thiamazol 2. und 3. Trimenon |
|---|---|---|
| Anfangsdosis | 3 x 25 bis 50 mg/Tag | |
| Erhaltungsdosis | 25-50 mg/Tag | 5-10 mg/Tag |

der Organogenese verordnet wird und anschließend im 2. und 3. Trimenon wieder auf Thiamazol oder Carbimazol umgestellt wird. Dieses Vorgehen wird allerdings kontrovers diskutiert, insbesondere wenn die Schwangerschaft erst zum Ende des 1. Trimenons gesichert und und somit die PTU-Medikation nur für sehr kurze Zeit verordnet werden würde.

Die üblichen Kontrollen der thyreostatischen Therapie sind auch in der Schwangerschaft nötig (vgl. Kapitel 4.1.3.4), wobei die Intervalle der Kontrollen (in der Regel 4 Wochen, nur bei Ein- bzw. Umstellung 2 Wochen) kürzer sind. Zusätzlich werden ab der 20. SSW die TSH-Rezeptor-Antikörper bestimmt, da sie postpartal zu einer Neugeborenen-Hyperthyreose führen können.

Im 2., spätestens im 3. Trimenon, kann die thyreostatische Therapie reduziert und dann meistens ganz abgesetzt werden. Nach der Entbindung muss mit einem Rezidiv des Morbus Basedow gerechnet werden.

Nur äußerst selten kann die Basedow-Hyperthyreose medikamentös nicht beherrscht werden, so dass als Ultima Ratio im 2. Trimenon eine Operation notwendig wird.

In den sehr seltenen Fällen einer persistierenden Hyperthyreose, meistens nur bei nicht immunogener Ursache, muss die thyreostatische Therapie auch während der Stillzeit fortgesetzt werden. Da alle Thyreostatika auch in die Muttermilch übergehen, ist eine Thiamazol-Dosis bis maximal 10 mg möglich; höhere Dosen sind während des Stillens wegen einer möglichen Hypothyreose des Neugeborenen nicht zu vertreten.

**Ziel einer thyreostatischen Therapie in der Schwangerschaft ist die Einstellung des freien T4-Spiegels im oberen Referenzbereich mit einem niedrigen TSH-Wert. Die HCG-induzierte Hyperthyreose in der Frühschwangerschaft wird in der Regel nicht thyreostatisch behandelt.**

#### *2.3.2.1 Schilddrüsenknoten in der Schwangerschaft*

Sowohl ein Iodmangel – über eine Aktivierung von Wachstumsfaktoren (vgl. Kapitel 2.1.1.2) –, als auch der in der Schwangerschaft ansteigende Östrogenspiegel, stimulieren das Wachstum der Schilddrüse in der Schwangerschaft. Durch die Gabe von 200 µg Iodid pro Tag (Ausnahme Hyperthyreose) lässt sich bei den meisten Schwangeren das Wachstum der Schilddrüse und die Neubildung von Knoten verhindern.

#### *2.3.2.2 Schilddrüsenkarzinom in der Schwangerschaft*

Ein in der Schwangerschaft diagnostiziertes, differenziertes Schilddrüsenkarzinom wird in der Regel beobachtet und nach der Entbindung Leitlinien-gerecht therapiert. Das Gleiche gilt auch für das Rezidiv eines differenzierten Schilddrüsenkarzinoms. Ausnahme ist der schnell wachsende Knoten bzw. Tumor, bei dem eine notwendige Operation möglichst im 2. Trimenon durchgeführt wird.

In der Nachsorge des differenzierten Schilddrüsenkarzinoms in der Schwangerschaft wird ein TSH-Spiegel im unteren Referenzbereich mit hoch-normalen fT3- und fT4-Werten angestrebt. Zu beachten ist, dass es in einigen Fällen zu einem Anstieg des Thyreoglobulinwertes im mütterlichen Serum kommen kann. Dies kann nur durch plazentare Lecks und Übertritt von kindlichem Thyreoglobulin erklärt werden, da Thyreoglobulin eigentlich nicht plazentagängig ist.

## 2.4 Schilddrüsenerkrankungen im Kindes- und Jugendalter

### 2.4.1 Kongenitale Hypothyreose

Die kongenitale Hypothyreose ist mit 1 : 300.000 Neugeborenen die häufigste behandelbare Ursache einer schweren Entwicklungsstörung. Deshalb ist das TSH-Screening bei jedem Neugeborenen für eine frühzeitige Diagnose unabdingbar. Bei einem pathologischen TSH-Wert zwischen 20-50 mU/l wird zusätzlich noch fT4 bestimmt.

#### Ursache einer permanenten kongenitalen Hypothyreose

Bekannte genetische Ursachen einer kongenitalen Hypothyreose sind:

1. Eine gestörte Schilddrüsenentwicklung oder -migration, die auf Gendefekte in den Transskriptionsfaktoren TTF1/TTF3 oder PAX8 zurückzuführen ist.
2. Störung der Schilddrüsenhormonsynthese mit verminderter T4-Synthese. Ursachen sind Gendefekte u. a. im NIS-, TPO-, TG- oder DUOX2-Gen.
3. Eine verminderte TSH-Synthese aufgrund genetischer Störung in der Hypophyse.
4. Ein isolierter TSH-Mangel z. B. aufgrund eines Gendefektes im TRH-Gen.
5. Eine verminderte TSH-Wirkung z. B. aufgrund eines TSH-Gendefektes.
6. Genetische Defekte im T3-Rezeptor (Schilddrüsenhormonresistenz) oder z. B. in einem zellulären Schilddrüsenhormon-Transporter.

#### Ursache einer transienten Hypothyreose

Eine transiente Neugeborenen-Hypothyreose aufgrund eines extremen Iodmangels kommt in Deutschland nicht mehr vor. Ein extremer Iodexzess als Ursache einer Hypothyreose ist eine Rarität. Sehr selten sind blockierende TSH-Rezeptor-Antikörper der Mutter oder auch eine thyreostatische Therapie Ursachen einer Neugeborenen-Hypothyreose.

Klassische Symptome wie eine große Zunge, heiseres Schreien, kalte Hände und Füße, ein myxödematöses Gesicht und Lethargie sind meist nur in milder Form vorhanden.

Laborchemisch finden sich bei der Neugeborenen-Hypothyreose am 2. Tag ein TSH-Wert > 20 mU/l und ein erniedrigtes fT4. Meistens ist der TSH-Wert sogar > 40 mU/l. TSH-Rezeptor-Antikörper bei der Mutter können wegweisend sein; der Nachweis blockierender TSH-Rezeptor-Antikörper ist sehr aufwendig (ein kommerzielles Assay ist in den USA verfügbar).

Zum Ausschluss einer Athyreose, dem Fehlen der Schilddrüsenanlage, oder einem genetischen Defekt der Thyreoglobulin-Synthese bzw. -Sekretion, wird zusätzlich Thyreoglobulin bestimmt. Aufgrund der hohen Komplexität der Diagnostik erfolgt die Differenzialdiagnose in der Regel in einer spezialisierten Hochschulambulanz.

Die Behandlung der kongenitalen Hypothyreose muss unmittelbar nach der Diagnosestellung erfolgen. Zur Normalisierung des fT4-Spiegels werden initial 10-15 µg/kg Körpergewicht Levothyroxin empfohlen. Eine kürzlich veröffentlichte Studie empfahl deutlich höhere Dosen. Ziel der Therapie ist die Normalisierung von fT4 in der ersten Woche und des TSH-Spiegels innerhalb eines Monats. Anschließend wird die Levothyroxin-Dosis nach dem fT4- und TSH-Wert entsprechend angepasst.

Durch das TSH-Screening wird die kongenitale Hyperthyreose früh erkannt und behandelt. Ob es trotz frühzeitiger Therapie bei den heranwachsenden Kindern zu kognitiven und Verhaltensstörungen kommen kann, ist noch Gegenstand der Diskussion.

### 2.4.2 Neonatale Hyperthyreose

#### Transiente neonatale Hyperthyreose

Die transiente Hyperthyreose des Neugeborenen, die auf die plazentar übergetretenen stimulierenden TSH-Rezeptor-Antikörper zurückzuführen ist, ist selten. Sie entwickelt sich bei etwa 1-2 % der Neugeborenen von Müttern, die einen Morbus

Basedow haben. Allerdings sind stimulierende TSH-Rezeptor-Antikörper als Ursache einer Neugeborenen-Hyperthyreose fünfmal häufiger als blockierende TSH-Rezeptor-Antikörper als Ursache einer Neugeborenen-Hypothyreose.

Klinische Zeichen sind Tachykardie, Unruhe, eine unzureichende Gewichtszunahme und vortretende Augäpfel.

Bei einer Mutter mit Morbus Basedow erfolgt diagnostisch vor der Geburt die Bestimmung von TSH-Rezeptor-Antikörpern. Bei persistierend hohen TSH-Rezeptor-Antikörpern wird die Diagnose der neonatalen Hyperthyreose durch Messung des TSH-Spiegels (supprimiert) und des erhöhten fT4-Wertes beim Kind gesichert.

Die neonatale Hyperthyreose wird mit Thiamazol (0,5-1 mg/kg Körpergewicht/Tag) oder mit Propylthiouracil (5-10 mg/kg Körpergewicht/Tag) behandelt. Die Reduktion der thyreostatischen Therapie und im Verlauf ihre Beendigung erfolgt anhand der Bestimmung von fT4, TSH und TSH-Rezeptor-Antikörpern.

### 2.4.3 Permanente neonatale Hyperthyreose

Die permanente neonatale Hyperthyreose wird durch ausgesprochen seltene Stammzellmutationen im TSH-Rezeptor-Gen hervorgerufen. Wie alle Formen der Hyperthyreose mit einer gesteigerten Hormonproduktion wird sie zunächst thyreostatisch behandelt und im Verlauf eine Thyreoidektomie zur definitiven Therapie durchgeführt.

### 2.4.4 Hashimoto-Thyreoiditis im Kindes- und Jugendalter

Bereits im Kindes- und Jugendalter kann sich eine Hashimoto-Thyreoiditis bzw. eine atrophische Thyreoiditis (vgl. Kapitel 2.2.5.2) entwickeln. Hinsichtlich der klinischen Symptomatik gibt es gegenüber Erwachsenen einige Besonderheiten. Diagnostiziert wird eine Hashimoto-Thyreoiditis im Kindesalter entweder aufgrund einer Strumaentwicklung oder wegen einer allgemeinen Wachstumsverzögerung, die zu einem relativen Übergewicht bezogen auf die gemessene Körpergröße führt. Auch Störungen der Pubertätsentwicklung treten auf. Ansonsten sind die typischen klinischen Zeichen der Hashimoto-Thyreoiditis im Erwachsenenalter wie Müdigkeit, Kälteintoleranz, Obstipation, trockene Haut etc. in unterschiedlicher Ausprägung nachweisbar.

Wie im Erwachsenenalter werden neben TSH und fT4 auch die TPO- und Thyreoglobulin-Antikörper gemessen. Eine Ultraschalluntersuchung der Schilddrüse wird immer durchgeführt und ist besonders wichtig, wenn ein Knoten tastbar ist.

Eine latente Hypothyreose wird im Kindes- und Jugendalter in der Regel nicht behandelt, da es häufig zu Spontanremissionen kommt. Bei einer manifesten Hypothyreose erhalten Kinder im Alter von 1-5 Jahren 4-6 µg/kg Körpergewicht/Tag, im Alter von 6-10 Jahren 3-4 µg/kg Körpergewicht/Tag und ältere Kinder 2-3 µg/kg Körpergewicht/Tag L-Thyroxin. Bei Nachweis einer Struma wird die LT4-Dosis erhöht mit einem TSH-Zielwert zwischen 0,3 bis 1,0 mU/l.

FT4 und TSH werden 6-8 Wochen nach Therapiebeginn kontrolliert; bei klinischer Euthyreose erfolgen weitere Kontrollen im Abstand von 6-12 Monaten.

### 2.4.5 Hyperthyreose im Kindes- und Jugendalter

Die häufigste Ursache einer Hyperthyreose in dieser Altersstufe ist ein Morbus Basedow. Sehr selten ist eine Hyperthyreose auf ein autonomes Adenom oder eine autonome Knotenstruma zurückzuführen. Auf die genetischen Ursachen (z. B. Stammzellmutationen im TSH-Rezeptor-Gen) und andere sehr seltene Ursachen wurde bereits oben hingewiesen. Die klinischen Symptome unterscheiden sich vom Erwachsenenalter dadurch, dass zusätzliche Entwicklungsstörungen, z. B. ein beschleunigtes Wachstum und Verhaltensauffälligkeiten, hinzukommen können. Ansonsten kann die klinische Symptomatik sehr ähnlich sein. Die Diagnostik mit Bestimmung von fT4, fT3 und

TSH-Rezeptor-Antikörpern entspricht der im Erwachsenenalter.

Die Therapie der Basedow-Hyperthyreose erfolgt im Kindesalter in der Regel mit Thiamazol oder Carbimazol. Die initiale Dosierung von Thiamazol beträgt 0,5 mg/kg Körpergewicht/Tag, aufgeteilt auf zwei Einzeldosen (alle 12 Stunden). Bei leichten allergischen Nebenwirkungen wird Propylthiouracil in einer Dosis von 5 mg/kg Körpergewicht/Tag alle 8 Stunden gegeben. Besonders bei Tachykardien kann zusätzlich ein Betablocker verordnet werden. Nach Erreichen der Euthyreose wird die thyreostatische Dosis reduziert. Während initial die Patienten alle 4-6 Wochen kontrolliert werden, werden im Verlauf die Kontrollintervalle auf 4-6 Monate verlängert. Im Gegensatz zum Erwachsenenalter ist die mediane Behandlungsdauer mit 3-4 Jahren signifikant länger. Hinsichtlich der Nebenwirkungen der thyreostatischen Therapie wird auf das entsprechende Kapitel verwiesen.
Wie im Erwachsenenalter erfolgt bei schwerwiegenden Nebenwirkungen unter thyreostatischer Therapie (Agranulozytose, schwere Hepatopathie) frühzeitig eine Thyreoidektomie mit anschließender Schilddrüsenhormonsubstitution. Ebenso kommt eine Thyreoidektomie bei Kindern in Betracht, die auch nach mehrjähriger Therapie (bis zu 8 Jahren) ein Rezidiv entwickeln. Eine Radioiodtherapie wird im Kindesalter in der Regel bei dieser Indikation nicht durchgeführt.

### 2.4.6 Schilddrüsenknoten und Schilddrüsenkarzinome

Schilddrüsenknoten und Schilddrüsenkarzinome sind in den ersten 2 Dekaden des Lebens ausgesprochen selten. Palpable knotige Veränderungen können neben Schilddrüsenknoten, Adenomen oder Karzinomen auch auf einen hypertrophen Schilddrüsenlappen bei fehlender unilateraler Schilddrüsenanlage hinweisen. Bei Karzinomen handelt es sich fast ausschließlich um papilläre Schilddrüsenkarzinome. Die Diagnostik und Therapie erfolgen in der Regel in einem spezialisierten Zentrum.

## 2.5 Schilddrüsenfunktion im höheren Alter

Im höheren Alter nimmt die Synthese von T3 in T4 in der Schilddrüse ab. Entsprechend fällt der T3-Serumspiegel kontinuierlich ab und erreicht bei über Hundertjährigen sogar leicht erniedrigte Werte. Dagegen bleibt der T4-Serumspiegel weitgehend konstant, da auch der T4-Abbau im Alter reduziert ist.
Im Alter sind bei einer Therapie von Schilddrüsenfunktionsstörungen auch die Komorbiditäten zu berücksichtigen. Zahlreiche klinische Studien haben die Auswirkung einer Schilddrüsenhormontherapie auf die kardiovaskuläre Mortalität, auf neuropsychologische und psychiatrische Störung sowie die Gesamtmortalität untersucht. Während im Alter bis 70 Jahre eine Schilddrüsenhormontherapie, zum Beispiel bei einer latenten Hypothyreose, keinen negativen Einfluss auf die Morbidität und Mortalität hat, trifft dies im höheren Alter nicht zu. Jenseits des 75. bis 80. Lebensjahres sind niedrige fT4-Serumspiegel und ein TSH-Wert im oberen Referenzbereich oder sogar ein leicht erhöhtes TSH mit einer besseren Prognose assoziiert. Das trifft gleichermaßen auf die kardiovaskuläre Mortalität, die Demenzentwicklung, die allgemeine Gebrechlichkeit und die Gesamtmortalität zu. Eine latente Hypothyreose sollte daher im höheren Alter nicht behandelt werden.

Bei symptomatischer latenter oder bei manifester Hypothyreose ist im höheren Alter ein TSH-Zielwert von 4-6 mU/l unter einer Schilddrüsenhormontherapie anzustreben (Vergleiche hierzu auch Kapitel 4.1.2.3).
Im Hinblick auf die Therapie der Hyperthyreose folgt aus diesen Studien, dass bereits eine latente Hyperthyreose im höheren Alter thyreostatisch und gegebenenfalls definitiv durch Operation oder Radioiodtherapie behandelt werden sollte.
Bei geriatrischen Patienten ist gegebenenfalls eine niedrig dosierte thyreostatische Therapie (zum Beispiel mit 5 mg Thiamazol pro Tag) als Dauertherapie zu erwägen.

Auch in der lebenslang fortgeführten Substitutionstherapie der Hypothyreose ist im Alter die LT4-Dosis zu reduzieren. Das Gleiche gilt auch für die Behandlung der Knotenstruma mit Schilddrüsenhormon bzw. einem Kombinationspräparat aus Schilddrüsenhormon und Iodid.

**Im hohen Alter wird eine subklinische Hypothyreose nicht mit Schilddrüsenhormon substituiert. Bei manifester oder symptomatischer latenter Hypothyreose liegt der therapeutische TSH-Zielwert zwischen 4 und 6 mU/l. Eine subklinische Hyperthyreose sollte besonders bei Patienten mit koronarer Herzkrankheit und Herzrhythmusstörungen thyreostatisch und ggf. definitiv durch eine Operation oder eine Radioiodtherapie behandelt werden.**

# 3 Diagnostische Verfahren

## 3.1 Anamnese und körperliche Untersuchung

Die Anamnese bei Verdacht auf eine Schilddrüsenerkrankung sollte Fragen nach Allgemeinsymptomen, bedingt durch Funktionsstörungen, und nach lokalen Beschwerden, bedingt durch morphologische Veränderungen, beinhalten.

### 3.1.1 Funktionsstörungen

Hinsichtlich der Funktionsstörungen wird gezielt nach Hypo- und Hyperthyreosesymptomatik gefragt. Typische Zeichen der Hyperthyreose sind Schlafstörungen, Tachykardien, Herzrhythmusstörungen, ungewollte Abnahme des Körpergewichtes, aber auch Zunahme des Körpergewichtes, zusammen mit Steigerung des Hungergefühls, Wärmeunverträglichkeit sowie verstärkte Nervosität. Bei Hypothyreose klagen die Patienten häufig über Abgeschlagenheit, Leistungsabfall, Zunahme des Körpergewichts, Ödeme und Kälteunverträglichkeit. Zu berücksichtigen ist allerdings, dass die meisten der hier genannten Symptome relativ unspezifisch sind und somit auch zahlreiche andere Ursachen haben können. Insbesondere Menopause-assoziierte Beschwerden (Schlafstörungen, Gewichtszunahme) können denen von Schilddrüsenfunktionsstörungen sehr ähnlich sein.

**Symptome bei Schilddrüsenfunktionsstörungen sind oft unspezifisch und können auch zahlreiche andere Ursachen haben.**

### 3.1.2 Lokale Symptome

Die Iodmangelstruma geht zu Beginn nicht immer mit lokalen Beschwerden einher, häufig ist das erste Zeichen eine Unverträglichkeit für enge Kleidung am Hals. Bei stärker ausgeprägter Struma klagen die Patienten über Schluckbeschwerden, Kloßgefühl, zervikales Druckgefühl und Dyspnoe, zunächst nur bei Belastung, bei Fortschreiten der Erkrankung auch in Ruhe.

### 3.1.3 Ernährung

Zur Beurteilung der alimentären Iodversorgung sollte nach Ernährungsgewohnheiten bezüglich der Verwendung von iodiertem Speisesalz und dem Verzehr von Seefisch/Meeresfrüchten gefragt werden. Auch nach sogenannten Nahrungsergänzungsstoffen, die oft Iod enthalten, sollte gefragt werden. Patienten, die sonst in Ländern mit hoher Iodzufuhr leben (z. B. Japan, USA), sind in der Regel besser iodversorgt.

### 3.1.4 Sonstige Anamnese

Natürlich muss beim Erstkontakt nach vorausgegangenen Schilddrüsenoperationen, Radioiodtherapien und externer Strahlentherapie der Halsregion gefragt werden. Eine vorausgegangene Strahlentherapie ist ein wichtiger Risikofaktor für die Entstehung von Schilddrüsenmalignomen, insbesondere wenn die Bestrahlung in der frühen Kindheit erfolgte. Auch eine genaue Medikamentenanamnese ist wichtig, nicht nur bezüglich Schilddrüsenhormonen und Thyreostatika, sondern auch hinsichtlich strumigener Substanzen wie Lithium, Hydantoin oder Tuberkulostatika. Die Anamnese muss auch Fragen nach familiären Schilddrüsenerkrankungen einschließen. Dies betrifft den Aspekt der familiären Strumadisposition, immunogene Thyreopathien, aber auch eine mögliche Vorbelastung bezüglich eines MEN-Syndroms bzw. eines familiären medullären Schilddrüsenkarzinoms (FMTC).

**Bei der Anamnese sollte immer nach familiären Schilddrüsenerkrankungen gefragt werden.**

### 3.1.5 Körperliche Untersuchung

Die Palpation der Schilddrüse und der zervikalen Lymphknoten erfolgt am sitzenden oder stehenden Patienten am besten von hinten mit beiden Händen. Der Patient muss während der Palpation mehrmals schlucken, damit der Untersucher einerseits die Schluckverschieblichkeit der Schilddrüse und von Knoten beurteilen kann und damit andererseits juguläre bzw. teilweise retrosternal liegende Knoten oder Schilddrüsenanteile tastbar werden. Eine nicht vergrößerte Schilddrüse ist nur bei schlankem Hals zu tasten. Sofern Knoten palpierbar sind, müssen diese in Bezug auf ihre Verschieblichkeit beurteilt werden. Bei einer Struma permagna können unter Umständen Zeichen einer oberen Einflussstauung zu sehen sein.

Gezielt sollte nach Zeichen einer Hyper- oder Hypothyreose untersucht werden. Somit gehört neben der Messung von Puls und arteriellem Blutdruck auch eine Untersuchung der Hautbeschaffenheit (trocken/feucht, kalt/warm), der Fingernägel und der Haare zur klinischen Diagnostik. Vermehrter Haarausfall ist bei Hypo- und bei Hyperthyreose zu beobachten. Struppiges Haar ist typisch für eine Hypothyreose. Generalisierte Ödeme können bei Hypothyreose auftreten. Bei vermutetem oder nachgewiesenem Morbus Basedow müssen auch die Augen hinsichtlich einer endokrinen Orbitopathie (e. O.) untersucht werden. Mit der Hertel-Exophthalmometrie lässt sich die e. O. auch objektivieren und quantifizieren. Eine prätibiale teigige Schwellung kann einem prätibialen Myxödem bei Morbus Basedow entsprechen.

## 3.2 In-vitro-Labor

Die Messmethodik der im Folgenden aufgeführten Laborwerte sowie die teils testspezifischen Referenzbereiche werden nicht im Detail dargestellt. Wir verweisen hier auf die entsprechenden Werke der Labormedizin.

### 3.2.1 TSH

Die Bestimmung des Serum-TSH (Thyreotropin) ist die erste Maßnahme bei Verdacht auf eine Funktionsstörung der Schilddrüse. Der Thyreotropin-Releasing-Hormontest (TRH-Test) wird aufgrund der Zuverlässigkeit der basalen TSH-Bestimmung nur in Ausnahmefällen (vor allem bei Verdacht auf eine zentrale Funktionsstörung) eingesetzt. TRH wird entweder intravenös (200 µg bei Erwachsenen mit Blutabnahme nach 30 Minuten), nasal (2 mg, Blutabnahme nach ca. 30 Minuten) oder oral appliziert (40 mg, Blutabnahme nach ca. 3 Stunden). Aufgrund der besseren Verträglichkeit und der besten Zuverlässigkeit hat sich die nasale Verabreichung weitgehend durchgesetzt.
Die TSH-Normgrenzen sind Objekt immer wiederkehrender Diskussionen und Studien bei unterschiedlichen Kollektiven. Insbesondere die obere Normgrenze ist altersabhängig. Je nach Alter sind bei Kindern und Jugendlichen unter Umständen TSH-Werte von 4 oder 5 µU/ml zu tolerieren, sofern die Patienten beschwerdefrei sind.
Folgende TSH-Obergrenzen sollen als Anhalt dienen:

| | |
|---|---|
| 7 bis 15 Jahre: | 5,0 mU/l |
| 16 bis 18 Jahre: | 4,5 mU/l |
| 19 bis 65 Jahre: | 3,5 mU/l |
| ab 66 Jahre: | 6,0 mU/l |

Bei Werten unter 0,3 mU/l besteht der Hinweis auf eine Hyperthyreose, der ggf. szintigraphisch abgeklärt werden muss. In der Schwangerschaft gelten andere Normgrenzen, diese sind in Kapitel 2.3 detailliert aufgeführt.

Bei der sekundären Hypothyreose (verminderte TSH-Sekretion) oder tertiären Hypothyreose (Störung der TRH-Sekretion) findet man erniedrigte Werte für TSH, T3 und T4.

Die sekundäre Hyperthyreose (bedingt durch einen TSH-produzierenden Hypophysentumor) ist durch eine Erhöhung von T3 und T4 sowie eine moderate TSH-Erhöhung gekennzeichnet. Im TRH-Test zeigt sich oft nur ein geringer Anstieg des TSH. Die differenzialdiagnostische Abgrenzung gegenüber einer zentralen oder generalisierten Schilddrüsenhormonresistenz allein anhand der Laborparameter kann schwierig sein.

**Wichtigster Laborparameter bei Verdacht auf eine Funktionsstörung der Schilddrüse ist TSH.**

### 3.2.2 T3/T4

Zur Beurteilung der thyreoidalen Hormonproduktion ist die Messung der peripheren Werte erforderlich. Die Indikation hierzu besteht in jedem Fall bei einem TSH von < 0,3 mU/l oder von > 4 mU/l. Aufgrund der verzögerten Reaktion der TSH-Sekretion bei Änderung der T3- und T4-Synthese kann aber durchaus auch bei normwertigem TSH die Bestimmung von T3 und T4 sinnvoll sein, z. B. in den ersten Wochen nach Radioiodtherapie, in denen der TSH-Spiegel niedrig-normal oder sogar supprimiert sein kann und die T4- und T3-Werte schon im hypothyreoten Bereich liegen, bedingt durch die einsetzende Wirkung des Radioiods. Freies T4 kann mit den heutigen Testmethoden problemlos gemessen werden, während die fT3-Bestimmung immer noch relativ anfällig ist, bedingt durch die sehr kleinen Mengen, die erfasst werden müssen. Bei Messung der Gesamt-T3/T4-Mengen ist die gleichzeitige Messung des TBG sinnvoll. Nur < 1% der Schilddrüsenhormone liegen in freier, d. h. nicht proteingebundener Form vor. Bei der Interpretation der Hormonwerte ist ggf. ein Low-T3/Low-T4-Syndrom bei reduziertem Allgemeinzustand zu berücksichtigen. Es ist durch ein erniedrigtes T3, bei stärkerer Ausprägung auch ein erniedrigtes T4 bei gleichzeitig normalem oder auch erniedrigtem TSH gekennzeichnet.

**Bei reduziertem Allgemeinzustand kann ein Low-T3-Syndrom auftreten, ohne dass eine Funktionsstörung der Schilddrüse vorliegt.**

### 3.2.3 TPO-AK und TAK

Thyreoidale Peroxidase (TPO)-Antikörper (= mikrosomale Antikörper, MAK) und ggf. auch Thyreoglobulin-Antikörper (Tg-AK oder TAK) sollten in jedem Fall bei Verdacht auf eine Thyreoiditis (z. B. Echoarmut in der Sonographie oder klinische Hinweise auf eine Hypothyreose) gemessen werden. Bei immunogener Thyreoiditis sind insbesondere die TPO-AK-Werte massiv erhöht. Es handelt sich um einen sehr sensitiven Marker mit allerdings vergleichsweise geringer Spezifität. Je nach Alter sind die TPO-AK in bis zu 10 % aller Schilddrüsengesunden erhöht. In der Nachsorge des differenzierten Schilddrüsenkarzinoms sollten die Antikörper ebenfalls bestimmt werden, da sie einerseits eine gewisse prognostische Bedeutung besitzen und andererseits Hinweise auf eine Störung der Tg-Messmethodik liefern können.

**Eine Erhöhung der TPO-Antikörper ist hinweisend auf eine autoimmunogene Thyreoiditis (M. Hashimoto).**

### 3.2.4 TRAK

Eine Bestimmung der TSH-Rezeptor-Antikörper (TRAK) ist bei Verdacht auf einen Morbus Basedow essentiell, unter Umständen auch bei der differenzialdiagnostischen Abgrenzung gegenüber einer disseminierten Autonomie. Bei den heutzutage verwendeten (humanen) Tests ist die Sensitivität hoch (> 90 %). Zur Verlaufskontrolle bei Morbus Basedow eignet sich der TRAK nur bedingt, allerdings kann anhand der Höhe des TRAK die Prognose bezüglich des weiteren Verlaufs eingeschätzt werden. Dies spielt vor allem dann eine Rolle, wenn zunächst thyreostatisch therapiert wird und die Entscheidung über eine definitive Therapie noch aussteht. Sehr hohe bzw. ansteigende TRAK-Werte verringern die Wahrscheinlichkeit einer (Spontan-) Remission und sprechen für eine baldige definitive Behandlung. Bei Schwangeren kann anhand des TRAK das Risiko abgeschätzt werden, dass sich beim Fötus eine Hyperthyreose entwickelt. Dies ist besonders wichtig, wenn die Mutter durch Operation oder Radioiodtherapie behandelt wurde, da dann keine klinisch erfassbare Hyperthyreose der Mutter auftritt, die (plazentagängigen) Antikörper aber durchaus beim Fötus eine vermehrte Hormonproduktion hervorrufen können.

**Beim Morbus Basedow ist fast immer der TRAK-Wert erhöht.**

### 3.2.5 Thyreoglobulin

Thyreoglobulin (Tg) hat als Tumormarker in der Therapiekontrolle und Nachsorge von differenzierten Schilddrüsenkarzinomen einen festen Platz, in der Diagnostik von benignen Erkrankungen ist die Bestimmung dagegen meist nicht sinnvoll. So sind Spezifität und Sensitivität für den Einsatz als Dignitätsmarker zu gering. Lediglich bei Metastasierung eines unbekannten Primärtumors (CUP-Syndrom) und gleichzeitig vorhandenen Schilddrüsenknoten, welche als Primarius in Frage kämen, kann die Tg-Bestimmung im Serum bei bestehender Struma nodosa sinnvoll sein. Bei extrem hohen Werten (z. B. > 1000 ng/ml) ist die Wahrscheinlichkeit hoch, dass es sich bei dieser Konstellation um ein metastasiertes differenziertes Schilddrüsenkarzinom handelt.

In der Nachsorge differenzierter Schilddrüsenkarzinome spielt die Tg-Bestimmung neben der Sonographie der Halsregion und der Radioiodszintigraphie eine entscheidende Rolle. Die Sensitivität moderner Testverfahren ist außerordentlich hoch. Normbereich und „Interventionsschwelle" hängen von der verwendeten Testmethodik und auch vom individuellen Risiko des Patienten ab. Am verlässlichsten sind IRMA- (immunradiometrischer Assay) oder RIA- (Radioimmunassay) Testverfahren. Nach TSH-Stimulation (endogen nach Absetzen der Schilddrüsenhormone oder exogen nach Thyrogeninjektion) ist die Sensitivität der Tg-Bestimmung deutlich höher. Bei Werten über 1 ng/ml nach TSH-Stimulation sollte zunächst eine Wiederholung der Messung erfolgen und bei Bestätigung dann eine weitere diagnostische Abklärung. Neben der absoluten Höhe des Tg-Spiegels ist auch die intraindividuelle Dynamik des Tg-Verlaufs zu berücksichtigen.

**In der Nachsorge differenzierter Schilddrüsenkarzinome ist der Thyreoglobulinspiegel wichtigster Parameter.**

Um störende Faktoren bei der Messung auszuschließen, sollten eine Bestimmung der Tg-AK und eine Messung der Wiederfindung erfolgen. Für die Wiederfindungsprobe wird eine definitive Menge an Tg dem Patientenserum zugegeben (z. B. Aliquot von 50 ng/ml) und dann überprüft, ob die zu erwartende Gesamtmenge im Patientenserum auch tatsächlich gemessen werden kann. Der Normbereich für die Wiederfindung liegt meist bei 70-130 %. Bei gestörter Wiederfindung ist die Aussagekraft der Tg-Bestimmung für Nachsorge und Verlaufskontrolle eingeschränkt.
Weitere, seltene Indikationen für die Tg-Bestimmung sind die Differenzialdiagnostik der konnatalen Hypothyreose und die Unterscheidung der Hyperthyreosis factitia (in diesem Fall ist der Tg-Spiegel niedrig) von einer „echten" Hyperthyreose (mit hohem Tg-Spiegel).

### 3.2.6 BSG

Falls differenzialdiagnostisch eine subakute Thyreoiditis de Quervain in Frage kommt (meist rascher Verlauf und typische Symptomatik mit zum Ohr ziehenden Schmerzen), ist die Bestimmung der BSG wegweisend, die zum Teil extrem hoch sein kann (z. T. bis 50/100 mm).

**Eine massive BSG-Erhöhung ist typisch für eine subakute Thyreoiditis de Quervain.**

### 3.2.7 Calcitonin

Die Bestimmung von Calcitonin, eines für das medulläre Schilddrüsenkarzinom spezifischen Tumormarkers, ist angesichts der relativ geringen Inzidenz des medullären Schilddrüsenkarzinoms zum Teil umstritten. Die Prävalenz von C-Zell-Karzinomen in Kollektiven, die im Rahmen von Studien untersucht wurden, in denen Calcitonin bestimmt wurde, liegt bei etwa 0,1 bis 0,3 %. Weitgehend unumstritten ist der routinemäßige Einsatz der Serumcalcitoninbestimmung im Rahmen der Dignitätseinschätzung kalter Knoten, da die Überlebensrate von C-Zell-Karzinomen sehr stark vom Tumorstadium abhängig ist und die Prognose, im Gegensatz zu den differenzierten Tumoren bei metastasierten Stadien, relativ schlecht ist.

Zum Ausschluss eines medullären Schilddrüsenkarzinoms ist bei allen malignitätsverdächtigen Knoten die Bestimmung von Calcitonin indiziert. Entsprechend den Empfehlungen der Deutschen Gesellschaft für Endokrinologie und anderer Fachgesellschaften sollte eine solche Bestimmung grundsätzlich bei allen Knoten erfolgen. Da medulläre Schilddrüsenkarzinome in der Regel als isolierte Knoten oder primär als Lymphknotenmetastasen in Erscheinung treten, muss bei entsprechenden Patienten in jedem Fall eine Calcitoninbestimmung erfolgen. Wenn das basale Calcitonin auf über 30 pg/ml bei Frauen (klinischer Graubereich: 20-30 pg/ml) und über 60 pg/ml bei Männern (klinischer Graubereich: 30-60 pg/ml) erhöht ist, besteht eine Operationsindikation (Frank-Raue K, Raue F. Medulläres Schilddrüsenkarzinom: Calcitonin-Screening und risikoadaptierte Nachsorge. Endokrinologie Information, Sonderheft 2017). Ein Calciumstimulationtest, der den Pentagastrin-Test (nicht mehr verfügbar) ersetzt hatte, wird nicht mehr empfohlen bzw. ist wegen unzureichender Standardisierung umstritten.

Verschiedene Ursachen kommen für falsch-positive Calcitoninwerte in Frage, am häufigsten sind in der klinischen Routine die Einnahme von Protonenpumpeninhibitoren sowie eine Niereninsuffizienz zu beobachten. Bei Abnahme und Transport ist die Empfindlichkeit des Parameters zu bedenken – so muss das Serum sofort gekühlt werden und auch für den Transport ist eine adäquate Kühlung essentiell.

**Bei suspekten Schilddrüsenknoten ist eine Calcitoninbestimmung zu empfehlen.**

**In der Nachsorge des C-Zell-Karzinoms ist Calcitonin der wichtigste Laborparameter.**

## 3.3 Bildgebung

### 3.3.1 Sonographie

Die Sonographie ist in Deutschland das wichtigste Instrument zur Planung des weiteren diagnostischen und therapeutischen Prozederes und auch im Rahmen der Therapie- und Verlaufskontrolle bei morphologischen Schilddrüsenveränderungen. Anders als zum Beispiel in den Vereinigten Staaten, in denen Schilddrüsenknoten in geringerer Frequenz sonographiert werden und wo die Sonographie im diagnostischen Ablauf hinter der Biopsie steht, wird in Deutschland praktisch immer eine Ultraschalluntersuchung durchgeführt, wenn der Verdacht auf eine Struma, Knoten oder auch eine immunogene Thyreopathie besteht. Aufgrund der Zunahme der Check-up-Untersuchungen unter Einschluss der Sonographie werden Schilddrüsenerkrankungen zunehmend häufiger durch Zufall entdeckt. Auch bei anderen Untersuchungen (z. B. Duplex-Sonographie der Halsgefäße) werden häufig Schilddrüsenveränderungen als Nebenbefunde entdeckt. Ein generelles Sonographie-Screening der Schilddrüse wird in Deutschland bei älteren Menschen nicht empfohlen, da man befürchtet, dass zu viele Knoten entdeckt werden, woraus eine „Überdiagnostik" und konsekutiv auch eine „Übertherapie" resultieren könnten, meist aufgrund nicht auszuschließender Malignität. Anders verhält es sich, wenn eine Gabe von größeren Iodmengen geplant ist (z. B. iodhaltiges Röntgenkontrastmittel). In diesem Fall können sich u. U. anhand von umschriebenen Läsionen Hinweise auf eine fokale Autonomie der Schilddrüse ergeben, welche auch bei normalen TSH-Werten nicht auszuschließen ist.

Daten aus Südkorea zeigen, dass ein allgemeines Sonographie-Screening der Bevölkerung zu einem starken Anstieg der Inzidenz von Schilddrüsenkarzinomen führt. Entdeckt wurden vor allem papilläre Mikrokarzinome, welche sonst zum größten Teil okkult geblieben wären. Eine Verbesserung der Mortalität wurde nicht festgestellt, so dass dieses allgemeine Screening in Südkorea inzwischen wieder verlassen wurde.

Verwendet wird ein Linear- oder Sektor-Schallkopf mit einer Frequenz von mindestens 7,5 MHz. Die Untersuchung sollte in Rückenlage mit leicht rekliniertem Kopf erfolgen. Ein Kissen sollte unter Hals/Schulter und nicht unter dem Kopf liegen, um optimale Untersuchungsbedingungen zu erhalten. Bei stärker ausgeprägter Arthrose bzw. Osteochondrose der HWS kann die Reklination unter Umständen, besonders bei älteren Patienten, eingeschränkt sein. Folgende Informationen können bei der Sonographie gewonnen werden:

- Volumen der gesamten Schilddrüse
- Echogenität der gesamten Schilddrüse
- Homogenität der gesamten Schilddrüse
- Charakterisierung von umschriebenen Läsionen/Knoten:
  - Volumen
  - Echogenität (echofrei/echoarm/echogleich/echoreich/mixed-pattern)
  - Homogenität
  - Randbegrenzung
  - Nachweis zystischer Läsionen
  - Nachweis von Verkalkungen
- Beurteilung der zervikalen Lymphknoten
- Planung und Kontrolle einer Biopsie
- Planung und Kontrolle einer lokalen Therapie (MWA, RFA, PEIT, HIFU)

Das Volumen beider Lappen, ggf. des Isthmus und auch von Knoten, kann unter Annahme eines Rotationsellipsoids nach der Formel Länge x Breite x Höhe/2 ermittelt werden (Strecken in cm, Volumen in ml). Die Obergrenze für das Gesamtvolumen bei Erwachsenen beträgt bei Frauen 18 ml und bei Männern 25 ml. Diese Grenzwerte sind recht hoch, so dass unter Umständen eine Strumatherapie (z. B. mit Iodid) eingeleitet werden kann, auch wenn die Volumina noch etwas unterhalb dieser Grenzen liegen.

**Das Volumen der Schilddrüse und von Knoten ergibt sich aus der Formel Länge x Breite x Höhe/2.**

Bei Kindern können folgende Richtwerte herangezogen werden. Bei sehr kleinen Kindern ist eine exakte Volumetrie allerdings schwierig und die gemessenen Volumina sind mit einer relativ hohen Ungenauigkeit behaftet.

Körpergewicht:

| | |
|---|---|
| bis 5 kg: | 0,5-2,0 ml |
| 5-10 kg: | 1,0-2,5 ml |
| 10-20 kg: | 1,5-5,0 ml |
| 20- 30 kg: | 2,0-9,0 ml |
| 30-40 kg: | 3,5- 12,0 ml |

Die Iodmangelstruma ist oft zunächst diffus, später können sich dann nodöse Veränderungen und zystische Areale entwickeln. Für die Verlaufskontrolle (zum Beispiel unter medikamentöser Behandlung mit Iodid und/oder Thyroxin) ist eine genaue Dokumentation von Gesamtvolumen, Knotenvolumen und Knotenlokalisation wichtig. Messungenauigkeiten sind aber auch bei Versierten und bei sorgfältiger Durchführung der Sonographie nicht zu vermeiden. Da die Abweichungen interindividuell noch größer als intraindividuell sind, sollten sonographische Kontrollen möglichst immer vom gleichen Sonographeur durchgeführt werden. Die Länge der Kontroll-Intervalle hängt von der Erkrankung und dem bisherigen Verlauf ab. Bei sich schnell entwickelnden Knoten oder Zysten können unter Umständen Kontrollen nach wenigen Wochen erforderlich sein. Bei einer neu eingeleiteten medikamentösen Therapie sollte der Kontroll-Ultraschall nach etwa 3 bis 6 Monaten erfolgen , um den Therapieerfolg evaluieren zu können. Langfristig werden sonographische Kontrollen bei der Iodmangelstruma häufig in Jahresabständen durchgeführt. Bei immunogenen Thyreopathien können die notwendigen Kontrollintervalle stark variieren und hängen u. a. vom Verlauf der Funktionsstörung ab.

Ein wichtiger Aspekt der Sonographie ist die Risikostratifizierung von Schilddrüsenknoten, also die Abschätzung, ob es sich um einen malignen Befund handeln könnte. In Abhängigkeit von dieser Risikobewertung erfolgt die Festlegung des weiteren Vorgehens, also Beobachtung/ medikamentöse Therapie, Feinnadelbiopsie, Operation (evtl. auch nach vorheriger Feinnadelbiopsie) oder weitere Bildgebung (Abb. 16 und 17).

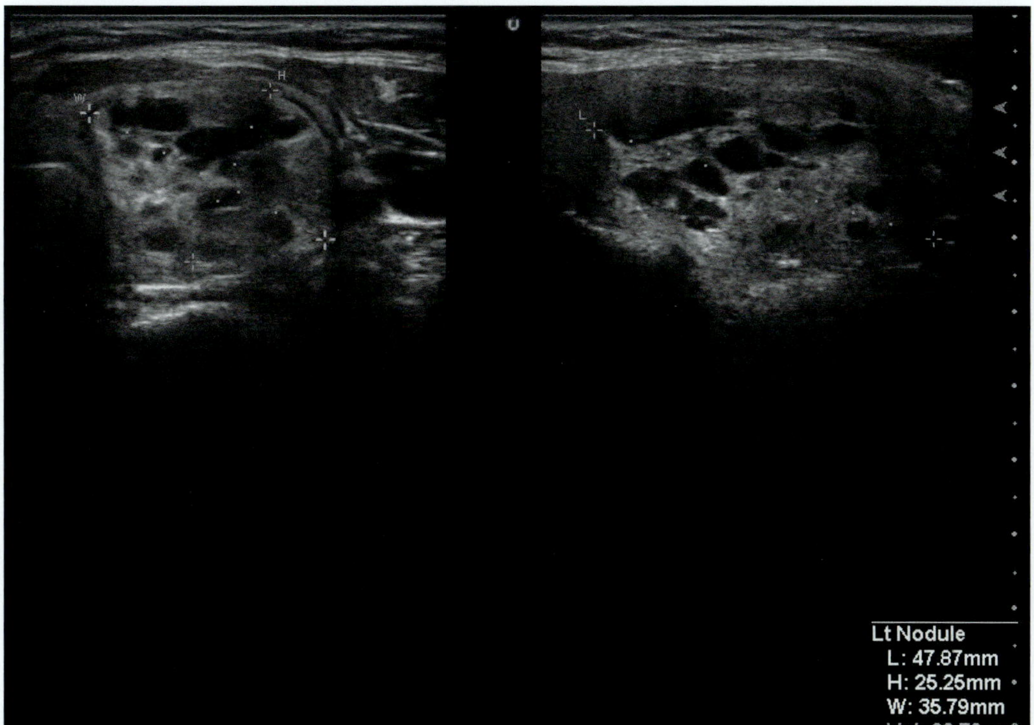


Abb. 16
Echokomplexer Knoten links

Malignitätshinweise sind folgende Eigenschaften:

- Echoarmut (im Iodmangelgebiet ist allerdings die Mehrzahl aller – auch benigner – Knoten echoarm)
- Unregelmäßige Randbegrenzung
- Mikroverkalkungen (schollige Verkalkungen können auf ein medulläres Karzinom hinweisen)
- Relation zwischen Tiefen- und Breitendurchmesser (benigne Knoten sind eher breit als tief)
- Das Fehlen eines Halo am Knotenrand
- Männliches Geschlecht
- Suspekte zervikale Lymphknoten-Vergrößerungen

Seit einigen Jahren wird zur verbesserten Standardisierung und Dokumentation der festgestellten Dignitätsparameter das TIRADS-System verwendet. Es wurde ursprünglich von einem adäquaten Reporting-System für die Mamma (BI-RADS) abgeleitet und von Horvath und Mitarbeitern vor rund zehn Jahren eingeführt, später dann von verschiedenen Autoren (u. a. Kwak und Mitarbeitern) modifiziert. Eine gute Übersicht über die Methoden der Risikostratifizierung gibt die Arbeit von Ha und Mitarbeitern, die 2017 in Thyroid publiziert wurde. Die TIRADS-Klassifikationen reichen von 1 (normale Schilddrüse) über 2 (benigne Veränderungen) und 5 (wahrscheinlich maligner Knoten) bis zu 6 (bioptisch gesichertes Karzinom). Den einzelnen Klassifikationen werden jeweils Werte für die Malignitätswahrscheinlichkeit zugeordnet. Nach diesen Klassifikationen sind folgende Eigenschaften mit einem signifikant höheren Malignitätsrisiko verbunden und führen zu einer höheren Einstufung im TIRADS-.System:

- Solider Knoten (statt gemischter Knoten)
- Echoarmut (bei sehr deutlicher Echoarmut steigt das Malignitätsrisiko nochmals)
- Mikrolobulierte oder (noch signifikanter) irreguläre Ränder
- Makrokalzifizierungen oder (noch signifikanter) Mikrokalzifizierungen
- Knoten tiefer als breit

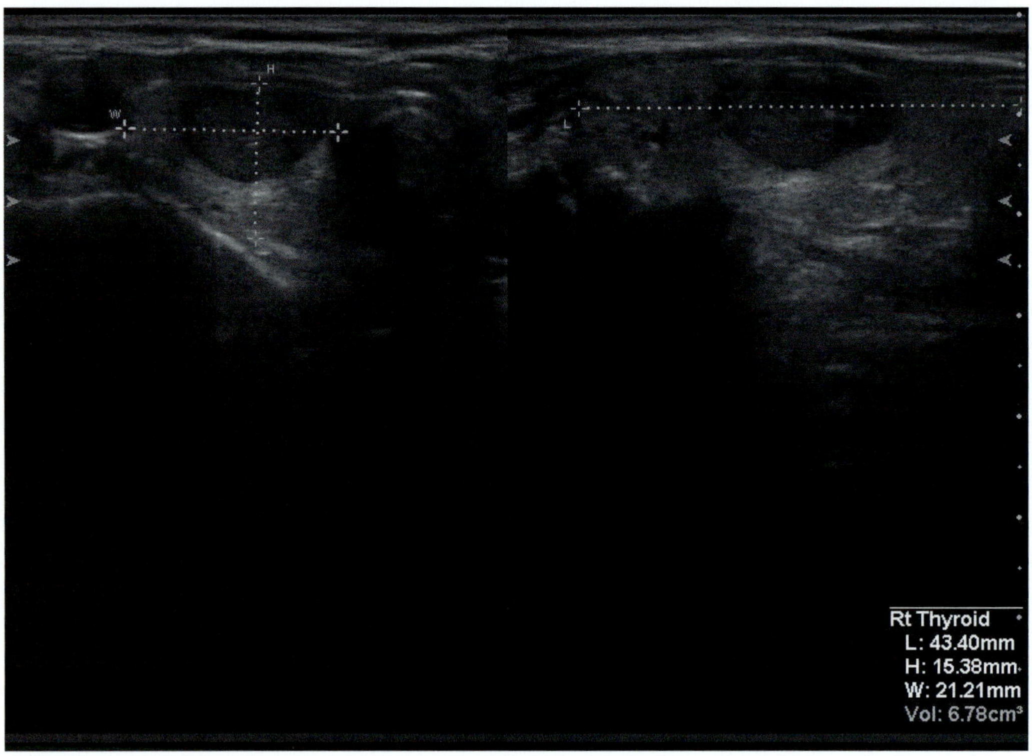


Abb. 17
Echoarmer Knoten rechts

**Anhand der Sonographie kann das Risiko der Malignität von Knoten abgeschätzt werden. TIRADS bietet den Vorteil eines einheitlichen Systems zur Klassifizierung der Malignitätskriterien.**

Auch die Anzahl der Knoten wird als Malignitätshinweis genannt, so haben solitäre Knoten per se ein höheres Risiko als ein Knoten in einer multinodösen Struma. Für die Gesamtheit aller Knoten in einer Schilddrüse entspricht das Risiko dann allerdings wieder dem des solitären Knotens.
Die genannten Kriterien sind vom Untersucher zu berücksichtigen und fließen in die Gesamtbewertung der Knoten ein.
Die Kontrastmittelsonographie hat zur Differenzierung benigner und maligner Knoten keinen wesentlichen Zusatznutzen im Vergleich zu der durch eine Farbdoppler-Analyse ergänzten Standardsonographie. Sie zeigt eine verminderte, häufig inhomogene Kontrastmittelanreicherung bei malignen Knoten gegenüber der Umgebung.

Zysten stellen sich typischerweise echofrei mit dorsaler Schallverstärkung dar. Oftmals sind die zystischen Läsionen hämorrhagisch bedingt und weisen dann zum Teil solide Binnenstrukturen auf. Fehlt bei einer vermeintlichen Zyste die dorsale Schallverstärkung, so ist dies ein Hinweis auf einen soliden Knoten mit stark reduzierter Echogenität und muss so als Malignitätshinweis wahrgenommen werden.

Beim Morbus Basedow zeigt sich typischerweise eine deutliche Echoarmut und eine stärkere Inhomogenität. Oft ist vor allem der Tiefendurchmesser erhöht. Das Volumen der Schilddrüse kann sehr stark variieren und korreliert nur teilweise mit der Stoffwechsellage – so können auch schon sehr kleine Schilddrüsen (z. B. 8 ml Gesamtvolumen) mit einer signifikanten Hyperthyreose einhergehen. Gelegentlich kommen Schilddrüsenknoten in Kombination mit einem Morbus Basedow vor (Marine-Lenhart-Syndrom).

**Beim Morbus Basedow findet man in der Sonographie typischerweise eine deutliche Echoarmut.**

Die Autoimmunthyreoiditis ist ebenfalls durch eine Echoarmut gekennzeichnet, allerdings ist diese meist nicht so stark ausgeprägt wie beim Morbus Basedow, und das Muster ist eher homogen. Bei der sogenannten „klassischen“ (hypertrophen) Form der Hashimoto-Thyreoiditis ist das Volumen erhöht und das Muster unregelmäßig. Bei der (häufigeren) atrophischen Form ist das Volumen verringert und die Schilddrüse wird oftmals von Kontrolle zu Kontrolle kleiner und ist im Extremfall sonographisch kaum noch darzustellen. Bei der subakuten Thyreoiditis de Quervain findet sich ein sehr inhomogenes Muster mit (teils konfluierenden) deutlich echoarmen Arealen, die einer regionalen Entzündung entsprechen. Bei der bakteriellen Thyreoiditis sieht man sehr stark echoreduzierte Areale.

**Bei der immunogenen Thyreoiditis (M. Hashimoto) ist eine moderate Echoarmut zu finden, oft zeigt sich eine stetige Verkleinerung der Schilddrüse.**

Die Sonographie spielt in der Diagnostik, bei der Therapieplanung und der Nachsorge differenzierter und medullärer Schilddrüsenkarzinome eine wichtige Rolle. Sie erlaubt die Detektion von Lokalrezidiven in der Schilddrüsenloge und von zervikalen Lymphknotenmetastasen. Die Beurteilung der Schilddrüsenloge nach Operation – insbesondere nach radikaleren Eingriffen – ist nicht ganz einfach und sollte dem erfahrenen Untersucher vorbehalten bleiben. Rezidive stellen sich typischerweise als echoarme, oftmals unregelmäßig begrenzte Strukturen dar. Nach Operation sollte man mit der ersten sonographischen Untersuchung mindestens 6 Wochen warten, andernfalls ist eine Differenzierung zwischen Restgewebe, Narbe, Hämatom oder Rezidiv in der Schilddrüsenloge nicht sicher möglich. Bei der Beurteilung der zervikalen Lymphknoten ist zu berücksichtigen, dass oftmals leichte Vergrößerungen vorkommen, insbesondere nach HNO-Infekten. Wichtig ist daher auch die Beurteilung der Form (benigne Lymphknoten sind meist länglich), der Nachweis eines Hilus sowie die Größenveränderung im Verlauf.

### 3.3.2 Dopplersonographie

Die meisten heutzutage eingesetzten Sonographiegeräte verfügen über eine Option zur (farbkodierten) Dopplersonographie zur Erfassung der Vaskularisation einzelner Läsionen oder der gesamten Schilddrüse. Eine absolute Quantifizierung der Perfusion ist äußerst schwierig, daher ist – insbesondere wenn es um die Höhe der Durchblutung des gesamten Schilddrüsenparenchyms geht – ein Vergleich mit den Werten der anderen zervikalen Strukturen (z. B. der Halsmuskulatur) wichtig. Zur Semi-Quantifizierung der Ergebnisse können die Parameter „Perinodulärer Resistenz-Index" ($V_{max}$ syst – $V_{min}$ enddiast)/$V_{max}$ syst) und „perinoduläre maximale Flussgeschwindigkeit" herangezogen werden. Adenome haben häufig eine hypervaskularisierte Randzone (dies entspricht dem echoarmen Halo im konventionellen Ultraschall). Bei suspekten Knoten stellt die zentrale Hyperperfusion, in Verbindung mit Kaliberschwankungen einen wichtigen Malignitätshinweis dar.
Eine Korrelation zwischen szintigraphischem Befund und dem Dopplersignal besteht nicht, so dass die Dopplersonographie die Szintigraphie nicht ersetzen kann. Beim Morbus Basedow zeigt sich typischerweise – insbesondere bei unbehandelter Hyperthyreose – eine diffus vermehrte Perfusion des gesamten Parenchyms. Entzündliche Bezirke können bei der Thyreoiditis eine regional erhöhte Durchblutung aufweisen. Bei der amiodaroninduzierten Hyperthyreose kann mit der Dopplersonographie zwischen einem Typ I (Hyperthyreose bei vorbestehender Autonomie oder Morbus Basedow) und einem Typ II (destruierende Thyreoiditis) differenziert werden. Beim Typ I ist eine erhöhte Perfusion typisch, beim Typ II eine verminderte Durchblutung.

**Die Dopplersonographie kann die Szintigraphie nicht ersetzen**

### 3.3.3 Real-Time-Elastographie

Für die Leber- und Mammadiagnostik wird die Elastographie schon seit Jahrzehnten erfolgreich eingesetzt. Besonders tiefer liegende, nicht palpable Läsionen können so auch in der Schilddrüse bezüglich ihrer Konsistenz beurteilt werden. Maligne Tumore weisen tendenziell eine eher härtere Konsistenz als benigne Strukturen auf. Seit einigen Jahren wird dieses Verfahren in der Thyreologie zur Risikostratifizierung unklarer Knoten eingesetzt. Viele Ultraschallgeräte bieten inzwischen auch die Option der Elastographie. Die Elastizität suspekter Knoten kann z. B. nach leichter Kompression von außen (mit einem konventionellen Schallkopf) gemessen werden.

Die Ergebnisse werden entweder qualitativ (z. B. Einteilung in 4 Elastizitätsgrade und entsprechende farbkodierte Darstellung, die dem B-Bild überlagert wird) oder quantitativ (acoustic radiation force impulse imaging, ARFI) gewonnen. Verwendet wird eine Hochfrequenzsonde (7-13 MHz). Die Methode hat vor allem eine hohe Sensitivität und einen hohen negativen Vorhersagewert (bezüglich papillärer Karzinome) und kann neben anderen Verfahren wie Sonographie, Szintigraphie und Feinnadelbiopsie in die Risikostratifizierung suspekter Knoten einbezogen werden, besonders bei tiefer liegenden Knoten, die mit der Palpation nur unzureichend beurteilt werden können. Follikuläre Karzinome, die sich von follikulären Adenomen unter Umständen nur durch eine kleine Zone der Gefäß- bzw. Kapselinvasion unterscheiden, können dagegen mit der Elastographie nicht hinreichend sicher detektiert werden. Limitationen bestehen auch bei stark verkalkten Knoten.

**Bei tiefer liegenden Knoten lässt sich die Konsistenz mit der Elastographie beurteilen.**

### 3.3.4 Szintigraphie

Die wichtigste Indikation zur Szintigraphie ist die Abklärung umschriebener morphologischer Veränderungen, die palpatorisch oder sonographisch nachgewiesen wurden. Gemäß interdisziplinär erarbeiteten Leitlinien ist eine Szintigraphie bei allen Knoten mit einem Durchmesser von über 10 mm notwendig. Aber auch etwas kleinere Veränderungen können unter Umständen szintigraphisch abgeklärt werden, z. B. bei malignitätssuspekten Auffälligkeiten in der Sonographie. Bei Hinweisen auf eine fokale oder disseminierte Autonomie bei grenzwertiger oder vollständiger TSH-Suppression (< 0,3 mU/l) und bei manifester Hyperthyreose ist ebenfalls eine Szintigraphie indiziert. In unklaren Fällen kann die Differenzialdiagnose Morbus Basedow/chronisch lymphozytäre Thyreoiditis szintigraphisch gestellt werden. Indikationen zur Szintigraphie ergeben sich auch in der Therapieplanung und in der Dokumentation des Behandlungsergebnisses nach Radioiodtherapie oder Operation sowie in der Verlaufskontrolle der unbehandelten funktionellen Autonomie. Für die Größenbestimmung der Schilddrüse ist die Sonographie bei kleinen und mittleren Schilddrüsen überlegen, während bei großen Strumen die Szintigraphie auch zur Volumenabschätzung (neben der morphologischen Schnittbilddiagnostik) zum Einsatz kommt, da hier eine verlässliche sonographische Volumetrie oft nicht mehr möglich ist.

**Bei allen Knoten ab 1 cm Durchmesser sollte eine Szintigraphie durchgeführt werden.**

Verschiedene Isotope stehen für die Szintigraphie zur Verfügung, deren Aufnahme im Gewebe vor allem von der Dichte und Aktivität des an der basolateralen Zellmembran lokalisierten Natrium-Iodid-Symporters abhängt. Mit diesen Radiopharmaka lässt sich die „Funktionstopographie" der Schilddrüse beurteilen. Es besteht eine gute Korrelation der Tracerspeicherung mit der Iodidclearance, so dass auch eine quantitative Aussage über diesen Parameter aus der Szintigraphie abzulesen ist.

#### *3.3.4.1 Technetium-99m-Pertechnetat-(Tc)-Szintigraphie*

Aufgrund der mit Iod vergleichbaren Molekülgröße und -eigenschaften wird Pertechnetat ebenfalls in die Schilddrüsenzellen durch aktiven Transport aufgenommen. Die Transportrate ist allerdings für Iod mehr als 10-fach höher. Im Gegensatz zu Iodisotopen wird Pertechnetat nicht organifiziert, sondern nach Erreichen eines Plateaus nach ca. 15 bis 30 Minuten langsam aus der Schilddrüse wieder ausgewaschen. Dieser Tracer hat den großen Vorteil, dass er als Generatorprodukt jederzeit zur Verfügung steht und dadurch auch kostengünstiger ist. Das Mutternuklid Molybdän-99 (Mo-99) hat eine Halbwertszeit von 66 Stunden und wird in Form eines Generators an die nuklearmedizinischen Einrichtungen geliefert. Durch den andauernden Zerfall des Mutternuklids entsteht laufend neues Technetium-99m (Tc-99m), das Tochternuklid, das aus dem Generator durch Elution („Melken") gewonnen werden kann. Die wesentlichen Vorteile von Tc-99m sind:

- Es handelt sich um ein Generatorprodukt (s. o.).
- Fehlende zusätzliche Betakomponente (im Gegensatz z. B. zu Iod-131) und damit geringere Strahlenexposition im speichernden Gewebe.
- Günstige Gammaenergie von 140 keV. Die Gammaenergie ist einerseits hoch genug, um intrakorporal nicht zu stark abgeschwächt zu werden, andererseits auch gering genug, um mit üblichen Kristallen einer Gammakamera ohne größere Verluste detektiert werden zu können. Auch die erforderlichen Strahlenschutzmaßnahmen sind bei dieser Gammaenergie relativ einfach durchzuführen.
- Vergleichsweise kurze Halbwertszeit von 6 Stunden. Die Halbwertszeit ist lang genug, um die erforderliche bildgebende Diagnostik durchzuführen, aber auch nicht zu lang, da sonst das Aktivitätszeitintegral und damit die Strahlenexposition unnötig hoch wäre. Die Gesamtexposition bei der Schilddrüsenszintigraphie mit Tc-99m-Pertechnetat beträgt bei Verwendung von 75 MBq etwa 1 mSv.

Sofern eine Szintigraphie ohne TSH-Suppression erfolgen soll (z. B. zur möglichst sensitiven Detektion von kalten Knoten), so muss eine unter Umständen bestehende Hormonmedikation rechtzeitig abgesetzt werden.

- Triiodthyronin: 8-10 Tage vor der Szintigraphie
- L-Thyroxin: 3-4 Wochen vor der Szintigraphie

Bei Verdacht auf eine funktionelle Autonomie und peripherer Euthyreose ist eine Suppressionsszintigraphie notwendig. Sofern nicht ohnehin eine (endogene) Suppression vorliegt, muss eine Vorbehandlung mit Schilddrüsenhormonen erfolgen, um über den hypophysären negativen feedback-Mechanismus eine TSH-Suppression zu erreichen, so dass weitgehend nur noch autonome Areale das Radiopharmakon aufnehmen. Nur ein kleiner Teil der normalen Hormonsynthese (und damit Tracerspeicherung) ist TSH-unabhängig und damit nicht supprimierbar (ca. 10 %). Es existieren mehrere Schemata zur Vorbehandlung mit Schilddrüsenhormonen, letztlich muss die Medikation aber immer individuell bestimmt werden sowie Indikation und Konsequenzen der Szintigraphie, der Ausgangs-TSH-Wert und bestehende Risikofaktoren (wie z. B. Herzrhythmusstörungen oder sonstige kardiale Risiken) mit berücksichtigen. Die obere Normgrenze des Tc-Uptakes hängt von der Iodversorgung ab und liegt bei etwa 1 %. Insbesondere bei der Diagnose der disseminierten Autonomie kommt diesem Parameter eine entscheidende Bedeutung zu, da eine fehlende Supprimierbarkeit des Gesamtuptake-Wertes oft den einzigen pathologischen Befund darstellt, sofern nicht bereits initial ein erniedrigter TSH-Spiegel vorliegt. Das Risiko der „spontanen" Entwicklung einer Hyperthyreose korreliert mit der Höhe des Suppressionsuptakes, so dass dieser eine große prognostische Bedeutung hat.

**Eine funktionelle Autonomie der Schilddrüse lässt sich oft erst im Suppressionsszintigramm nachweisen.**

Die Vorbehandlung mit Schilddrüsenhormonen zur Suppressionsszintigraphie kann in Anlehnung an das folgende Schemata erfolgen, es muss aber immer eine individuelle Anpassung der Dosis erfolgen:

- Triiodthyronin 60-100 µg täglich für 5-8 Tage
- L-Thyroxin 200 µg täglich für 10-14 Tage
- L-Thyroxin 150 µg täglich für 2-4 Wochen
- L-Thyroxin 2-3 mg einmalig 10-14 Tage vor der Szintigraphie; dieses Vorgehen hat den Vorteil, dass die Medikation unter Aufsicht erfolgen kann, ist ansonsten aber wegen der möglichen Nebenwirkung dieser einmaligen hoch dosierten Gabe nur bedingt zu empfehlen.

Zu beachten ist, dass zum Zeitpunkt der Suppressionsszintigraphie eine Kontrolle des Serum-TSH-Spiegels erfolgt, um falsch-positive Befunde (höherer Tc-Uptake bei unzureichender exogener Suppression) zu vermeiden. Bei bereits vorbestehender TSH-Suppression ohne Medikation ist eine Gabe von Schilddrüsenhormonen vor der Szintigraphie **nicht sinnvoll**.

Die Applikation größerer Iodmengen vor der Szintigraphie z. B. durch iodhaltige Röntgenkontrastmittel oder Amiodarone ist kontraindiziert. Wasserlösliche Kontrastmittel sind für etwa 4-6 Wochen zu vermeiden, lipidlösliche Kontrastmittel oder Kontrastmitteldepots (z. B. im Rahmen der Lymphangiographie oder der Myelographie) sowie Amiodarone (Cordarex®) können zu einer Blockade der Schilddrüse über viele Monate, evtl. auch mehr als ein Jahr führen. Auch Externa (z. B. Betaisodona) müssen berücksichtigt werden, da zum Teil erhebliche Mengen Iod über die Haut aufgenommen werden können. Eine Medikation mit Iodid (z. B. 100 oder 200 µg täglich) sollte, wenn möglich, vorher abgesetzt werden. Nahrungsiod kann nicht ganz vermieden werden und ist in der Regel nicht störend – allerdings kann eine sehr hohe Iodaufnahme z. B. in Form von Meeresfrüchten, Seetang-Produkten oder anderen stark iodhaltigen Stoffen (z. B. Sushi) mit der Nahrung störend sein und die Höhe des Tc-Uptakes beeinflussen.

Die Szintigraphie wird nach intravenöser Injektion von 75 MBq Tc-99m-Pertechnetat mit einer Gammakamera (am besten mit einer Kleinfeldkamera) durchgeführt. Die Kamera sollte mit einem hochauflösenden Kollimator für niedrige Energien oder einem speziellen Schilddrüsenkollimator ausgerüstet sein. Die Akquisition erfolgt entweder statisch zu einem definierten Zeitpunkt (meist nach 15 bis 25 Minuten) oder dynamisch während der Anreicherungsphase (z. B. ab 5 Minuten p. i.). In der Praxis wird fast ausschließlich statisch aufgenommen, da dies eine wesentlich einfachere Planung der Gammakamerabelegung erlaubt und die Quantifizierung weniger störanfällig ist. Bei der statischen Aufnahme sollte die Akquisitionszeit mindestens 5 Minuten betragen, um eine ausreichend gute Bildqualität zu erhalten. SPECT-Aufnahmen können in Ausnahmefällen z. B. bei sehr großen Strumen oder zum Vergleich mit einer MIBI-Szintigraphie eingesetzt werden, um die Ausdehnung des speichernden Gewebes dreidimensional zu erfassen.

Der Tc-Uptake wird quantitativ bestimmt. Hierzu wird eine Region of Interest (ROI) über der Schilddrüse angepasst. Die hierin gemessene Aktivität wird für den Untergrund (weitere ROI in ausreichendem Abstand zu Schilddrüse) und, wenn nötig, auch für paravenös applizierte Aktivität korrigiert. Gegebenenfalls können auch einzelne Areale innerhalb der Schilddrüse quantifiziert werden, z. B. hyperfunktionelle Areale bei funktioneller Autonomie.

Die Normwerte für den Tc-Uptake, die insbesondere bei der Differenzialdiagnostik der disseminierten Autonomie eine große Rolle spielen, hängen von der individuellen Iodversorgung ab. Bei ausreichender Iodzufuhr liegt dieser Wert bei etwa 0,3 bis 2,0 % und kann bei Iodmangel ansteigen. Insbesondere beim Morbus Basedow ist der Tc-Uptake z. T. deutlich erhöht und kann Werte von bis zu 40 % annehmen.

**Ursachen für erniedrigte Tc-Uptake-Werte**
- Iodexzess
- Thyreoiditis
- Medikation mit Schilddrüsenhormonen
- Sekundäre Hypothyreose
- Vorbehandlung mit Perchlorat
- Medikation mit anderen Substanzen, z. B. Corticoiden oder Metformin

**Ursachen für erhöhte Tc-Uptake-Werte**
- Iodmangel
- Morbus Basedow
- Funktionelle Autonomie
- Lithiummedikation
- Sonstige thyreostatische Medikation (nur zum Teil erhöhter Tc-Uptake, abhängig vom TSH-Verlauf)
- Iodfehlverwertung

**Wenn im Szintigramm keine Traceraufnahme in der Schilddrüse zu sehen ist, muss man an einen Iodexzess und an eine Thyreoiditis denken.**

**Ursachen für hypofunktionelle (kalte) Knoten**
- Zysten
- Regressive Veränderungen
- Adenome
- Fokale Entzündungen
- Therapierte Adenome (funktionelle Autonomien) nach Radioiodtherapie
- Maligne Tumoren

Mit einer „übersteuerten" Darstellung der Szintigraphie lassen sich unter Umständen in begrenztem Maße auch nicht-autonome Areale in der Schilddrüse bei TSH-Suppression erfassen.

#### *3.3.4.2 Iod-123-Natriumiodid-Szintigraphie*

Iod-123 (I-123) ist ein Zyklotronprodukt und daher logistisch wesentlich schwieriger zu handhaben, da die Halbwertszeit von 13 Stunden eine ständige Bevorratung erschwert. Vorteile von I-123 sind die höhere Aufnahme im Schilddrüsengewebe, die Iodisation (Einbau in organische Verbindungen) und die etwas höhere Gammaenergie (159 KeV), was z. B. beim Nachweis von retrosternalem Strumagewebe und der Absorption durch das Sternum eine Rolle spielt. Einige Institutionen bevorzugen daher generell Iod-123 für die Routinediagnostik. Die Strahlenexposition beträgt beim Einsatz von 10 MBq I-123 etwa 2 mSv.

**Indikationen für den Einsatz von I-123:**
- Nachweis von ektopem Schilddrüsengewebe, z. B. Zungengrundstruma, retrosternale Struma, Struma ovarii. Bei der Zungengrundstruma kann die Verwendung von Tc-99m zu einer Fehlinterpretation der Aktivitätsanreicherung in den Speicheldrüsen führen.
- Perchlorat-Depletions-Test: Dieser Test dient dem Nachweis der Iodorganifizierung (siehe unten).
- Statt I-131 im Radioiodtest im Rahmen der Vorbereitung auf eine Radioiodtherapie. I-123 hat den Vorteil einer fehlenden Betastrahlungskomponente und damit einer niedrigeren Exposition des speichernden Gewebes. Somit kann ein „Stunning", die Reduktion der Iodaufnahme durch die vorausgegangene z. B. diagnostische Radioiodapplikation, umgangen werden.

**Bei Verdacht auf ektopes Schilddrüsengewebe erfolgt eine Szintigraphie mit Iod-123.**

#### Durchführung bei speziellen Indikationen für die I-123-Szintigraphie

Ein bis vier Stunden nach intravenöser Applikation von 3 bis 20 MBq I-123-Natriumiodid erfolgt die Szintigraphie, gegebenenfalls kann bei unklarem Befund auch eine Aufnahme zu einem späteren Zeitpunkt, z. B. nach 18 oder 24 Stunden erfolgen. Im Gegensatz zu Pertechnetat kann Natriumiodid auch oral appliziert werden, dies hat z. B. bei kleineren Kindern einen Vorteil. Bei der Suche nach unbekannter ektoper Lokalisation des Schilddrüsengewebes empfiehlt sich eine Ganzkörperszintigraphie. Im Rahmen des **Perchlorat-Depletions-(Discharge)-Tests** werden 3 MBq I-123 intravenös appliziert. Nach 120 Minuten erfolgt eine (am besten szintigraphische) Messung des Schilddrüsenuptakes. Anschließend wird gewichtsadaptiert (Erwachsenendosis 30 bis 50 Tropfen) Natrium-Perchlorat appliziert. Nach weiteren 60 und 120 Minuten erfolgt eine erneute Messung. Wenn die Aktivität um mehr als 20 % abnimmt, besteht der Hinweis auf eine Iodfehlverwertung (z. B. Pendred-Syndrom).

#### *3.3.4.3 Szintigraphie mit anderen Radiopharmaka*

Neben der Funktionstopographie können auch andere szintigraphische Verfahren für die Schilddrüsendiagnostik eingesetzt werden, z. B. um suspekte Knoten weiter zu charakterisieren. Zur Dignitätsdiagnostik können Tc-99m-MIBI oder Tc-99m-Tetrofosmin eingesetzt werden. Diese Tracer, die sich u. a. auch in der Lokalisationsdiagostik von Nebenschilddrüsenadenomen bewährt haben, besitzen die Eigenschaft, sich entsprechend des Mitochondrienpotenzials in der inneren Mitochondrienmatrix anzureichern. Es werden Frühaufnahmen (ca. 10 Minuten nach Injektion) und Spätaufnahmen (z. B. 1 oder 2 Stunden nach Injektion) angefertigt. Insbesondere Mehranreicherungen, die sich in der Spätaufnahme noch verstärken (vermehrte regionale Retention), können auf ein Malignom hinweisen. Die MIBI/Tetrofosmin-Szintigraphie hat einen hohen negativen prädiktiven Wert, die Spezifität ist im Iodmangelgebiet allerdings gering. Andere Verfahren zur Charakterisierung unklarer Raumforderungen (z. B. die Octreotidszintigraphie oder die Ga-68-DOTATATE-PET/CT) werden sehr selten zur Abklärung bei Schilddrüsenknoten eingesetzt. Allerdings kommt es häufig vor, dass Schilddrüsenknoten entweder mit diesen Verfahren detektiert werden oder sich bekannte Läsionen als umschriebene Mehrspeicherung darstellen. Diese müssen dann weiter mittels Sonographie, Pertechnetat-Szintigraphie, Laborbestimmungen und ggf. bioptisch abgeklärt werden. Die szintigraphische Darstellung der Somatostatinrezeptoren in Orbita bzw. Retroorbitalraum kann auch zur Differenzialdiagnose, Aktivitätsbestimmung und Verlaufskontrolle der endokrinen Orbitopathie eingesetzt werden, sollte aber immer erst nach klinischer Untersuchung, Hertel-Ophthalmometrie, Sonographie und MRT erwogen werden.

**Zur weiteren Abklärung kalter Knoten kann eine Szintigraphie mit Tc-99m-MIBI hilfreich sein.**

Sofern PET oder PET/CT mit FDG nicht zur Verfügung stehen, können ggf. auch Single-Photon-Emitter in der Nachsorge von Schilddrüsenkarzinomen bei Rezidivverdacht eingesetzt werden. Die Sensitivität ist allerdings deutlich geringer als die des FDG-PET, vorwiegend können die Single-Photon-Emitter bei Verdacht auf Lokalrezidiv (z. B. bei Tg-Erhöhung und suspektem Sonographiebefund) eingesetzt werden.

### 3.3.5 Röntgen

Planare Röntgenaufnahmen spielen für die Diagnostik von Schilddrüsenerkrankungen keine Rolle. Gelegentlich werden bei Röntgenaufnahmen Trachealkompressionen oder Trachealverlagerungen durch Strumen entdeckt, die dann weiter abgeklärt werden müssen. Die ehemals empfohlenen Thorax-Röntgenaufnahmen in der Routine-Nachsorge von differenzierten Schilddrüsenkarzinomen werden heute wegen der geringen Sensitivität nicht mehr durchgeführt. Bei konkretem Rezidiv- oder Metastasenverdacht kommen sofort Schnittbildverfahren zum Einsatz.

Vor Radioiodtherapie und ggf. auch vor der Operation einer Struma permagna kann in einigen Fällen die Tracheazielaufnahme zur Beurteilung der Trachealkompression und der Stabilität der Trachea notwendig sein.

### 3.3.6 Computertomographie

In der Primärdiagnostik von Schilddrüsenerkrankungen kommt die Computertomographie (CT) nur in Ausnahmefällen zum Einsatz, zum Beispiel bei der Struma permagna oder im Rahmen des Stagings bei nachgewiesenem Malignom. Die Wertigkeit der CT wird dadurch reduziert, dass in Hinblick auf Radioiodtherapien kein iodhaltiges Kontrastmittel appliziert werden darf. Insbesondere die Spezifität des CT ist in diesen Fällen (mit Ausnahme der Beurteilung des Lungenparenchyms) vergleichsweise gering. Bei Verdacht auf eine pulmonale Metastasierung und bei Tg-Erhöhung ohne radioiodszintigraphisches Korrelat sollte aber in jedem Fall ein Dünnschicht-CT der Lunge erfolgen, da dieses Verfahren eine hohe Sensitivität auch für sehr kleine Metastasen besitzt.

**Zum Nachweis einer Lungenmetastasierung bei Schilddrüsenkarzinomen ist das CT die sensitivste Methode.**

In der klinischen Praxis werden beim CT des Halses oder des Thorax sehr häufig zufällig Schilddrüsenerkrankungen (Strumen, Knoten) detektiert, die dann weiter abgeklärt werden müssen. Meist ist dann schon Kontrastmittel gegeben worden, so dass eine Szintigraphie unter Umständen nicht mehr sofort möglich ist.

In Hinblick auf die Auslösung einer Hyperthyreose sollte vor Kontrastmittelgabe in jedem Fall eine TSH-Bestimmung erfolgen und ggf. mit Irenat vorbehandelt werden. Eine thyreostatische Vorbehandlung garantiert allerdings nicht, dass es konsekutiv nicht doch zu einer Hyperthyreose kommt, z. B. bei vorbestehender funktioneller Autonomie. Auch lassen sich nicht alle funktionellen Autonomien anhand eines erniedrigten TSH-Wertes erfassen. Besser ist daher im Zweifel die Durchführung eines Schilddrüsenszintigramms.

### 3.3.7 Magnetresonanztomographie (MRT)

Zur Beurteilung der zervikalen und mediastinalen Lymphknoten stellt die Kernspintomographie das Verfahren der Wahl dar, weil im Gegensatz zum CT auch Kontrastmittel (Gadolinium-DTPA) gegeben werden darf. Da die meisten Schilddrüsenkarzinome in Deutschland erst bei der Operation entdeckt werden, ist die Bedeutung des MRT für das regionale Primärstaging in der Praxis limitiert. Insbesondere vor einer Reoperation sind Informationen über die exakten morphologischen Verhältnisse entscheidend, vor allem die Beurteilung einer möglichen Infiltration von Trachea oder Ösophagus. Diese Information ist am besten durch die Kernspintomographie zu erhalten. Aber auch bei unklaren Tg-Erhöhungen im Rahmen der Nachsorge sollte eine Kernspintomographie von Hals und Mediastinum erfolgen, um Metastasen möglichst frühzeitig zu erfassen, die mit anderen Verfahren unter Umständen nicht zu detektieren sind. Für die Dignitätsdiagnostik von suspekten Schilddrüsenknoten eignet sich die MRT aufgrund der zu geringen Spezifität nicht. Für die Kernspinspektroskopie liegen noch keine verlässlichen Daten für die Diagnostik von Schilddrüsenknoten vor.

**Zervikale und mediastinale Lymphknotenmetastasen lassen sich unter Umständen im MRT darstellen.**

Für die Primärdiagnostik und Verlaufskontrolle der endokrinen Orbitopathie ist die Kernspintomographie der Orbitae die bildgebende Methode der Wahl und untersucherunabhängiger als die Sonographie.

### 3.3.8 Positronen-Emissions-Tomographie (PET)

Die PET wird heute in der Regel mit einem PET/CT-Gerät durchgeführt, mit dem gleichzeitig zum PET auch ein CT angefertigt werden kann, das zur Schwächungskorrektur und zur anatomischen Zuordnung pathologischer Befunde genutzt werden kann. Die Untersuchung mit Fluor-18-Desoxyglukose (FDG) weist bei Schilddrüsenknoten nur eine unzureichende Spezifität auf, da auch benigne Adenome vermehrt diesen Tracer aufnehmen können. Daher sollte die PET mit FDG nicht routinemäßig in der Dignitätsdiagnostik verwendet werden. Die Methode bleibt speziellen Fragestellungen vorbehalten und sollte wegen der Strahlenexposition und der hohen Kosten nur äußerst zurückhaltend in der Primärdiagnostik von suspekten Schilddrüsenknoten eingesetzt werden (Abb. 18).

Beim Staging und in der Nachsorge von Schilddrüsenkarzinomen sind Sensitivität und Spezifität der FDG-PET/CT hoch, wenn die Untersuchung zu einem Zeitpunkt durchgeführt wird, an dem keine größeren Mengen an Schilddrüsenrestgewebe mehr vorhanden sind und Heilungsvorgänge nach der Schilddrüsenoperation abgeschlossen sind. So sollte die Untersuchung nicht früher als etwa 6 Wochen nach der ersten Radioiodtherapie erfolgen. Die Domäne des FDG-PET/CT sind Fälle mit negativem Radioiodszintigramm bei Metastasenhinweis (z. B. aufgrund einer Erhöhung des Serum-Tg-Wertes bei differenzierten Karzinomen, des Calcitoninwertes beim medullären Schilddrüsenkarzinom oder aufgrund unklarer morphologischer Befunde).

**Bei Thyreoglobulinerhöhung und fehlendem Nachweis einer Speicherung im Radioiodszintigramm eignet sich die Ganzkörper-FDG-PET/CT zur Rezidivdiagnostik.**

Die FDG-PET/CT hat bei negativem Radioiodszintigramm eine Sensitivität von deutlich über 80 %. Häufig nehmen Tumorherde entweder ausschließlich Radioiod oder ausschließlich FDG auf (sogenanntes „Flip-Flop-Phänomen"). Ursache hierfür ist vor allem der unterschiedliche Differenzierungsgrad. Wie auch bei anderen Tumorentitäten speichern schlecht differenzierte Tumoren in höherem Maße FDG, während gut differenzierte Tumoren bevorzugt den „organspezifischen Tracer" Radioiod aufnehmen, bedingt durch den noch intakten Natrium-Iodid-Symporter. Die FDG-Speicherung ist mit der proliferativen Aktivität korreliert. So haben schnell wachsende Tumoren eine höhere Sensitivität in der FDG-PET/CT. Hohe SUV-Werte weisen zudem auf eine schlechtere Prognose hin. „SUV" steht für „standardized uptake value" und beschreibt – z. B. bei Verwendung von FDG – semiquantitativ den Glukosestoffwechsel einer Struktur (Abb. 19).

Mittels Ga-68-DOTATATE lassen sich Somatostatin-Rezeptoren in vivo darstellen, wobei die verfügbaren Tracer vorwiegend zu den Subtypen II und V eine hohe Affinität besitzen. Die Methode hat bei neuroendokrinen Tumoren eine hohe Sensitivität und kann sowohl bei medullären als auch bei differenzierten Schilddrüsenkarzinomen eingesetzt werden. Für welches Radiopharmakon bei medullären Karzinomen die höchste Nachweisrate zu erwarten ist, hängt u. a. von Ki-67-Expression im Tumorgewebe ab. Hochproliferative Tumoren lassen sich besser mit FDG erfassen. Wenn dieser Parameter nicht bekannt ist, sollte im Zweifel als erstes FDG eingesetzt werden, da dies der „robusteste" Tracer ist. Aktuelle Studien zeigen, dass insbesondere die DOPA-PET/CT eine hohe Nachweiswahrscheinlichkeit bei der Detektion von Metastasen des medullären Schilddrüsenkarzinoms aufweist.

## 3.4 Feinnadelbiopsie/Zytologie

Ein wichtiges Instrument in der Dignitätsabklärung suspekter Knoten ist die Feinnadelbiopsie mit zytologischer Untersuchung. Weitere Indikationen für die Feinnadelbiopsie sind die Abklärung unklarer Befunde mit Hinweisen auf eine Thyreoiditis, andere diffuse Parenchymveränderungen in der Sonographie, die anhand der Klinik und der Serumwerte nicht klar zuzuordnen sind, und die Entlastung von großen Zysten oder Hämatomen. Die Feinnadelbiopsie muss von einem in dieser Technik erfahrenen Arzt durchgeführt werden. Wenn klinisch vertretbar, sollten vor der Punktion gerinnungshemmende Medikamente abgesetzt werden. Ob eine Dauermedikation mit 100 mg ASS abgesetzt werden muss, wird kontrovers diskutiert. Sofern es sich nicht um einen gut palpablen Knoten handelt, sollte die Punktion immer unter sonographischer Kontrolle erfolgen. Aber auch palpable Knoten sollten vor der Punktion sonographiert werden, um die beste Lokalisation für die Punktion zu erhalten und auch den Tiefendurchmesser zu bestimmen, damit die Nadel entsprechend tief eingeführt werden kann.

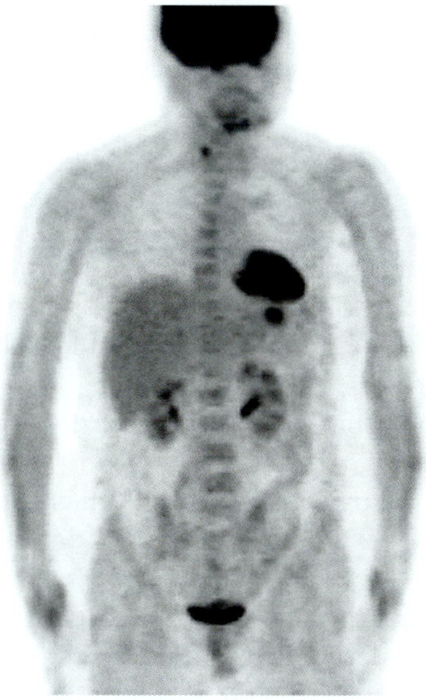

Abb. 18
Zufallsbefund eines papillären Schilddrüsenkarzinoms im rechten Schilddrüsenlappen (FDG-PET im Rahmen des Stagings bei kolorektalem Karzinom)

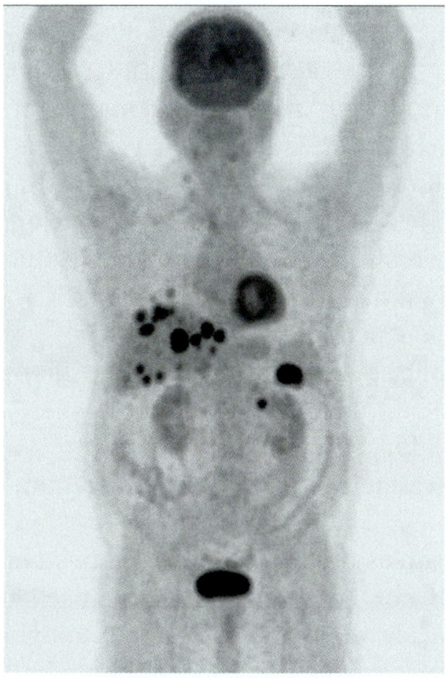

Abb. 19
Lebermetastasen eines follikulären Schilddrüsenkarzinoms (FDG-PET)

Vorbereitung:
- steriles Abdeck- oder Lochtuch
- sterile Handschuhe
- ausreichende Anzahl von Objektträgern (6 bis 8) bereitlegen
- Thin-Prep-Lösung bereithalten
- 20-ml-Spritze; bei Zysten > 20 ml ggf. eine zweite 20-ml-Spritze bereithalten
- Grüne Kanüle (= 21 Gauge, 0,8 x 40 mm); bei zystischen Knoten gelbe Kanüle (= 20 Gauge, 0,9 x 40 mm)
- Ggf. Aspirator bereitlegen

Die Verwendung des Aspirators besitzt den Vorteil, dass leichter der erforderliche Unterdruck in der Kanüle aufgebaut werden kann, hat aber den Nachteil, dass die Spritze damit etwas schlechter zu handhaben ist. Nicht zu unterschätzen ist auch der etwas martialische Eindruck des Punktionsgerätes auf den Patienten. Eine Lokalanästhesie ist vor der Feinnadelpunktion nicht erforderlich. Nach den Anforderungen des Robert-Koch-Instituts muss die Schilddrüsenpunktion (Risikogruppe 3) unter sterilen Bedingungen erfolgen. Nach Einstich in die Haut wird durch Zug am Spritzenkolben ein Unterdruck in der Kanüle aufgebaut, um Schilddrüsengewebe zu aspirieren. Manchmal ist es nicht zu vermeiden, dass etwas frisches Blut mit aspiriert wird. Die Nadel wird anschließend etwas zurückgezogen und fächerförmig wieder vorgeschoben, um aus mehreren Bereichen des Knotens Material zu gewinnen. Sofern es sich um eine Zyste handelt, sollte diese – auch aus therapeutischen Gründen – soweit wie möglich entleert werden. Oftmals ist der Zysteninhalt sehr zäh, so dass ausreichend Zug über eine etwas längere Zeit ausgeübt werden muss. Der Zysteninhalt kann gelblich-klar oder auch bräunlich sein (sogenannte „Schokoladenzyste", meist bedingt durch eine ältere Blutung). Der Unterdruck in der Spritze wird am Ende des Punktionsvorgangs reduziert und die Kanüle samt Spritze aus dem Knoten bzw. der Schilddrüse entfernt. Das aspirierte Material wird auf den bereitgehaltenen Objektträgern sofort ausgestrichen sowie in die Thin-Prep-Lösung gegeben. Die Objektträger sollten lufttrocknen, bevor sie in die Pathologie eingeschickt bzw. begutachtet werden. Die Nebenwirkungen einer Feinnadelbiopsie sind bei korrekter Durchführung sehr gering. Die Patienten sollten über Risiken einer lokalen Infektion sowie einer Blutung (bei Verletzung eines größeren Gefäßes) aufgeklärt werden. Da in der Schilddrüse keine Schmerzrezeptoren vorhanden sind, ist die Prozedur wenig schmerzhaft, insbesondere der Einstich in die Haut mit der vergleichsweise kleinen Kanüle. Am unangenehmsten sind die Scherkräfte bei der fächerförmigen Punktion, insbesondere wenn die Nadel nicht weit genug zurückgezogen wird.

Folgende Ergebnisse können sich nach der Biopsie ergeben:
- normale Schilddrüsenzellen
- regressive Veränderungen, zystische Degenerationen
- follikuläre Neoplasie; bei diesem Befund besteht die Indikation zur Operation mit histologischer Begutachtung, da allein aufgrund der Zytologie nicht zwischen einem follikulären Adenom und einem follikulären Karzinom differenziert werden kann. Dies ist nur durch Erfassung möglicher Kapsel- oder Gefäßeinbrüche möglich.
- malignitätssuspekter Befund; hier sollte in jedem Fall eine Operation mit histologischer Abklärung erfolgen
- papilläres Karzinom; dieses ist durch den Nachweis von sog. „Milchglaskernen", die dachziegelartig übereinander gelagert sind, gekennzeichnet. Auch hier besteht natürlich die Indikation zur Operation.
- Medulläres Schilddrüsenkarzinom; unter Umständen kann diese Diagnose erst nach zusätzlichen immunzytochemischen Untersuchungen gestellt werden. In der Praxis wird sich aber kaum der überraschende Befund eines medullären Schilddrüsenkarzinoms in der Biopsie ergeben, da vorher schon ein pathologisch erhöhter Serum-Calcitoninwert aufgefallen sein müsste.
- wenig differenziertes oder anaplastisches Karzinom
- andere Malignome (z. B. Metastasen von Bronchial-, Nierenzell- oder Mammakarzinomen)
- Malignes Lymphom der Schilddrüse
- Lymphozytäre Thyreoiditis: diese ist gekennzeichnet durch zahlreiche lymphatische Zellen/Infiltration
- Thyreoiditis de Quervain mit histiozytären Riesenzellen
- Eitrige Thyreoiditis; wichtig ist bei dieser Diagnose die zusätzliche mikrobiologische Untersuchung des Materials
- Riedelstruma (extrem selten), gekennzeichnet durch starke Fibrosierung

Bei nicht-signifikanten zytologischen Befunden, die eine eindeutige Differenzierung zwischen benignen und malignen Knoten nicht ermöglichen, können zusätzlich am zytologischen Präparat noch molekulare Analysen durchgeführt werden. Dazu gehören Mutationsanalysen und die Analyse der Expression einer großen Zahl Proliferationsassoziierter Gene (microarray gene expression classifier (GEC)). Die kombinierte Nachweis von BRAF-, NRAS-, HRAS- oder KRAS-Mutationen und anderen molekularen Alterationen wie PAX8/PPARG- oder RET/PTC1 und 3- Rearrangements weist mit einer Spezifität von 80-90% bei einer Sensitivität zwischen 60-100% papilläre Karzinome nach. Die klinisch so wichtige Differenzierung der follikulären Neoplasie in ein follikuläres Adenom und ein follikuläres Karzinom ist durch Mutationsanalysen allerdings zur Zeit noch nicht möglich.

GEC-Genexpressionanalysen weisen zwar eine hohe Sensitivität von 83-100% aber nur eine geringe Spezifität von 7-52% auf. Der für den Individualfall begrenzte diagnostische Wert hat die verfügbaren molekularen Analysen noch nicht die in Routinediagnostik übergehen lassen.
Daher werden solche teuren Untersuchungen von den Leitlinie als Diagnostikstandards auch nicht empfohlen.

**Bei einer follikulären Neoplasie sollte eine histologische Abklärung erfolgen.**

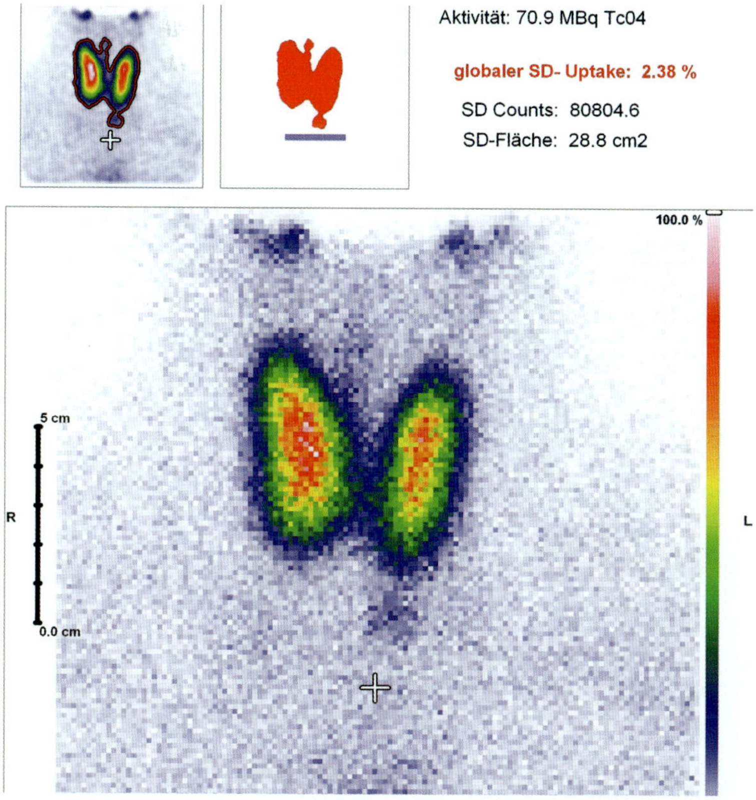


Abb. 20
Normale Schilddrüse mit einer geringen Menge an Gewebe im Bereich des Lobus pyramidalis und (links) caudal des unteren Pols (Tc-99m-Pertechnetat-Szintigramm)

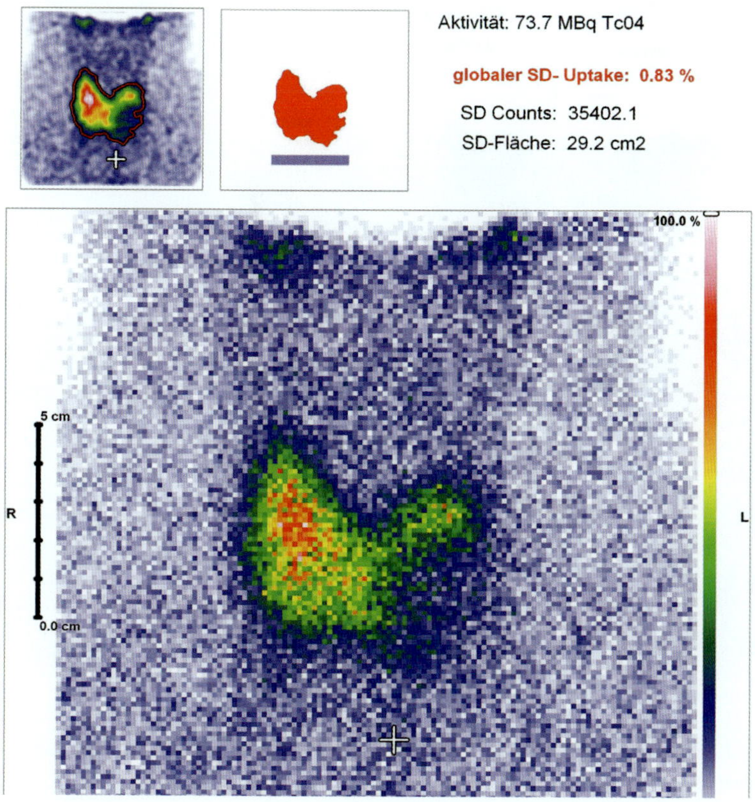


Abb. 21
Kalter Knoten links caudal/lateral (Tc-99m-Pertechnetat-Szintigramm)

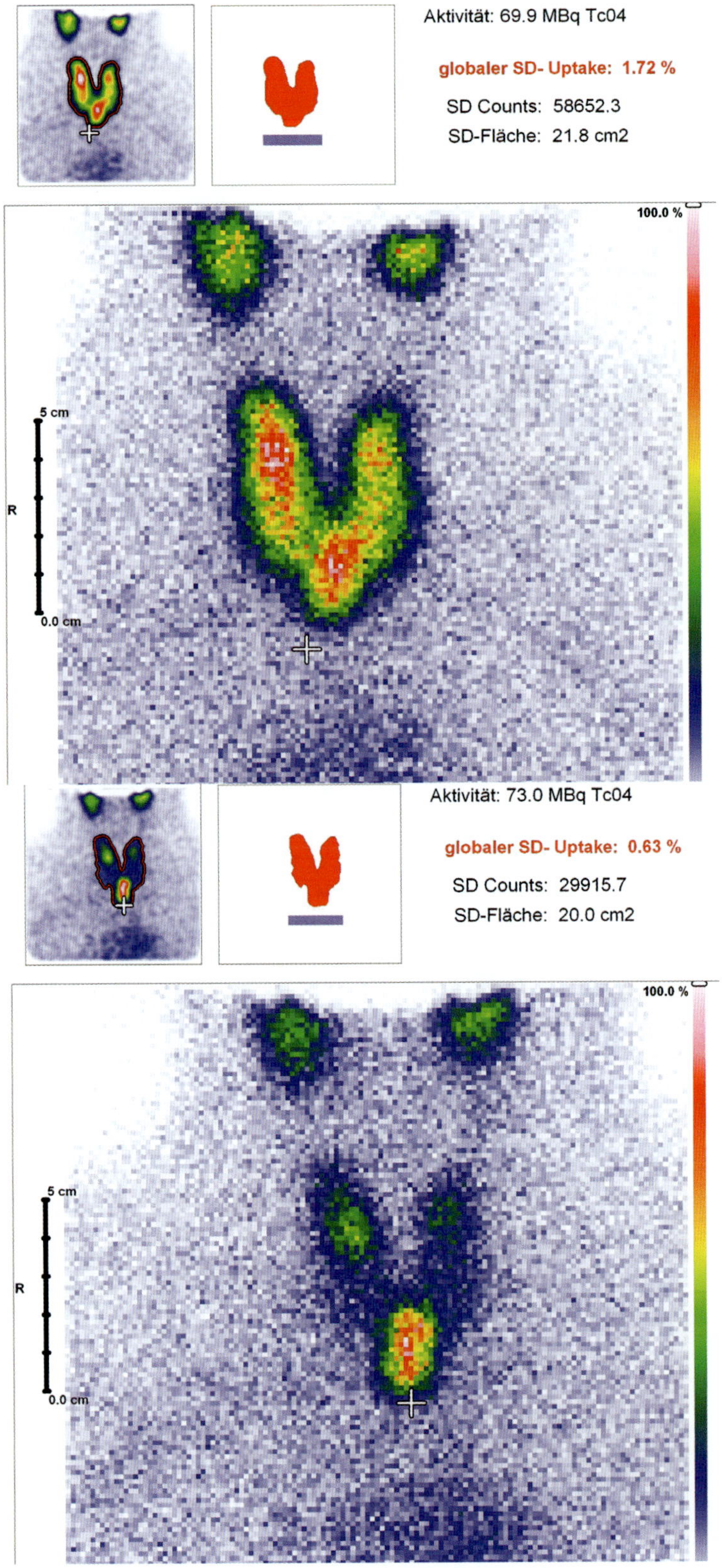


Abb. 22
Warme Knoten (trifokale Autonomie rechts cranial, im Isthmus und links cranial)
oben: ohne Suppression (Tc-99m-Pertechnetat-Szintigramm)
unten: unter Suppression (Tc-99m-Pertechnetat-Szintigramm)

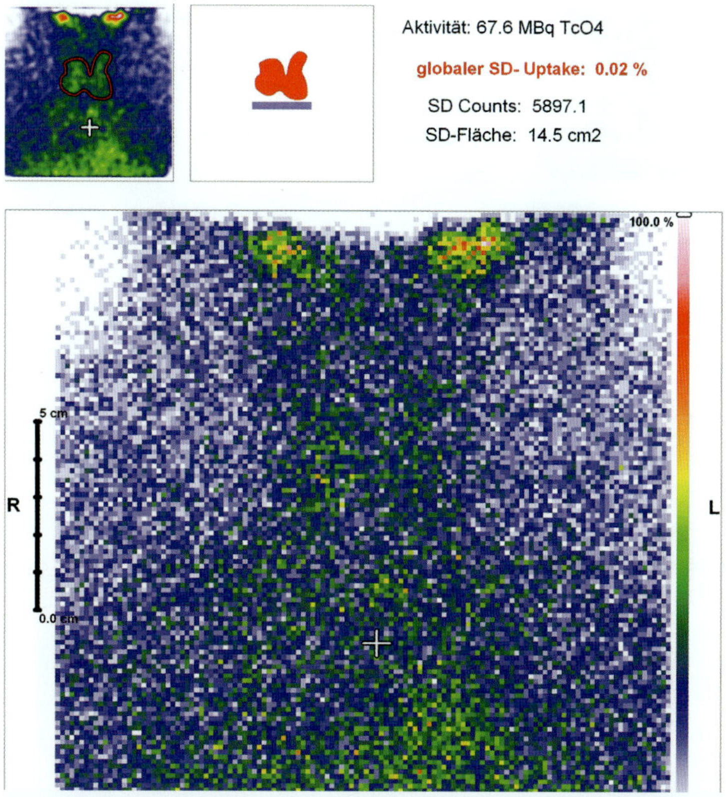


Abb. 23
Blockade durch Iodexzess (Tc-99m-Pertechnetat-Szintigramm)

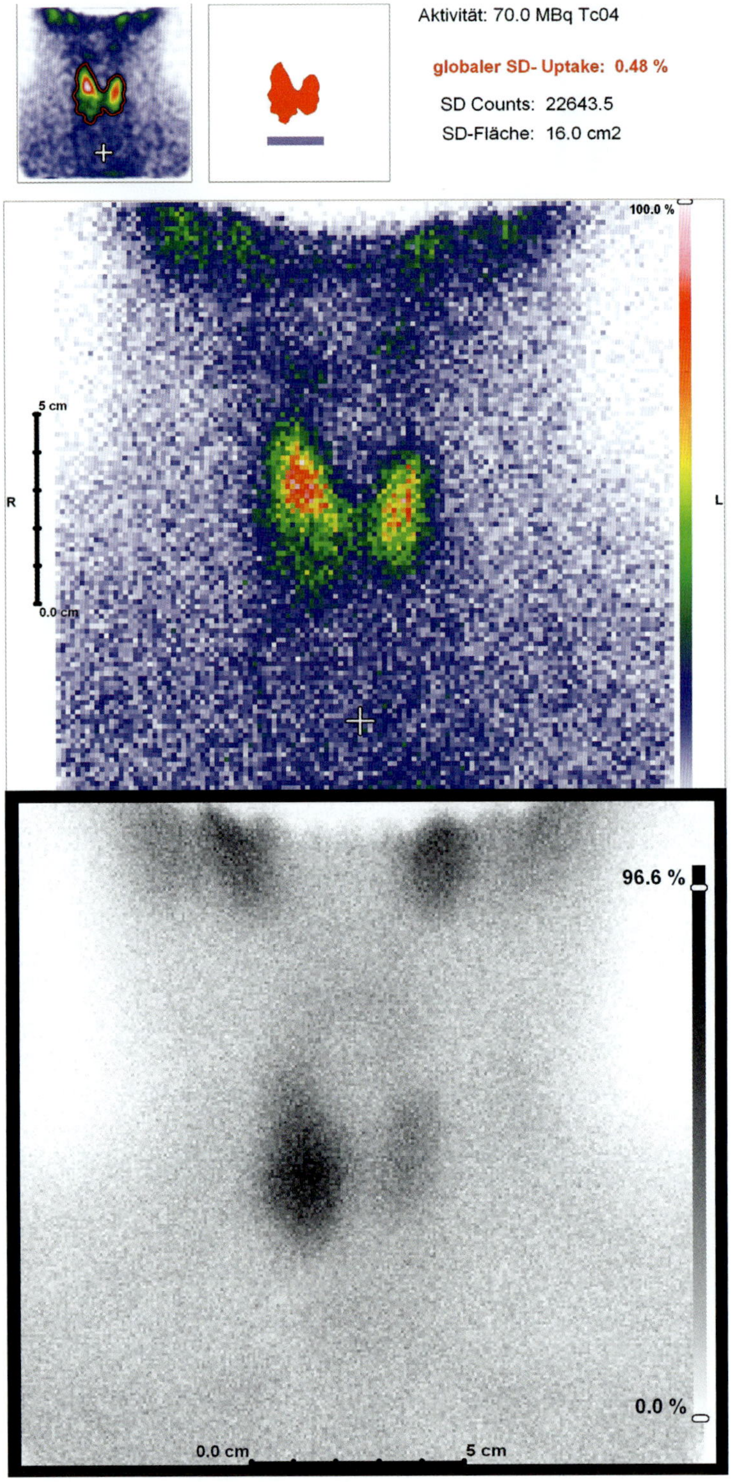


Abb. 24
Befunde bei suspektem Knoten rechts caudal
(papilläres Schilddrüsenkarzinom)
a) kalter Knoten rechts caudal (Tc-99m-Pertechnetat-Szintigramm)
b) Mehrspeicherung im MIBI-Szintigramm

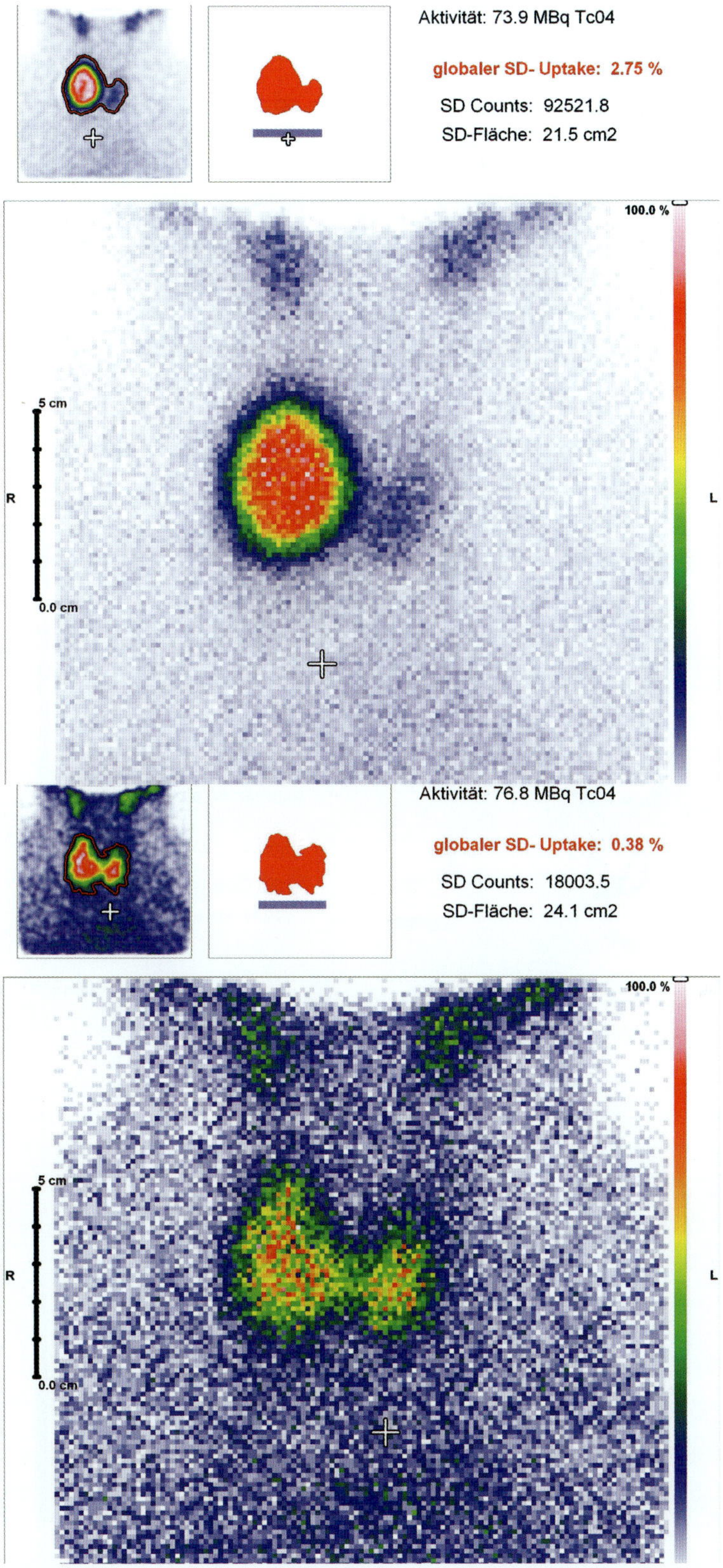


Abb. 25
Unifokale Autonomie
a) vor Radioiodtherapie (Tc-99m-Pertechnetat-Szintigramm)
b) nach Radioiodtherapie (Tc-99m-Pertechnetat-Szintigramm)

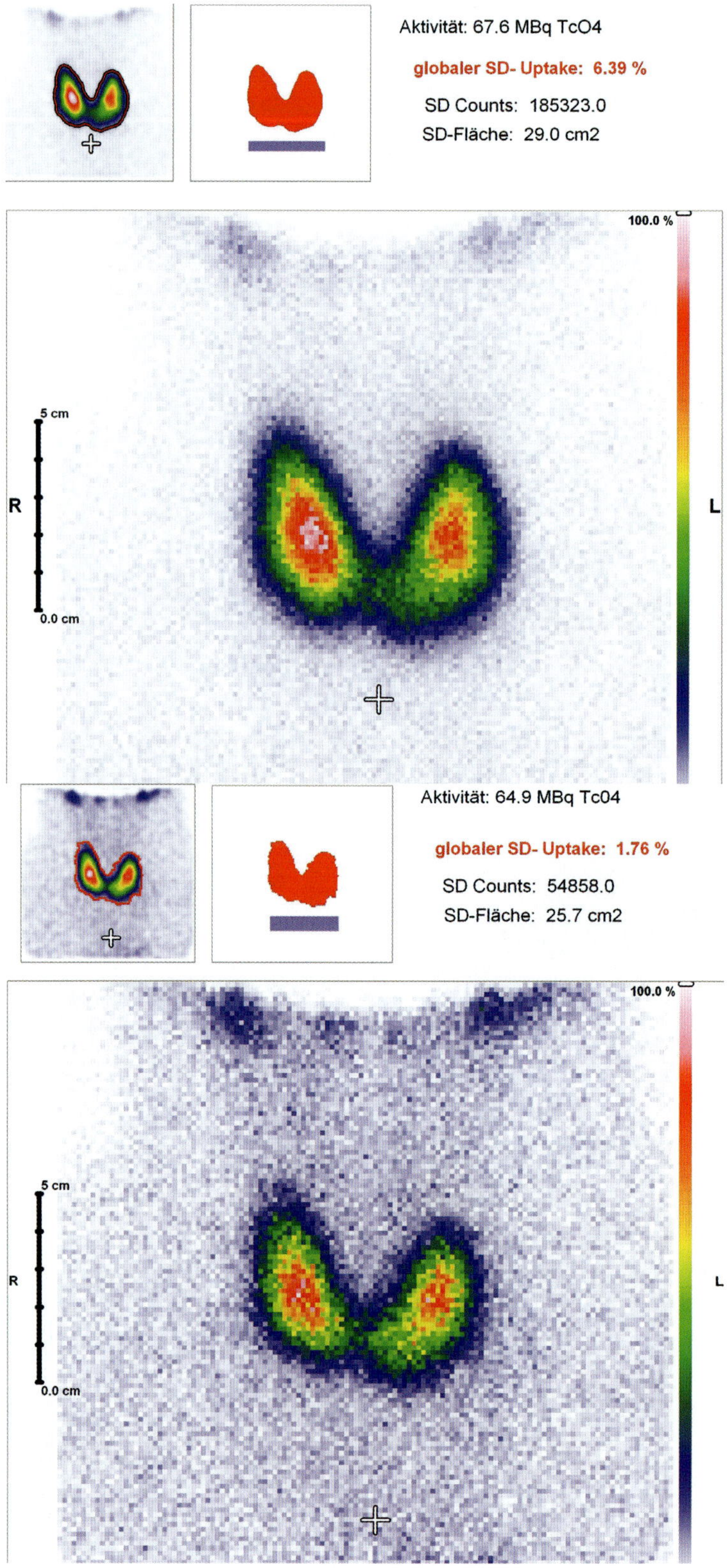


Abb. 26
Morbus Basedow
a) vor Radioiodtherapie (Tc-99m-Pertechnetat-Szintigramm)
b) nach Radioiodtherapie (Tc-99m-Pertechnetat-Szintigramm)

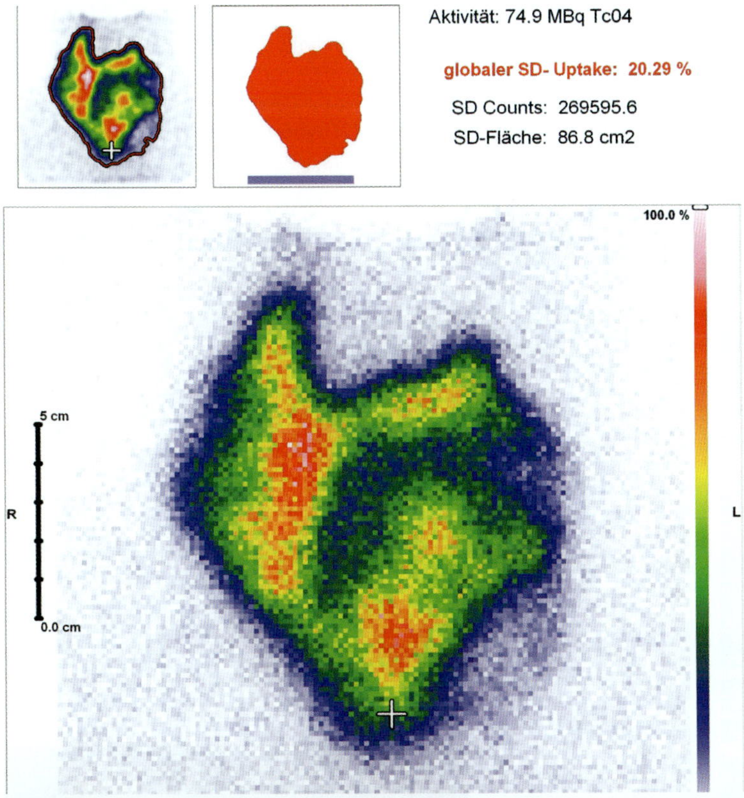


Abb. 27
Struma permagna mit kalten und warmen Arealen (Tc-99m-Pertechnetat-Szintigramm)

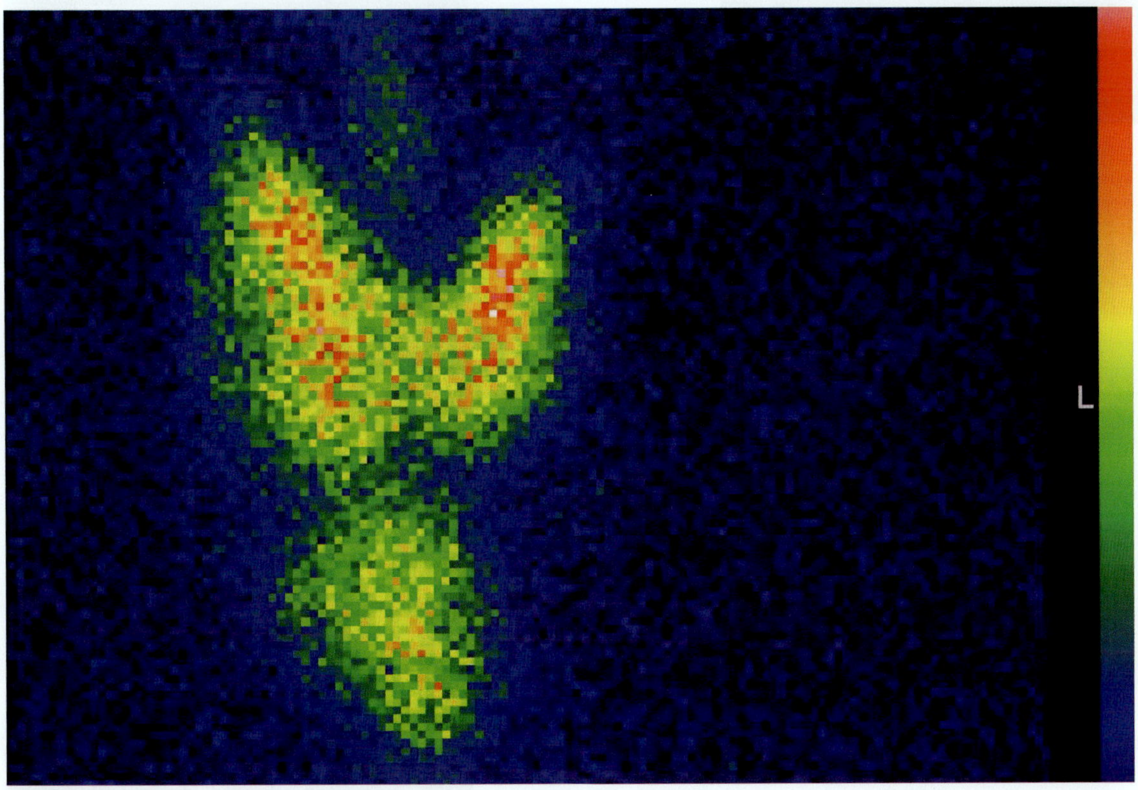


Abb. 28
Retrosternale Struma (I-123-Szintigramm)

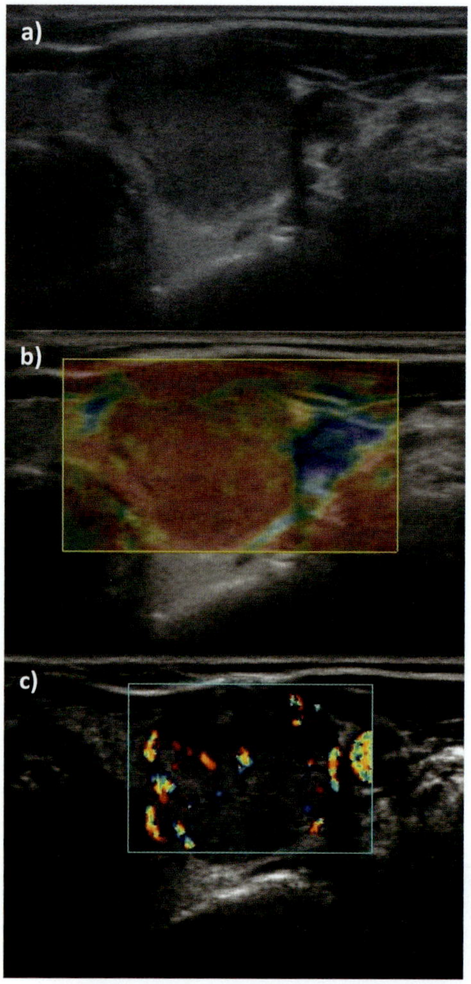


Abb. 29
Leicht echoreduzierter, derber Knoten links
a) Sonographie
b) Elastographie
c) Doppler (vor allem im Randbereich hyperfundiert)

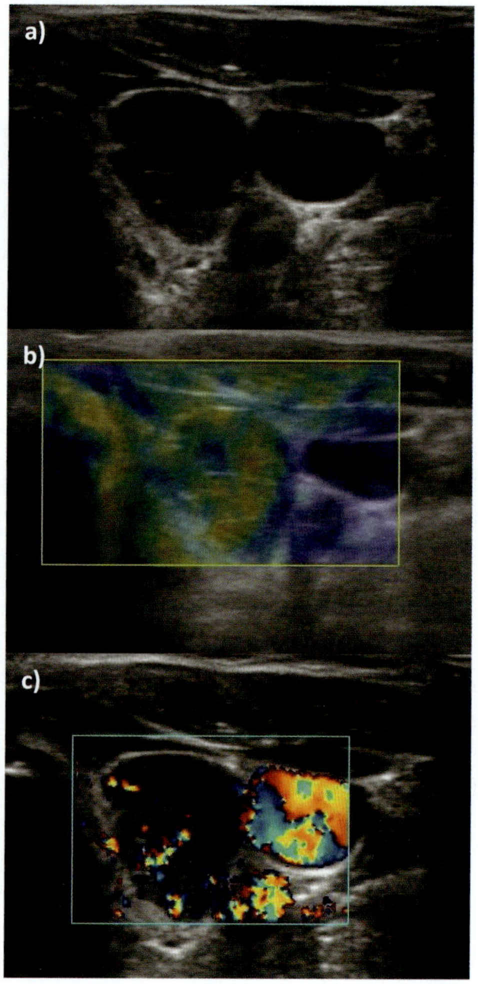


Abb. 30
Echoarmer, weicher Knoten links
a) Sonographie
b) Elastographie
c) Dopplersonographie (teilweise hyperfundiert)

# 4 Therapie

## 4.1 Medikamentöse Therapie

### 4.1.1 Behandlung mit Iodid

Durch eine Iodsalzprophylaxe und die weit verbreitete Verwendung von Iodsalz in der Lebensmittelindustrie hat sich die Iodversorgung in Deutschland in den letzten Jahren signifikant gebessert. Mittlerweile weist die Mehrheit der Deutschen eine ausreichende Iodversorgung (> 100 µg Iod Ausscheidung/ g Kreatinin) auf. Allerdings findet sich bei mehr als einem Drittel der deutschen Bevölkerung immer noch ein milder oder moderater Iodmangel.
Die Iodidprophylaxe (Tabelle 3, S. 21) gleicht den alimentären Iodmangel aus und dient der Vorbeugung einer Strumaentwicklung. Sie ist wichtig für Kinder und Jugendliche ohne ausreichende alimentäre Iodversorgung und zur Prophylaxe bei erhöhtem Iodbedarf in der Schwangerschaft und Stillzeit (vgl. Kapitel 2.3 und 2.4).

Ab dem Schulalter sind zur Kompensation des alimentären Iodmangels in der Regel 100 µg, im Einzelfall auch 150 µg Iodid pro Tag, ausreichend. In der Schwangerschaft wird die Gabe von 200 µg Iodid empfohlen. Dabei ist zu berücksichtigen, dass gynäkologischerseits nahezu alle Schwangeren Vitamin- und Folsäurepräparate verordnet bekommen, die bereits 100-150 µg Iodid enthalten, so dass häufig nur 100 µg Iodid zusätzlich eingenommen werden müssen. Da Iodid über den in der mütterlichen Brust exprimierten Natrium-Iodid-Symporter auch in die Muttermilch übergeht, wird die Iodidprophylaxe auch während der Stillzeit fortgesetzt.

Auch bei Schwangeren mit einer Hashimoto-Thyreoiditis ist die Gabe von Iodid indiziert. Lediglich bei einem Morbus Basedow wird auf die Iodid-Gabe verzichtet, um die Schilddrüsenhormonproduktion nicht zu stimulieren.

Die Iodidtherapie der diffusen Struma wird im Kleinkindesalter mit 100 µg und ab dem Schulalter und im Erwachsenenalter mit 200 µg Iodid durchgeführt.
Eine Kombinationstherapie aus Levothyroxin und Iodid ist nur bei der Knotenstruma indiziert (vgl. Kapitel 2.1.1.2).

### 4.1.2 Schilddrüsenhormontherapie

#### *4.1.2.1 Pharmakologie*

Levothyroxin (LT4) ist die synthetisch hergestellte Form des körpereigenen Schilddrüsenhormons Thyroxin (T4). Levothyroxin wird im gesamten Dünndarm resorbiert. Nur bei ausgedehnter Dünndarmresektion, zum Beispiel beim Kurzdarmsyndrom, kann es deshalb unter einer Schilddrüsenhormontherapie zu einer Hypothyreose kommen.

Wenn Levothyroxin morgens 30 Minuten vor dem Frühstück mit Wasser eingenommen wird, werden etwa 80 % des Hormons aufgenommen. Orangensaft, Kaffee, kalzium- und eisenhaltige Lebensmittel (Milch, Fleisch, Wurstwaren) und sojahaltige Lebensmittel vermindern die Resorptionsrate erheblich.

2-4 Stunden nach Einnahme von LT4 wird die maximale Serumkonzentration erreicht.
Aufgrund der langen Halbwertszeit von T4 (7 Tage) ist die einmal tägliche Gabe ausreichend. Wenn LT4 einmalig nicht eingenommen wurde, wird der T4-Serumspiegel nur unwesentlich beeinflusst.
T4 wird in verschiedenen Geweben durch Deiodierung in das biologisch aktive T3 umgewandelt. Im Gehirn entstehen 80 % des T3 durch lokale Konversion aus T4. Da der Konversionsprozess zeitlich verzögert abläuft, sind gelegentlich von Patienten geäußerte Beschwerden wie Palpitation oder Unruhe nach Einnahme von T4 pharmakologisch nicht erklärbar. Die sehr verzögerte Konversion in T3 ermöglicht es auch, LT4 vor dem Schlafengehen einzunehmen („Bedtime-LT4-Gabe"), um höhere T3-Spiegel in den frühen Morgenstunden zu erreichen.

Die orale Einnahme von T3 (Triiodthyronin, Liothyronin) führt bereits nach 2-4 Stunden zu einem maximalen Serumspiegel und zu einer biologischen Hormonwirkung. Da T3 in Deutschland in retardierter Form nicht verfügbar ist, kann es nach morgendlicher Einnahme zu Palpitationen und Herzrhythmusstörungen kommen. T3-Präparate sind deshalb in der Regel zur Therapie nicht geeignet.
Zu diagnostischen Zwecken werden T3-Präparate zur Abklärung der Autonomie und in der Rezidivdiagnostik des differenzierten Schilddrüsenkarzinom eingesetzt (vgl. Kapitel 2.1.2.1). Kombinationspräparate aus T3 und T4 haben gegenüber T4-Monopräparaten bei der Mehrzahl der Patienten keine Vorteile, da sie zu den beschriebenen kardialen Nebenwirkungen aufgrund des Anteils an nicht-retardiertem T3 führen können. Allerdings gibt es offensichtlich einen kleineren Anteil von Patienten mit Konversionsstörung von T4 nach T3 aufgrund von Polymorphismen oder Störungen der Schilddrüsenhormontransporter, die von einer zusätzlichen T3-Gabe profitieren.

#### *4.1.2.2 Bioverfügbarkeit und Austausch von Schilddrüsenhormonpräparaten*

Da die Bioverfügbarkeit von LT4-Präparaten variiert und die therapeutische Breite von LT4 nicht besonders hoch ist, kann es durch Wechsel der Präparate bei euthyreot eingestellten Patienten zum Wiederauftreten von hypo- oder hyperthyreoten Symptomen kommen, die eine erneute Diagnostik (TSH-Bestimmung) mit nachfolgender Dosisanpassung von LT4 erforderlich machen. Deshalb ist grundsätzlich von einem Wechsel des LT4-Präparates abzuraten. Diese Empfehlung wurde auch vom Gemeinsamen Bundesausschuss aus Vertretern von Krankenkassen, Ärzten und Krankenhäusern bestätigt.

#### *4.1.2.3 Behandlung der Hypothyreose mit Levothyroxin*

Die Behandlung der Hypothyreose erfolgt in der Regel mit LT4 (Levothyroxin), das in verschiedenen Dosierungen von 25 µg bis 200 µg verfügbar ist und morgens 30 Minuten vor dem Frühstück nüchtern eingenommen wird. Die Therapie mit LT4 wird in der Regel sehr gut vertragen und führt bei den meisten Patienten zu einer peripher euthyreoten Stoffwechsellage und einer Beschwerdefreiheit.
Allerdings wird durch die Gabe von LT4 die normale Tagesrhythmik von T3 nicht erreicht. Physiologischerseits steigt um Mitternacht der TSH-Spiegel und etwas zeitversetzt auch der T3-Spiegel an; bei einer morgendlichen T4-Therapie fehlt dieser T3-Anstieg in den Morgenstunden.

Die komplette Levothyroxin-Substitutionsdosis liegt bei Frauen meist zwischen 100 µg und 150 µg und bei Männern zwischen 150 µg und 200 µg pro Tag, im Durchschnitt bei 1,5 µg/kg Körpergewicht. Die tatsächlich notwendige Dosis hängt vom Ausmaß der Hypothyreose, dem Alter oder dem Vorliegen einer Schwangerschaft ab. Die meisten Patienten sind mit einer Dosis zwischen 50 und 125 µg LT4 ausreichend substituiert. Die häufigste verordnete Dosis ist 75 µg LT4. Hinsichtlich einer TSH-suppressiven Therapie mit höheren LT4-Dosen beim differenzierten Schilddrüsenkarzinom wird auf das Kapitel 2.1.2.1 verwiesen.

Tab. 19
Substitutionstherapie nach Operationen an Schilddrüse und Nebenschilddrüsen
Dtsch Arztebl Int 2010; 107(47): 827-34; DOI: 10.3238/arztebl.2010.0827

**Hilfs-Tabelle für den Austausch von L-Thyroxin-Präparaten**

- **Berlthyrox**
  - Calciumhydrogenphosphat
  - Zellulose
  - Karboxymethylstärke
  - Dextrin
  - Langkettige Partialglyceride

- **Euthyrox**
  - Maisstärke
  - Croscarmellose
  - Gelatine
  - Lactose
  - Magnesiumstearat

- **L-Thyroxin Henning**
  - Maisstärke
  - Zellulose
  - Siliciumdioxid
  - Rizinusöl
  - Natriumcarbonat
  - Natriumthiosulfat

- **L-Thyroxin beta und Hexal**
  - Zellulose
  - Magnesiumoxid
  - Karboxymethylstärke
  - Magnesiumstearat
  - Mannitol

- **Thevier, L-Thyroxin AL, CT, ratioph.**
  - Zellulose
  - Magnesiumstearat
  - Siliciumdioxid
  - Talkum
  - Maisstärke

- **L-Thyroxin Henning Tropfen**
  - Propylenglycol
  - Glycerol
  - Natriumthiosulfat

In der Regel wird die Substitutionstherapie mit 50-75 µg LT4 pro Tag begonnen. Bei empfindlichen Patienten mit Neigung zu Herzklopfen kann die Therapie auch mit 25 µg LT4 begonnen werden. Alle 2-3 Wochen wird die Dosis gesteigert. Die Einstellung erfolgt gemäß dem TSH-Spiegel, der nach 4-6 Wochen bestimmt wird. Üblicherweise wird ein TSH-Zielwert von 1 mU/l angestrebt. Der TSH-Zielwert kann im Einzelfall auch unter 1 mU/l liegen. Kriterien für die Feineinstellung sind neben dem TSH-Wert auch das Befinden des Patienten („Wohlfühldosis"). Ein supprimiertes TSH, aber auch ein TSH-Wert oberhalb des oberen Referenzwertes, muss in jedem Fall vermieden werden.

*Sonderfall: Der ältere Patient*

Bei älteren Patienten, insbesondere bei Patienten jenseits des 75. Lebensjahres, liegt der TSH-Zielwert deutlich höher. Zahlreiche klinische Studien haben gezeigt, dass ein TSH-Wert um den oberen Referenzbereich oder sogar zwischen 4-6 mU/l mit einer geringeren Morbidität und Mortalität assoziiert ist. Wesentlicher Grund dafür ist die hohe Prävalenz der koronaren Herzkrankheit im höheren Lebensalter und die häufigere Inzidenz von Herzrhythmusstörungen (besonders Vorhofflimmern) schon bei FT4-Werten im oberen Referenzbereich. Ein höherer TSH-Zielwert dürfte auch für 65- bis 75-jährige Patienten mit einer koronaren Herzkrankheit gelten.
Wichtig ist der Hinweis, dass auch hinsichtlich einer Demenzentwicklung und der allgemeinen Gebrechlichkeit höhere TSH-Zielwerte unter Therapie im hohen Alter von Vorteil sind (vgl. auch Kapitel 2.5).

Diese Substitution der manifesten Hypothyreose im höheren Alter wird mit 25-50 µg LT4 begonnen, bei bekannter koronarer Herzkrankheit gegebenenfalls sogar mit noch niedrigeren Dosen (12,5 µg). Die Steigerung der Dosis sollte über einen längeren Zeitraum erfolgen.

#### 4.1.2.4 Nebenwirkungen, unzureichende Hormonwirkung bei Polymorphismen und umstrittene Behandlung mit „natürlichen" Hormonen

Mit Nebenwirkungen einer adäquat dosierten LT4-Substitutionstherapie ist nicht zu rechnen, sofern der TSH-Zielwert (auch unter Berücksichtigung des Alters) beachtet wird. Auf die gegebenenfalls notwendige langsamere Aufsättigung bei Patienten mit Angina-Pectoris-Symptomatik wurde bereits hingewiesen.

Nebenwirkungen können allerdings auch auf die Galenik zurückzuführen sein (zum Beispiel laktosehaltiges LT4-Präparat bei Laktoseintoleranz). In Einzelfällen klagen Patienten jedoch über persistierende Symptome einer Hypothyreose trotz hoher LT4-Dosis und eines TSH-Werts im unteren Referenzbereich. Pathophysiologisch gibt es zwei Erklärungsansätze für die beklagten Beschwerden:

1. Bei morgendlicher LT4-Gabe sind die T3-Wirkspiegel niedriger als unter physiologischen Bedingungen. Bei diesen Patienten, die besonders in den Morgenstunden hypothyreote Symptome angeben, kann im Einzelfall die abendliche Gabe von LT4 vor dem Schlafengehen erwogen werden.

2. Bei einigen Patienten wurden zelluläre Deiodinase-Typ-2-Polymorphismen, die die intrazelluläre Umwandlung von T4 in das biologisch aktive T3 beeinträchtigen können und Polymorphismen der Monocarboxylase Transporter MTC, die für den zellulären Schilddrüsenhormontransport verantwortlich sind, beschrieben. Besonders bei Polymorphismen in beiden Genen soll es zu einer verminderten T3-Wirkung kommen. Diese Patienten können nach Studien von einem T4/T3-Kombinationspräparat profitieren. Zu beachten sind allerdings die mögliche Nebenwirkung hoher T3-Serumspiegel am Vormittag (Herzklopfen, ggf. Herzrhythmusstörungen) nach morgendlicher Einnahme eines solchen Kombinationspräparats.

Zurzeit werden in Deutschland umfangreiche Studien durchgeführt, um mögliche weitere Genvarianten zu finden, die den Transport von T4 oder T3 oder den Metabolismus und Abbau der beiden Hormone beeinträchtigen können. Möglicherweise sind solche genetischen Veränderungen für die unzureichende LT4-Wirkung bei einzelnen Patienten verantwortlich.

Durch Diskussionen in Blogs im Internet motiviert, fragen in letzter Zeit einzelne Patienten nach einer alternativen Therapie mit sogenannten natürlichen Hormonen. Dabei handelt es sich um gefriergetrocknete Schilddrüsenextrakte, meist vom Schwein aber auch vom Rind. Mit Möglichkeit der Synthese von Schilddrüsenhormonen sollte eigentlich die Ära dieser Extrakte vorbei sein. Von den Verfechtern dieser Behandlung wird allerdings die „natürliche" Zusammensetzung dieser Präparate betont. Die meist aus den USA und Kanada importierten Präparate sind deutlich teurer, schwerer zu dosieren und weisen je nach Charge variierende Hormonkonzentrationen auf. Es kommt hinzu, dass die Präparate meistens nicht von den Kassen bezahlt bzw. erstattet werden.

#### 4.1.2.5 Anpassen der LT4-Dosis bei besonderen Situationen und bei verschiedenen Erkrankungen

In der Schwangerschaft führt der erhöhte Östrogenspiegel zu einem Anstieg des Thyroxin-bindenden Globulins (TBG), des spezifischen Bindungsproteins für T4 (vgl. auch Kapitel 2.3.2). Deshalb muss ebenso wie unter einer Östrogentherapie die LT4-Dosis erhöht werden, um den gleichen FT4-Serumspiegel zu erreichen.
Bei den heute verordneten Kontrazeptiva mit sehr niedrigem Östrogenanteil ist eine solche Anpassung nicht erforderlich.
Im Gegensatz dazu senken die Androgene den TBG-Spiegel, so dass die Levothyroxin-Dosis reduziert werden muss.
Bei verschiedenen gastrointestinalen Erkrankungen kann die Resorption von LT4 beeinträchtigt sein (zum Beispiel bei der Zöliakie, bei chronisch entzündlichen Darmerkrankungen und beim Kurzdarmsyndrom), so dass die LT4-Substitutionsdosis erhöht werden muss. Das Gleiche

trifft auch auf die schwere erosive Gastritis zu. Nach Therapie dieser Erkrankung mit Protonenpumpenhemmern muss die LT4-Dosis wieder reduziert werden.
Bei schwerer Niereninsuffizienz mit Proteinurie muss die LT4-Dosis angehoben werden und gegebenenfalls nach Nierentransplantation wieder reduziert werden.

**Bei verschiedenen Erkrankungen und bei Einnahme einiger Medikamente muss die Levothyroxindosis angepasst werden.**

#### *4.1.2.6 Latente (subklinische) Hypothyreose*

Bei einigen Patienten mit einer latenten bzw. leichten Hypothyreose lassen sich bereits kardiovaskuläre Veränderungen (systolische, diastolische und endotheliale Dysfunktionen), metabolische Veränderungen (Cholesterinanstieg) und leichte neuropsychologisch-psychiatrische Störungen (Konzentrationsstörungen, depressive Verstimmung, kognitive Funktionsstörung) nachweisen.

Die Indikation zu einer Levothyroxin-Therapie der subklinischen Hypothyreose wird heute sehr differenziert betrachtet: In der Schwangerschaft muss jede latente Hypothyreose behandelt werden. In jüngerem und mittlerem Lebensalter kann besonders bei klinischen Beschwerden die Indikation für eine LT4-Therapie gegeben sein; gegebenenfalls ist bei diesen Patienten ein Therapieversuch indiziert. Wenn ein solcher Therapieversuch zu keiner Besserung der Beschwerdesymptomatik führt, sollte die Therapie wieder beendet werden.
Bei Patienten mit koronarer Herzkrankheit (besonders mit Angina Pectoris und Zustand nach Herzinfarkt) und bei Patienten jenseits des 75. Lebensjahres ist dagegen eine Risikoabwägung erforderlich. In der Regel ist äußerste Zurückhaltung geboten. Bei noch älteren Patienten ist die Behandlung einer latenten Hypothyreose kontraindiziert (vgl. Kapitel 2.5).

**In der Schwangerschaft muss jede subklinische Hypothyreose mit Levothyroxin behandelt werden. Im jüngeren und mittleren Alter ist eine Substitution mit Levothyroxin bei klinischen Beschwerden indiziert. Im sehr hohen Alter wird eine subklinische Hypothyreose nicht behandelt.**

#### *4.1.2.7 Kombinationstherapie mit Levothyroxin und Iodid*

Die Domäne der Kombinationstherapie ist die medikamentöse Therapie der Knotenstruma, da sie am besten das Knotenwachstum und die de-novo-Entstehung von Knoten (Iodid) hemmen kann (vgl. Kapitel 2.1.1.2).
Nach totaler Thyreoidektomie ist die Gabe eines Kombinationspräparates nicht sinnvoll, da kein funktionsfähiges Gewebe zurückgelassen wurde. Nach einer Hemithyreoidektomie – oder nach Teil- oder subtotaler Schilddrüsenresektion – kann eine Kombinationstherapie ebenso verordnet werden wie bei der medikamentösen Therapie der Knotenstruma.

### 4.1.3 Thyreostatika

Unabhängig von ihrer Ursache wird jede Hyperthyreose mit gesteigerter Hormonproduktion primär thyreostatisch behandelt. Die Therapie erfolgt mit den Thioamiden Thiamazol, Carbimazol oder Propylthiouracil (Tabelle 20) und in seltenen Ausnahmefällen auch mit Perchlorat. Thioamide hemmen die Schilddrüsenperoxidase und auf diese Weise die Synthese der Schilddrüsenhormone. Propylthiouracil (PTT) hemmt darüber hinaus auch die Deiodierung von T4 zu T3, was klinisch jedoch von untergeordneter Bedeutung ist.
Da Thioamide die Iodisation der Thyronine hemmen und in Kompetition mit dem intrazellulären Iodgehalt stehen, hängt die erforderliche Thyreostatika-Dosis nicht nur vom Schweregrad der Hyperthyreose, sondern auch von der Iodversorgung bzw. gegebenenfalls der Iodkontamination ab.

#### *4.1.3.1 Dosierung*

Die pharmakologische Wirkung von Thiamazol beträgt etwa 24 Stunden, so dass die einmalige Gabe in der Regel ausreichend ist.

Carbimazol ist ein Pro-Drug und muss erst in Thiamazol umgewandelt werden. 15 mg Carbimazol werden zu etwas weniger als 10 mg Thiamazol

umgewandelt. Propylthiouracil muss wegen seiner kurzen Halbwertszeit von nur etwa 1,3 + 0,4 Stunden dreimal am Tag eingenommen werden.
Frauen im gebärfähigen Alter müssen wirksame Methoden der Kontrazeption während einer Behandlung mit Carbimazol oder Thiamazol anwenden, da beide Präparate im Verdacht stehen, angeborene Fehlbildungen zu verursachen, insbesondere im 1. Trimester und bei hoher Dosierung (rote-Hand-Brief vom 6.2.2019; vgl. auch Kap. 2.3.).
In Deutschland wird Propylthiouracil im ersten Trimenon der Schwangerschaft zur Behandlung der Hyperthyreose eingesetzt.
In der folgenden Tabelle sind die Initial- und Erhaltungsdosen der 3 Thioamide wiedergegeben.

Tab. 20
Thioamide zur Behandlung der Hyperthyreose: Dosierung in der Initial- und in Erhaltungstherapie

| Medikament | Initial-Therapie (mg/Tag) | Erhaltungsdosis (mg/Tag) |
|---|---|---|
| Thiamazol | 10-40 | 2,5-10 |
| Carbimazol | 15-60 | 5-15 |
| Propylthiouracil | 150-300 | 50-100 |

Die gewählte Initialdosis richtet sich entsprechend nach dem klinischen Bild, den peripheren Schilddrüsenhormonspiegeln und nach dem klinischen Schweregrad der Hyperthyreose. Dabei ist zu berücksichtigen, dass die Nebenwirkungen der Thioamide auch dosisabhängig sind, so dass möglichst die geringste Dosis gewählt wird. Bei leichter Hyperthyreose sind in der Regel 10-15 mg Thiamazol, bei mittelschwerer 20-30 mg Thiamazol und bei schwerer Hyperthyreose 40 mg Thiamazol ausreichend. Höhere Dosen sind nur bei der Iod-induzierten Hyperthyreose (vgl. Kapitel 2.2.4) erforderlich. Die Carbimazol-Dosis wird entsprechend höher gewählt. Die Propylthiouracil-Dosis liegt zwischen 3 x 50 mg und 3 x 100 mg.
Nur in seltenen Ausnahmefällen erfolgt die thyreostatische Therapie mit Perchlorat, das den Natrium-Iodid-Symporter und so die Iodidaufnahme in die Schilddrüsenzelle (Iodination) hemmt. Da die Hemmung der Schilddrüsenhormonsynthese erst sekundär über eine Iodverarmung der Schilddrüsenzelle erfolgt, tritt die hemmende Wirkung von Perchlorat auf die Schilddrüse bei der Hyperthyreose erst sehr verzögert auf. Präventiv wird Perchlorat vor Applikation von iodhaltigen Röntgenkontrastmitteln zur Hemmung der Iodidaufnahme eingesetzt.

Lithium, das die proteolytische Freisetzung von Schilddrüsenhormonen vom Thyreoglobulin-Molekül und die Konversion von T4 nach T3 hemmt, wird nur äußerst selten, z. B. zur Behandlung der thyreotoxischen Krise, eingesetzt (vgl. Kapitel 2.2.1.7).

**Die thyreostatische Therapie der Hyperthyreose erfolgt in der Regel mit Thiamazol oder Carbimazol. Um die Nebenwirkungsrate gering zu halten, ist eine möglichst geringe Dosis zu wählen.**

Tab. 21
Nebenwirkung einer thyreostatischen Therapie

| Leichte Nebenwirkungen | Schwere Nebenwirkungen |
|---|---|
| Rötung und Exanthem | Agranulozytose |
| Urticaria | Thrombozytopenie |
| Arthralgien | Lupus-ähnliches Syndrom |
| Geschmacks- und Riechstörung | Vaskulitis |
| Anorexie | Akute Hepatitis (Lebernekrose) |
| Übelkeit | Cholestatische Hepatopathie |
| Fieber | Pankreatitis |

#### 4.1.3.2 *Nebenwirkung*

Nebenwirkungen unter einer Therapie mit Thioamiden (vgl. Tabelle 21) treten in der Regel in den ersten drei Monaten der Behandlung auf. Leichte Nebenwirkungen wie Juckreiz, Exanthem oder Arthralgien können sich spontan wieder zurückbilden. Bei stärkerer Ausprägung oder Persistenz der Symptome ist ein Wechsel auf Propylthiouracil zu empfehlen, da es nur bei einem kleineren Anteil der Patienten zwischen Thiamazol bzw. Carbimazol und Propylthiouracil zu Kreuzallergien kommt.

Bei schweren Nebenwirkungen wie einer Agranulozytose, einer Vaskulitis, eines Lupus-ähnlichen Syndroms oder einer schweren Hepatopathie sind alle Thioamide kontraindiziert. Bei akuter Pankreatitis muss die Medikation mit Carbimazol oder Thiamazol beendet werden. Bei anamnestisch bekannter akuter Pankreatitis dürfen Carbimazol oder Thiamazol nicht gegeben werden.

In diesem Fall ist neben der symptomatischen Therapie mit Betablockern frühzeitig ein ablatives Verfahren (eher Operation als Radioiodtherapie) anzustreben.

In der Hand des erfahrenen Thyreologen ist auch die Gabe von Perchlorat möglich. Unter einer Perchlorattherapie sind Blutbildkontrollen erforderlich (Cave: Agranulozytose).

#### 4.1.3.3 *Kombination von Thyreostatika und Levothyroxin*

Um Schwankungen der Schilddrüsenfunktion und häufigere Kontrollen zu vermeiden, ist die kombinierte Therapie von Thioamiden mit Schilddrüsenhormon möglich. Bei diesem Therapieansatz (Block- und Replace-Therapie) sind höhere Thyreostatika-Dosen erforderlich, so dass diese Strategie in der Schwangerschaft kontraindiziert ist.

#### 4.1.3.4 *Therapiekontrolle und Verlauf*

Unter thyreostatischer Therapie sind Kontrollen der Schilddrüsenfunktion initial nach 3-4 Wochen und dann alle 6-12 Wochen erforderlich. Bei der ersten Kontrolle werden nur FT3 und FT4 bestimmt; erst nach sechs Wochen ist eine TSH-Messung sinnvoll. Wegen möglicher schwerwiegender Nebenwirkungen ist darüber hinaus immer eine Kontrolle des Blutbildes und der Leberenzyme notwendig.

Nach Erreichen einer euthyreoten Stoffwechsellage wird die Thyreostatika-Therapie reduziert. Bei einer Autonomie (autonomes Adenom, hyperthyreote Knotenstruma) wird die Thyreostatika-Therapie bis zur Durchführung einer Operation oder einer Radioiodtherapie fortgeführt (vgl. Kapitel 4.2.3.1 und 4.3.3).

Beim Morbus Basedow wird die thyreostatische Therapie für ein bis anderthalb Jahre fortgeführt, bis eine Remission erreicht ist. Kriterien einer Remission sind normale oder niedrige TSH-Rezeptor- und TPO-Antikörper. Sonographische Kriterien für eine Remission beim Morbus Basedow ist eine Rückbildung der Hypoechogenität und der vermehrten Vaskularisierung und ggf. auch der Struma. Bei ungünstiger Prognose (große Struma, sehr hohe Antikörperwerte, junges Alter) kann auch früher die Indikation zur definitiven Therapie gestellt werden.

Wenn es nach Absetzen der thyreostatischen Therapie zu einem Rezidiv kommt, kann mit einem erneuten Zyklus einer thyreostatischen Therapie begonnen werden und bei einer großen Basedow-Struma eine Operation oder ansonsten eine Radioiodtherapie angeschlossen werden (vgl. Kapitel 4.2.2.2 und 4.3.2.2).

### 4.1.4 Wolfstrapp, Mönchspfeffer und Co.

Da gelegentlich Fragen zu alternativen medikamentösen Therapien gestellt werden, sollen diese hier kurz abgehandelt werden, auch wenn die Autoren der Meinung sind, dass sie in einem mehr schulmedizinisch ausgerichteten Werk nicht unbedingt vorkommen müssen. Wichtig sind aber auch bei schulmedizinisch Tätigen Kenntnisse der Substanzen, da sie u. a. auch Untersuchungsergebnisse (Laborparameter, Szintigraphie) beeinflussen können. Die Frage nach Einnahme solcher Substanzen sollte daher bei der Anamneseerhebung berücksichtigt werden.

Wolfstrapp wird in der Phytotherapie neben einer lindernden Wirkung bei Mastodynie eine thyreostatische Wirkung zugeschrieben. Wolffstrapp (Lycopus) gehört zur Familie der Lippenblütengewächse. Aus dem Kraut des Lycopus europaeus werden Tee, Tropfen und Tabletten hergestellt. Tropfen und Tabletten sind apothekenpflichtig. Es gibt einige Publikationen, welche Hinweise auf eine Wirksamkeit (Symptomverbesserung oder schnellere Ausscheidung von L-Thyroxin) bei leichter Hyperthyreose geben. Allerdings fehlen herstellerunabhängige Studien mit klaren Einschlusskriterien und Definitionen der „leichten Hyperthyreose". Die vorliegenden Arbeiten sind sehr auf die – zum Teil recht unspezifischen – Symptome fokussiert. Lycopus virginicus, der amerikanische Verwandte des heimischen Uferwolfstrapps, soll ähnliche Wirkungen haben und findet hierzulande in homöopathischen Tabletten und Injektionslösungen Verwendung.

Mönchspfeffer wurde eine anaphrodisierende Wirkung nachgesagt, daher auch der Name Keuschlamm bzw. Agnus castus. Die Substanzen, die aus den Früchten gewonnen werden, haben wohl eine Wirkung auf die Hypophyse (u. a. Prolaktinausschüttung) und werden, in Tablettenform oder als Lösung, vorwiegend bei prämenstruellem Syndrom, Mastodynie und Zyklusstörungen – aber gelegentlich auch im Rahmen der Kinderwunschbehandlung – verordnet. Den Substanzen wird auch eine „regulierende" Wirkung der Schilddrüsenfunktion zugeschrieben, wobei es nicht klar ist, ob dies über einen hypophysären Einfluss, eine Wirkung an der Schilddrüsenzelle oder durch Interaktion mit Sexualhormonen bzw. Bindungsproteinen zustande kommt.

Zum Einsatz von Extrakten aus tierischen Schilddrüsen zur Hormonsubstitution wird bereits oben (Kapitel 4.1.2.4) Stellung genommen: Sie bieten eigentlich keine Vorteile gegenüber synthetisch hergestellten Hormonen und weisen unter Umständen Nachteile durch die nicht exakt definierte Stoffmenge auf – daneben sind auch mögliche Verunreinigungen zu bedenken. In der Vergangenheit wurden mehrfach Risiken im Zusammenhang mit Prionenerkrankungen diskutiert.

Verschiedene Heil-, Gemüse- und Gewürzpflanzen (Brunnenkresse, Flechten, Thymian, Hirtentäschel...) werden empfohlen, um Iod zuzuführen. Der Iodgehalt der empfohlenen Pflanzen ist vergleichsweise gering und sehr variabel. Zur Substitution eines signifikanten Iodmangels wird daher eher der Verzehr von Seefisch oder Meeresfrüchten bzw. die Einnahme von Iodid-Tabletten empfohlen.

## 4.2 Radioiodtherapie

Aktuell werden in Deutschland jährlich ca. 50.000 Therapien in rund 100 nuklearmedizinischen Therapieeinrichtungen durchgeführt. Eine Altersgrenze für Erwachsene existiert auch bei benignen Schilddrüsenerkrankungen nicht mehr. Wie nicht radioaktives Iod wird auch Radioiod in Schilddrüsenzellen aufgenommen, metabolisiert und gespeichert. Iod wird mit Hilfe des Natrium-Iodid-Symporters in der Schilddrüse entgegen einem Konzentrationsgradienten angereichert. Das Isotop I-131 hat eine beta-Energie ($E_{max}$) von 0,61 MeV und eine gamma-Energie von 364 keV. Innerhalb der Schilddrüsenzelle ist Iod unter anderem im Zellkern und an der apikalen Zellmembran vorhanden. Daher werden sowohl die Regeneration als auch die einzelnen Schritte der Hormonsynthese beeinflusst. Die mittlere Reichweite der beta-Strahlung, die vorwiegend für die lokale Energiefreisetzung verantwortlich ist, beträgt ca. 0,5 mm, die maximale Reichweite ca. 2 mm. In normalem Schilddrüsengewebe liegt der Follikeldurchmesser zwischen 0,05 und 0,5 mm. Die Halbwertszeit von I-131 beträgt 8,04 Tage und ist somit ausreichend lang, um die gewünschte Strahlendosis zu erzielen. Die Gammakomponente kann zur Bildgebung und auch für den Radioiodtest vor der Radioiodtherapie genutzt werden.

*Gesetzliche Grundlagen*

In Deutschland ist eine stationäre Aufnahme auf eine nuklearmedizinische Therapiestation vorgeschrieben, um eine direkte Bestrahlung anderer Personen durch behandelte Patienten und eine Belastung der Umwelt durch ausgeschiedenes oder exhaliertes Iod zu minimieren. In vielen anderen Staaten, so z. B. in verschiedenen europäischen Nachbarländern, ist es gestattet, eine Radioiodtherapie bis zu bestimmten Grenzen ambulant durchzuführen. Dies führt zum Teil zu einem aus Sicht des Strahlenschutzes unerwünschten „Radioiodtourismus“ innerhalb von Europa.

**Die Radioiodtherapie muss in Deutschland stationär erfolgen.**

Laut „Richtlinie Strahlenschutz in der Medizin“ muss der für die Behandlung verantwortliche Arzt die Indikation zur Behandlung stellen und Nutzen und Risiko im Vergleich zu anderen Behandlungsformen abwägen. Er ist auch für die Sicherstellung einer adäquaten Nachsorge verantwortlich. Die Strahlenschutzverordnung und die „Richtlinie Strahlenschutz in der Medizin“ regeln die in Deutschland relativ strengen Sicherheitsauflagen. Der durchführende Arzt muss eine entsprechende Umgangsgenehmigung und die Fach- und Sachkunde auf dem Gebiet der Anwendung radioaktiver Stoffe in Diagnostik und Therapie haben. Weiterhin muss ein Medizinphysikexperte (in der Regel physikalisch-technischer Strahlenschutzbeauftragter) bei der individuell dosierten Therapie anwesend sein.

### 4.2.1 Praktische Durchführung der Radioiodtherapie

Die Therapieaktivität wird mit wenigen Ausnahmen als Kapsel oral verabreicht, es steht allerdings alternativ auch Radioiod in flüssiger Form für die orale oder ggf. intravenöse Applikation zur Verfügung. Dies spielt für Patienten eine Rolle, die nicht in der Lage sind, Medikamentenkapseln zu schlucken. Sofern möglich, sollte das Radioiod als Kapsel verabreicht werden, da die Gefahr einer unbeabsichtigten Kontamination bei flüssiger Aktivität deutlich höher ist. Radioiod wird relativ schnell resorbiert und in die Schilddrüsenzellen über den Natrium-Iodid-Symporter aufgenommen. Bei der Autonomie besteht der für die zielgerichtete Therapie genutzte Vorteil, dass das Radioiod vor allem in die aktiven autonomen Areale aufgenommen wird, während das übrige Gewebe einer deutlich geringeren Strahlenexposition ausgesetzt ist.

Um die tatsächlich erzielte Herddosis möglichst exakt zu bestimmen, erfolgen in den ersten Tagen nach der Applikation Messungen der Schilddrüsenaktivität mit einer speziellen Sonde oder einer Gammakamera. So kann die wirksame Herddosis im Zielgewebe und bei der fokalen Autonomie auch im paranodulären bzw. nicht autonomen Gewebe bestimmt werden. Wenn die ursprünglich angestrebte Dosis im Zielgewebe nicht erreicht worden ist, so kann eine Nachbehandlung durchgeführt werden, um quasi eine „Aufsättigung" der Zieldosis zu erreichen. Die Bestimmung der therapeutisch wirksamen Schilddrüsenherddosis ist darüber hinaus sinnvoll, um zu erkennen, ob der Patient die angestrebte Dosis, welche prätherapeutisch unter Verwendung des Radioiodtestes ermittelt wurde, auch tatsächlich erhalten hat. So ist die Entwicklung der Stoffwechsellage in den Wochen nach der Radioiodtherapie besser abzuschätzen – damit kann die Nachsorge besser geplant werden.

Der Mindestaufenthalt auf einer nuklearmedizinischen Therapiestation beträgt entsprechend den gesetzlichen Vorschriften 48 Stunden. Der Zeitpunkt der Entlassung hängt dann von der Restaktivität im Körper ab. Ende der 90er Jahre wurde der entsprechende Grenzwert deutlich erhöht, so dass die stationäre Aufenthaltsdauer erheblich verkürzt werden konnte. Sie beträgt meist etwa 2 bis 4 Tage und ist vor allem vom Zielvolumen abhängig. Bei kleinen autonomen Adenomen ist in den meisten Fällen ein 48-stündiger Aufenthalt ausreichend. Bei großen Strumen kann die Aufenthaltsdauer bis zu 7 Tage betragen, selten noch länger. Der Patient verbleibt auf der Station, bis der vorgeschriebene Entlassungsgrenzwert erreicht ist. Wenn die Dosisleistung in 2 Metern Abstand 3,5 µSv/h unterschreitet, kann der Patient entlassen werden. Dies entspricht einer Restaktivität von ca. 250 MBq Radioiod. So wird in 2 Metern Abstand vom Patienten innerhalb eines Jahres eine Strahlenexposition von 1,0 mSv nicht überschritten.

**Der Mindestaufenthalt auf einer nuklearmedizinischen Therapiestation beträgt 48 Stunden.**

In besonderen Fällen (z. B. akute Erkrankungen, die Maßnahmen außerhalb der Therapiestation erfordern) ist auch eine vorzeitige Entlassung nach Anzeige an die Aufsichtsbehörde möglich. Bei Verlegung auf eine andere Station muss dort dann ggf. ein vorübergehender Kontrollbereich eingerichtet werden. Der Strahlenschutzbeauftragte hat dafür zu sorgen, dass entsprechende Schutzmaßnahmen eingehalten werden, z. B. ein Tätigkeitsverbot für Schwangere in diesem Bereich.

Bei der Entlassung werden die Patienten auf besondere Strahlenschutzmaßnahmen gegenüber der Umgebung hingewiesen, dies betrifft vor allem den Kontakt mit kleinen Kindern (z. B. zu beachten bei Freistellung von der Tätigkeit bei Kindergärtnerinnen) und Schwangeren. Auch über mögliche Probleme bei externen Radioaktivitätsmessungen (z. B. an Flughäfen oder bei Personen, die in Kernkraftwerken arbeiten) sollte der Patient aufgeklärt werden. Es wird den Patienten ein Merkblatt entsprechend den Vorgaben der „Richtlinie Strahlenschutz in der Medizin" ausgehändigt. Bei Flugreisen unmittelbar nach Entlassung empfiehlt es sich, den Patienten eine entsprechende Bescheinigung über die applizierte Aktivität auszustellen. Aber auch bei grenzüberschreitenden Busreisen werden inzwischen die Passagiere gemessen, so dass auch diese die Bescheinigungen erhalten sollten. Aufgrund der extrem hohen Sensitivität der Messgeräte kann dies noch bis zwei Monate nach Therapie von gutartigen Schilddrüsenerkrankungen eine Rolle spielen.

Da sich Prinzipien, Dosisermittlung und Nebenwirkungen bei der Radioiodtherapie maligner Erkrankungen wesentlich von denen bei benignen Erkrankungen unterscheiden, ist im Folgenden die Radioiodbehandlung benigner Erkrankungen beschrieben, während die Radioiodbehandlung des differenzierten Schilddrüsenkarzinoms in Kapitel 2.1.2.1 aufgeführt ist.

### 4.2.2 Gutartige Schilddrüsenerkrankungen

Aufgrund des Iodmangels in Deutschland in den vergangenen Jahrzehnten ist zurzeit die funktionelle Autonomie der Schilddrüse immer noch die am häufigsten mit Radioiod behandelte Schilddrüsenerkrankung. Allerdings ist in den letzten Jahren ein spürbarer Rückgang der Autonomien zu verzeichnen. Patienten mit Morbus Basedow kommen im Vergleich zu den USA, wo fast alle Fälle mit Morbus Basedow radioiodtherapiert werden, in Deutschland deutlich weniger zur Radioiodtherapie. Dies liegt zum einen an der höheren Zahl von Schilddrüsenoperationen, zum anderen aber auch an der generellen Tendenz einer längeren konservativen (thyreostatischen) Therapie, die entgegen den gültigen Leitlinien oft über viele Jahre durchgeführt wird. Patienten mit einer euthyreoten Struma werden insbesondere bei einem Rezidiv nach Schilddrüsenoperation sowie in höherem Lebensalter mit Radioiod behandelt. Im Vergleich zu den skandinavischen Ländern kommen die Patienten deutlich weniger häufig bzw. erst später zur Radioiodtherapie.

#### *4.2.2.1 Autonomie der Schilddrüse*

Ob eine therapiebedürftige funktionelle Autonomie vorliegt, wird vor allem anhand der Szintigraphie, der Schilddrüsenhormonspiegel im Serum sowie des TSH-Wertes entschieden. Natürlich gehört auch eine Sonographie zu den notwendigen Voruntersuchungen, um (ggf. in Verbindung mit der Szintigraphie) das autonome Volumen zu messen. Anhand der schilddrüsenspezifischen Antikörper kann entschieden werden, ob eine thyreoiditische Komponente vorliegt. TRAK, TAK und TPO-AK müssen vor der endgültigen Therapieentscheidung bestimmt werden. Oftmals findet sich eine leichte Erhöhung von TPO-AK oder TAK, die in der überwiegenden Zahl der Fälle unspezifisch ist. TRAK ist im Hinblick auf eine mögliche Kombination einer autonomen Knotenstruma mit einer immunogenen Hyperthyreose (Marine-Lenhart-Syndrom) wichtig. Dann müsste bei der Beurteilung der Gesamtsituation und der Indikationsstellung zur Radioiodtherapie auch eine mögliche endokrine Orbitopathie mit berücksichtigt werden. Bei initial nicht oder nur grenzwertig supprimiertem TSH-Wert ist ggf. eine Suppressionsszintigraphie nach Gabe von Schilddrüsenhormonen erforderlich.

Bei der funktionellen Autonomie der Schilddrüse ist die Radioiodbehandlung prinzipiell die Therapie der ersten Wahl. Ausnahmen bilden Fälle mit Malignitätsverdacht, großen szintigraphisch kalten Arealen (auch ohne Malignitätsverdacht), einer akuten Kompressionssymptomatik sowie natürlich Schwangerschaft und Stillzeit. Die Indikation zur Radioiodtherapie sollte vor allem unter Berücksichtigung des autonomen Volumens und der (Ausgangs-)Stoffwechsellage gestellt werden. Bei einem autonomen Volumen von über 5 - 8 ml, einem Tec-Uptake unter TSH-Suppression von über 1 % oder bei vollständiger TSH-Suppression ohne Medikation liegt in der Regel eine Therapiebedürftigkeit vor. Ebenso kann ggf. auch bei noch nicht endogen supprimiertem TSH die Indikation zur Radioiodtherapie nach den gleichen Kriterien aus dem Tc-Uptake in der Suppressionsszintigraphie abgeleitet werden. Außerdem muss das individuelle Risiko berücksichtigt werden, dass in der Zukunft größere Iodmengen (z. B. in Form von Röntgenkontrastmitteln oder Amiodaron) benötigt werden. So kann es zum Beispiel sinnvoll sein, vor einer notwendigen Koronarangiographie auch kleinere funktionelle Autonomien zu beseitigen, bei denen sonst auch ein Zuwarten gerechtfertigt wäre. Die Indikation sollte nicht zu spät gestellt werden, da die Radioiodtherapie mit Zunahme des autonomen Volumens und in hyperthyreoter Stoffwechsellage schwieriger wird. Daneben ist bei der Indikationsstellung die Symptomatik des Patienten mit einzubeziehen. So kann auch bei einem Suppressions-Uptake von unter 1 % durchaus die Indikation zu einer Radioiodtherapie bestehen.

**Bei der funktionellen Autonomie der Schilddrüse sollte die Radioiodtherapie unter TSH-Suppression zum Schutz des gesunden Gewebes erfolgen.**

#### *4.2.2.2 Morbus Basedow*

Bei Erstdiagnose eines Morbus Basedow wird in der Regel über etwa ein Jahr thyreostatisch behandelt. Bei Persistenz der Erkrankung oder auch beim Rezidiv sollte die Entscheidung zu einer definitiven Therapie (Radioiod oder Operation) getroffen werden. Die Remissionsrate liegt insgesamt bei ca. 50 %. Anhand einiger Parameter lässt sich die Remissionsrate individuell genauer abschätzen. Niedriges Lebensalter (< 40 Jahre), männliches Geschlecht, großes Schilddrüsenvolumen (> 40 ml), das Vorliegen einer endokrinen Orbitopathie, Nikotinabusus und sehr hohe TRAK-Werte sprechen für eine geringe Remissionswahrscheinlichkeit und somit für eine frühzeitige Entscheidung für eine definitive Therapie. Grundsätzlich sollten alle Patienten mit Morbus Basedow über die erheblichen negativen Auswirkungen des Rauchens auch auf diese Erkrankung – insbesondere in Hinblick auf eine endokrine Orbitopathie –

aufgeklärt werden. Für eine Radioiodtherapie als definitives Verfahren sprechen vor allem ein nicht zu großes Schilddrüsenvolumen (< 50 ml), das Fehlen einer endokrinen Orbitopathie sowie das Fehlen von malignitätsverdächtigen Knoten.

**Beim Morbus Basedow sollte in der Regel maximal ein Jahr thyreostatisch behandelt werden, bevor man die Indikation zur Radioiodtherapie oder Operation stellt.**

#### *4.2.2.3 Struma*

In Deutschland wird die Radioiodtherapie bei der euthyreoten Struma vergleichsweise wenig und relativ spät eingesetzt. Eine definitive Therapie (Operation oder Radioiodtherapie) ist vor allem bei euthyreoten Knotenstrumen indiziert, die trotz Iodid- und/oder Thyroxinmedikation größer werden. Vor allem bei älteren Patienten und bei höheren Narkoserisiken kommt die Radioiodtherapie häufiger zum Einsatz. Insbesondere bei Patienten mit einer Rezidivstruma nach Operation kann eine Radioiodbehandlung indiziert sein, weil das Risiko der Rekurrensparese bei der Zweitoperation vielfach höher als beim Ersteingriff ist. Bei Iodmangelstrumen bestehen – insbesondere bei älteren Menschen – meist auch autonome Anteile, welche von der Radioiodtherapie in Bezug auf die posttherapeutische Stoffwechsellage besonders profitieren.

### 4.2.3 Vorbereitung

#### *4.2.3.1 Medikamentöse Vorbereitung*

Bei einer initial manifest hyperthyreoten Stoffwechsellage kann eine thyreostatische Therapie notwendig sein, die unter Umständen bis zum Wirkungseintritt der Radioiodtherapie fortgeführt werden muss. Die Radioiodgabe sollte nicht in Hyperthyreose erfolgen, da diese durch Hormonfreisetzung aus zerfallenden Schilddrüsenfollikeln verstärkt werden kann. In Einzelfällen kann die Radioiodtherapie, insbesondere bei jüngeren und sonst gesunden Patienten, auch in einer leicht hyperthyreoten Stoffwechsellage erfolgen. Generell sollte eine thyreostatische Therapie so niedrig wie möglich dosiert werden, da sie den Effekt der Radioiodtherapie vermindern kann. Eine Monotherapie ist daher einer Kombinationstherapie aus Thyreostatika und Schilddrüsenhormonen der Radioiodtherapie in jedem Fall vorzuziehen. Sofern möglich, wird die thyreostatische Therapie ein oder zwei Tage vor der Radioiodapplikation abgesetzt oder zumindest weitestgehend reduziert. Neben der Verminderung der Iodaufnahme und des Iodeinbaus in die Schilddrüse ist auch eine mögliche „radioprotektive" Wirkung von Thyreostatika zu bedenken, die zumindest bei einigen Präparaten (z. B. Propylthiouracil) durch Studien belegt wurde.

Bei funktioneller Autonomie sollte eine peripher euthyreote Stoffwechsellage mit TSH-Suppression vorliegen, um eine möglichst selektive Aufnahme des Radioiods im autonomen Gewebe und eine geringe Exposition des normalen Schilddrüsengewebes zu erzielen. Bei initial kompensierter Autonomie (TSH ist ohne Medikation nicht supprimiert) ist daher – analog zur Suppressionsszintigraphie – unter Umständen die Gabe von Schilddrüsenhormonen vor der Radioiodtherapie notwendig. Beim Morbus Basedow ist dagegen keine TSH-Suppression erforderlich. Es sollte aber eine euthyreote Stoffwechsellage vorliegen. Bei der euthyreoten Struma wird die Radioiodtherapie meist ohne eine schilddrüsenspezifische Medikation durchgeführt. Bei Struma mit multifokaler Autonomie erfolgt eine TSH-Suppression, sofern der funktionelle Aspekt der Autonomie im Vordergrund steht, während die Behandlung ohne Schilddrüsenhormongabe durchgeführt wird, wenn es vor allem um eine Verkleinerung geht.

#### *4.2.3.2 Radioiodtest und Dosisermittlung*

Nach der „Richtlinie Strahlenschutz in der Medizin" „... ist bei der Planung einer nuklearmedizinischen Behandlung die Dosis für die zu behandelnden Organe oder Gewebe sowie für besonders strahlensensible Organe im Voraus zu ermitteln. Soweit für Patienten spezifische Parameter benötigt werden, sind hierfür individuelle Messungen und Daten heranzuziehen. Maßnahmen, die geeignet sind, Nebenwirkungen für den Patienten zu minimieren oder die Dosis in besonders strahlenempfindlichen Organen außerhalb des Zielorgans zu reduzieren, sind zu ergreifen ..."

**Die Therapiedosis bei der Radioiodtherapie muss individuell ermittelt werden.**

Somit sind eine optimale Vorbereitung des Patienten und eine individuelle Dosisermittlung aus Strahlenschutzgründen gefordert. Diese schließt auch einen Radioiodtest ein. Um eine ausreichende Aufnahme des Radioiods in die Schilddrüse zu erreichen, muss vor der Therapie (und auch vor dem Radioiodtest) auf eine Iodkarenz geachtet werden. Dies betrifft insbesondere Iodquellen aus dem Bereich der Medizin, also iodhaltige Röntgenkontrastmittel, Amiodarone (z. B. Cordarex®) und iodhaltige Externa (z. B. Betaisodona). Bei den vorwiegend verwendeten wasserlöslichen Kontrastmitteln ist eine Karenz von etwa 6 Wochen ausreichend, bei Cordarex® und fettlöslichen Kontrastmitteln ist mit einer Iodblockade der Schilddrüse von bis zu einem Jahr zu rechnen – bei Cordarex® unter Umständen sogar noch länger. Iod in Multivitaminpräparaten bzw. Nahrungsergänzungsstoffen sollte ebenfalls vor der Radioiodtherapie vermieden werden. Eine Iodzufuhr über iodiertes Speisesalz lässt sich nicht ganz vermeiden. Insbesondere Fisch und Meeresfrüchte (vor allem Algenprodukte u. ä.) sollten gemieden werden. Besonders wichtig ist das Einhalten der iodarmen Diät in Staaten mit hohem Iodgehalt in vielen Lebensmitteln (USA, Japan). Hydrochlorothiazid kann den Effekt einer iodarmen Diät vor Radioiodtest und Radioiodtherapie bezüglich eines höheren Radioiod-Uptakes noch verstärken. Die Behandlung mit Hydrochlorothiazid sollte aber nur unter strenger Berücksichtigung der Kontraindikationen erfolgen. In Deutschland ist sie nicht üblich.

Die Ermittlung der Therapieaktivität erfolgt mittels Marinelli-Formel:

$$\textit{Aktivität [MBq]} = \frac{\textit{angestrebte Herddosis [Gy]} \cdot \textit{Herdvolumen [ml]} \cdot 24{,}67}{\textit{Maximaler Uptake [\%]} \cdot HWZ_{eff}\,[d]}$$

Das Zielvolumen wird bei der immunogenen Hyperthyreose und bei der euthyreoten Struma in der Regel sonographisch ermittelt, bei der Autonomie szintigraphisch ggf. unter Zuhilfenahme der Sonographie, um die fehlende Tiefeninformation bei der planaren Szintigraphie zu ersetzen. Bei sehr großen Strumen ist eine exakte Volumenbestimmung oft schwierig.

Das Aktivitätszeitintegral wird mit dem Radioiodtest ermittelt. Nach Applikation einer geringen Radioioddosis (1 bis 5 MBq I-131 oder ggf. 5 bis 10 MBq I-123), die ambulant verabreicht werden darf, wird zu verschiedenen Zeitpunkten die Aktivität in der Schilddrüse mit einer Messsonde gemessen. Diese sollte mit einem ca. 5 cm dicken Natrium-Iodid-Kristall und einem geeigneten Kollimator ausgestattet sein. Letzterer sollte so konzipiert sein, dass er eine Fläche von ca. 100 $cm^2$ erfassen kann. Zwischen Kristalloberfläche und Halskontur ist ein Abstand von 25 bis 30 cm einzuhalten. Die Berechnung des Radioiod-Uptakes erfolgt durch den Vergleich mit bekannter Aktivität in einem Phantom oder über die Messung der Kapsel vor Applikation in einem Phantom. Der Uptake von Iod-123 kann mittels Messsonde oder mittels Gammakamera nach 4 bis 6 und nach 24 Stunden entsprechend bestimmt werden. Spätere Messungen sind wegen der kurzen Halbwertszeit mit diesem Isotop schwierig. Je mehr Messpunkte vorliegen, desto genauer ist die Ermittlung des tatsächlichen Aktivitätszeitintegrals. Zu erfassende Parameter sind der maximale Uptake sowie die effektive Halbwertszeit. Insbesondere für die funktionelle Autonomie und die Struma ist notfalls eine einzige Messung nach 24 Stunden ausreichend. Die effektive Halbwertszeit, die meist nur relativ geringe Varianzen aufweist, muss dann empirisch abgeschätzt werden (Morbus Basedow und unifokale Autonomie in Hyperthyreose: ca. 4,2 Tage; unifokale Autonomie in Euthyreose und multifokale/disseminierte Autonomie in Hyperthyreose: ca. 4,8 Tage; multifokale/disseminierte Autonomie in Euthyreose: ca. 5,5 Tage). Ein pragmatischer Kompromiss ist die Messung zu zwei Zeitpunkten (bei Struma und bei Autonomie nach 24 und 48 Stunden). Beim M. Basedow ist aufgrund der schnelleren Kinetik zusätzlich eine Messung nach 4 bis 8 Stunden wünschenswert. Wenn die effektive Halbwertszeit genauer bestimmt werden soll, so ist eine weitere Uptake-Messung nach 4 bis 8 Tagen erforderlich. Eine Medikation mit Schilddrüsenhormonen, insbesondere mit T3, kann die Halbwertszeit verkürzen.

Der Zeitabstand zwischen Radioiodtest und Radioiodtherapie sollte möglichst gering sein, um ähnliche Bedingungen für die Iodkinetik zu haben. Aus diesem Grund muss auch vor dem Radioiodtest die thyreostatische Therapie in analoger Weise abgesetzt werden, sofern dies für die Radioiodtherapie geplant ist.

Für die fokale funktionelle Autonomie soll eine Dosis von 300 bis 400 Gy im Zielgewebe erreicht werden. Bei disseminierter oder multifokaler Autonomie, bei der das autonome Volumen nicht exakt ermittelt werden kann, wird das gesamte Schilddrüsenvolumen als Zielvolumen definiert und eine Dosis von 150 Gy angestrebt. Bei der immunogenen Hyperthyreose werden ablative Therapiekonzepte mit einer Zieldosis von 250 bis 300 Gy eingesetzt. Nur bei ausdrücklichem Patientenwunsch kann ggf. auch eine niedrigere Dosierung (100 bis 150 Gy) im Sinne eines „funktionsoptimierten" Konzeptes gewählt werden, bei dem die Wahrscheinlichkeit einer Euthyreose ohne Substitutionspflicht, aber auch das Risiko eines Therapieversagens höher ist. Bei gleichzeitig vorliegender endokriner Orbitopathie (hier ist die Indikation zur Radioiodtherapie allerdings generell zurückhaltend zu stellen) ist eine höhere Dosis (z. B. 300 bis 400 Gy) anzustreben, um die Zeit der Antigenexposition (Zellzerfall nach der Radioiodtherapie) möglichst kurz zu halten. Zur Strumaverkleinerung werden meist Dosen von 120 bis 150 Gy eingesetzt, wobei wegen des Risikos einer Radiothyreoiditis bei großen Strumen nicht immer die errechneten Aktivitätsmengen bei einer Therapie appliziert werden können.

#### 4.2.3.3 *Aufklärung*

Schon bei der Therapieplanung, spätestens aber vor Beginn des Radioiodtests, sollte der Patient detailliert über das Prozedere von Radioiodtest und Radioiodtherapie aufgeklärt werden. Neben der Erläuterung von Risiken und möglichen Nebenwirkungen muss der Patient unter anderem darauf hingewiesen werden, dass er nach Applikation der Therapiekapsel die Station nicht verlassen darf und er den Auflagen nach Entlassung nachkommen muss. Beim Morbus Basedow muss im Vorfeld auch auf die Risiken und Kontraindikationen bezüglich einer Corticoidtherapie (u. a. Diabetes mellitus, Ulcus ventriculi, Elektrolytstörungen) eingegangen werden.

Auch auf die Notwendigkeit einer ausreichenden Nachsorge bei einem fachkundigen Arzt muss hingewiesen werden. Die Aufklärung des Patienten hat mündlich und schriftlich zu erfolgen. Laut Patientenrechtegesetz muss der Patient eine Kopie der unterschriebenen Aufklärung erhalten.

#### 4.2.3.4 *Weitere Vorbereitungen*

Generell sollten Patienten über alternative Therapiemöglichkeiten, insbesondere eine Schilddrüsenoperation und lokal ablative Verfahren, aufgeklärt werden.

Bei Patientinnen im gebärfähigen Alter muss eine Schwangerschaft sicher ausgeschlossen werden, ggf. auch durch einen Schwangerschaftstest. Bei großen Strumen und bei klinischen Hinweisen auf eine Trachealstenose sollte eine morphologische Bildgebung der Trachea (Röntgenzielaufnahme/MRT/CT) erfolgen, um ggf. bei Gefahr einer Kompression durch eine Radiothyreoiditis antiphlogistisch (ggf. auch mit Corticoiden) rechtzeitig therapieren zu können.

Bei einer immunogenen Hyperthyreose muss vor der Therapie eine augenärztliche Untersuchung erfolgen, um eine klinisch nicht apparente endokrine Orbitopathie nicht zu übersehen. Die prophylaktische Corticoidgabe bei der immunogenen Hyperthyreose ohne vorbestehende endokrine Orbitopathie wird kontrovers diskutiert. Die aktuellen Empfehlungen der ATA (American Thyroid Association) sehen ohne Vorliegen einer endokrinen Orbitopathie nur bei Rauchern eine prophylaktische Gabe von Glucocorticoiden vor. Bei einer vorbestehenden milden bis moderaten endokrinen Orbitopathie, bei der die Indikation zur Radioiodtherapie in jedem Fall streng gestellt werden muss, kann eine Glukokortikoidmedikation das posttherapeutische Ergebnis signifikant verbessern. Es sollte eine Schutzmedikation mit Corticoiden (z. B. 0,5 mg Prednisolon/kg Körpergewicht) erfolgen, beginnend einen Tag vor oder am Tage der Radioiodapplikation. Bei florider exazerbierender endokriner Orbitopathie, bei der die Radioiodtherapie nur in Ausnahmefällen erfolgen sollte, ist unter Umständen eine höhere Dosis (im Sinne einer Stoßtherapie, bis 1,5 mg/kg) sinnvoll. Bei gravierender („Augenlicht-bedrohender") aktiver endokrinen Orbitopathie ist eine Radioiodtherapie nach den ATA-Leitlinien allerdings generell obsolet. Bei inaktiver endokriner

Orbitopathie werden nach diesen Leitlinien keine Glucocorticoide empfohlen. Glucocorticoide reduzieren die Iodaufnahme im Schilddrüsengewebe. Bei der Schutzmedikation beim Morbus Basedow sinkt der extrapolierte maximale Uptake um ca. 10 Prozentpunkte. Daher ist bei der Therapieplanung zu berücksichtigen, dass die Daten aus dem Radioiodtest beim Morbus Basedow angepasst werden müssen, wenn die Applikation der therapeutischen Dosis unter einer Glucocorticoidmedikation erfolgt.

**Beim Morbus Basedow kann bei der Radioiodtherapie eine Schutzmedikation mit Corticoiden notwendig sein.**

### 4.2.4 Nachuntersuchungen

Der nuklearmedizinisch Tätigen, der die Therapie durchführt, trägt laut „Richtlinie Strahlenschutz in der Medizin" auch die Verantwortung für die Nachsorge. Dies bedeutet nicht, dass dieser die Untersuchungen selbst durchführen muss. Er kann diese Verantwortlichkeit aus praktischen Gründen an Kollegen/Kolleginnen übertragen. Wichtig ist, dass eine Rückmeldung über den weiteren Verlauf erfolgt, um so z. B. eine interne Qualitätssicherung der nuklearmedizinischen Therapieeinheit zu gewährleisten. Meist wird zumindest die Kontrolle nach 3 bis 6 Monaten, bei der wesentliche Informationen über den Therapieerfolg gewonnen werden, selbst durchgeführt.

Bei der funktionellen Autonomie und bei der Struma kann die erste Laborkontrolle 4 Wochen nach der Radioiodtherapie erfolgen. Essentiell ist eine frühzeitige Substitution mit Schilddrüsenhormonen nach ablativer Radioiodtherapie des Morbus Basedow, da ansonsten eine hypothyreote Stoffwechsellage zu einer raschen Verschlechterung einer vorbestehenden endokrinen Orbitopathie oder auch zu deren Entstehung führen kann. Darüber hinaus kann eine früh einsetzende Hypothyreose auch andere negative Auswirkungen haben. Daher wird beim Morbus Basedow die erste Laboruntersuchung (fT3, fT4, TSH) bereits nach 7 bis 14 Tagen durchgeführt. Bei der Interpretation der Laborparameter ist zu beachten, dass aufgrund der verzögerten Reaktion des TSH-Wertes unter Umständen eine Substitution auch dann notwendig ist, wenn die peripheren Hormonwerte erniedrigt sind, der TSH-Wert aber noch niedrignormal oder sogar supprimiert ist. Es hat sich daher als sinnvoll erwiesen, dass diese ersten Kontrollen nach Radioiodtherapie beim Morbus Basedow in der Institution erfolgen, welche die Therapie durchgeführt hat. Weitere Kontrollen richten sich nach dem Verlauf klinischer und laborchemischer Parameter.

Nach 3 bis 6 Monaten ist meist die vollständige Wirkung der Radioiodtherapie erreicht, so dass üblicherweise zu diesem Zeitpunkt eine abschließende Kontrolle des Therapieeffektes einschließlich Hormonbestimmung, Sonographie und Szintigraphie erfolgt. Bei erfolgreicher Ausschaltung der fokalen Autonomie stellen sich ehemals warme oder heiße Knoten dann kalt, kühl oder indifferent dar. Wichtig ist, dass diese kalten Knoten dann nicht als malignitätssuspekt angesehen werden, was z. B. passieren kann, wenn ein anderer Arzt die Betreuung des Patienten übernimmt und nicht über die Anamnese informiert ist. Bei fraglichen Befunden, insbesondere wenn Patienten mit kompensierter Autonomie unter suppressiver Schilddrüsenhormontherapie mit Radioiod behandelt wurden, sollte die Schilddrüsenszintigraphie zur Therapiekontrolle wiederum unter Suppressionsbedingungen erfolgen. Zusätzlich ist dann natürlich eine separate TSH-Bestimmung ohne Hormonmedikation erforderlich.

Manchmal kann noch später eine Wirkung des Radioiods (meist eine weitere Volumenabnahme) auftreten, besonders bei der Therapie der Struma und des Morbus Basedow mit großem Ausgangsvolumen. Somit sollte insbesondere bei diesen Erkrankungen die Indikation zu einer Wiederholungsbehandlung nicht zu früh gestellt werden – also frühestens nach 6 Monaten.

**Die Wirkung der Radioiodtherapie lässt sich bei gutartigen Erkrankungen in der Regel nach 3 Monaten beurteilen.**

### 4.2.5 Ergebnisse

#### *4.2.5.1 Autonomie der Schilddrüse*

Die Erfolgsrate (Beseitigung der szintigraphisch nachweisbaren Autonomie und TSH-Normalisierung) beträgt bei der fokalen Autonomie etwa 90 %, bei einer Hypothyreoserate von ca. 10 %. Als Volumenreduktion des autonomen Gewebes ist ca. 80 % anzunehmen, das Gesamtvolumen der Schilddrüse nimmt – je nach Anteil der autonomen Areale an der Gesamtmasse – um ca. 30 bis 50 % ab.

#### *4.2.5.2 Morbus Basedow*

Heute werden beim Morbus Basedow ganz überwiegend ablative Konzepte eingesetzt, vergleichbar mit der totalen Thyreoidektomie in der Chirurgie. Vor allem bei Fällen mit schwer einstellbarer Hyperthyreose, bei endokriner Orbitopathie und bei Rezidivhyperthyreosen bieten diese Dosiskonzepte entscheidende Vorteile. Die Beseitigung der hyperthyreoten Stoffwechsellage wird schneller und mit größerer Wahrscheinlichkeit erreicht. Nach erfolgreicher Radioiodtherapie lässt sich die Substitution mit Schilddrüsenhormonen (wie auch nach Thyreoidektomie) ohne nennenswerte endogene Hormonfreisetzung problemlos durchführen. Bei einer Dosis von 250 Gy liegt die Erfolgsrate bei über 90 %. Die Wahrscheinlichkeit einer Hypothyreose (die bei ablativem Konzept Therapieziel ist) liegt bei ca. 80 bis 90 %. Beim sogenannten „funktionsoptimierten“ Dosiskonzept, bei dem das Ziel eine möglichst hohe Wahrscheinlichkeit einer Euthyreose ist, die aber nur bei ausdrücklichem Patientenwunsch eingesetzt wird, liegt die Erfolgsrate bei etwa 70 %, die Hypothyreoserate bei etwa 40 %. Gegebenenfalls ist nach funktionsoptimierten Konzepten eine zweite Radioiodapplikation notwendig. Die Volumenabnahme beträgt bei ablativen Dosiskonzepten rund 80 %.

**Beim Morbus Basedow wird ein ablatives Dosiskonzept favorisiert.**

Tab. 22
Differenzialtherapie bei benignen Schilddrüsenerkrankungen

| | Radioiodtherapie | Operation | lokale Ablation |
|---|---|---|---|
| Voroperation an der Schilddrüse | +++ | + | ++ |
| Hohes Lebensalter | +++ | + | ++ |
| Begleiterkrankungen | +++ | + | +++ |
| Kardiovaskuläre Risikofaktoren | +++ | + | ++ |
| Vorbest. Rekurrensparese (kontralat.) | ++ | (+) | + |
| Geringes Schilddrüsenvolumen (M. B.) | ++ | + | (+) |
| Operationsangst | ++ | - | + |
| Geringes Zielvolumen (Autonomie) | +++ | + | +++ |
| Großes Schilddrüsenvolumen (M. B.) | (+) | ++ | (+) |
| Großes Zielvolumen (Autonomie) | + | ++ | + |
| Begründeter Malignitätsverdacht | - | +++ | - |
| Iodinduzierte Hyperthyreose | - | ++ | ++ |
| Gravidität | - | (+) | + |
| Laktation | - | +++ | ++ |
| Floride endokrine Orbitopathie (M. B.) | (+) | ++ | (+) |
| Kompressionssymptome | (+) | ++ | + |
| Strahlenangst | - | +++ | +++ |
| Große kalte Areale | - | +++ | +++ |

#### *4.2.5.3 Struma*

Die Verbesserung der Beschwerden ist objektiv schwer zu quantifizieren. Die meisten Arbeiten berichten über eine subjektive Verbesserung der Symptomatik in über 80 % der Fälle. Der prozentuale Therapieeffekt ist selbstverständlich vom Ausgangsvolumen abhängig. Bei einem Ausgangsvolumen von 100 ml kann eine Volumenreduktion um ca. 50 % erreicht werden. Bei sehr großen Strumen (über 150 ml) kann unter Umständen keine für eine Zieldosis von 100 Gy ausreichende Aktivitätsmenge appliziert werden, so dass die Volumenreduktion nach einer Radioiodtherapie zunächst geringer ausfällt. Eine Struma permagna mit einem Ausgangsvolumen von 250 ml lässt sich durch eine einzelne Radioiodapplikation um etwa 40 % reduzieren. Gegebenenfalls ist eine nochmalige Radioiodbehandlung indiziert.

### 4.2.6 Nebenwirkungen

Vorwiegend ist für die lokale Energiefreisetzung die Betastrahlung verantwortlich, die eine sehr geringe Reichweite von im Mittel ca. 0,5 mm besitzt. Daher ist die Exposition der Gewebe, welche Radioiod nicht aufnehmen, sehr gering, also z. B. auch der Organe, die sich in unmittelbarer Nachbarschaft der Schilddrüse befinden (z. B. Nebenschilddrüsen). Zu einer vorübergehenden Iodanreicherung kommt es in den Geweben, die den Natrium-Iodid-Symporter exprimieren, also z. B. in Speicheldrüsen, Magen und Mamma (in Abhängigkeit vom Prolaktinspiegel). Die Organe, die an der Iodausscheidung beteiligt sind (Nieren, Harnblase, Darm), weisen ebenfalls eine vorübergehende (intraluminäre) Speicherung des applizierten Radioiods auf. Im Speichel findet sich eine relativ hohe Konzentration. Da in allen genannten Organen keine Organifizierung des Iods stattfindet, ergeben sich ein vergleichsweise niedriges Aktivitätszeitintegral und daher eine relativ geringe Exposition. Daher sind bei der Radioiodtherapie benigner Schilddrüsenerkrankungen in Bezug auf diese Organe keine Nebenwirkungen (deterministische Strahlenfolgen) zu erwarten. Zusätzlich zur lokalen Wirkung der Betastrahlung ist auch die Exposition des gesamten Körpers durch die hochenergetische Gammastrahlungskomponente zu berücksichtigen.

Akute Nebenwirkungen kommen bei der Therapie benigner Schilddrüsenerkrankungen nur in wenigen Fällen vor. Eine Radiothyreoiditis kann 2 bis 5 Tage nach der Therapie auftreten. Sie ist bei korrekter Durchführung der Therapie nach Radioiodtest und individueller Dosisermittlung selten. Sie lässt sich durch eine Eiskrawatte und nicht-steroidale Antiphlogistika nahezu immer gut beherrschen. Sehr selten sind Glucocorticoide notwendig. Eine signifikante Trachealkompression bei vorbestehender Trachealstenose wurde in der Vergangenheit beschrieben, kommt allerdings bei guter Vorbereitung der Therapie praktisch nicht vor. Bei einer Struma permagna sollte vor der Radioiodtherapie eine morphologische Bildgebung erfolgen, um das Risiko der Trachealkompression abzuschätzen, um dann ggf. prophylaktisch antiphlogistisch zu behandeln. Die Verstärkung einer Hyperthyreose durch Zellzerfall und Freisetzung von Schilddrüsenhormonen aus zerstörten Follikeln, welche etwa 5 bis 10 Tage nach der Radioiodapplikation entstehen kann, ist insgesamt selten und kann durch adäquate Einstellung der Stoffwechsellage vor der Radioiodtherapie vermieden werden.

Das Risiko einer substitutionspflichtigen Hypothyreose beträgt bei der Radioiodtherapie der funktionellen Autonomie etwa 10 % und hängt unter anderem vom Verhältnis zwischen autonomem und gesundem Schilddrüsengewebe und von der TSH-Suppression zum Zeitpunkt der Radioiodapplikation ab. Sie ist bei der fokalen Autonomie geringer als bei der disseminierten Autonomie. Bei den heute eingesetzten ablativen Konzepten beim Morbus Basedow ist die Hypothyreose Therapieziel. Die Hypothyreoserate ist bei der euthyreoten Struma unterschiedlich und hängt unter anderem vom Ausmaß der autonomen Anteile in der Schilddrüse ab. Zum Risiko einer Verschlechterung oder Auslösung einer endokrinen Orbitopathie beim Morbus Basedow durch die Radioiodtherapie gibt es umfangreiche Studien und zum Teil widersprüchliche Daten. Die unter Umständen auftretende Induktion der Antikörperbildung, die möglicherweise auf eine Antigenpräsentation durch den Zellzerfall zurückzuführen ist, wird durch hohe TSH-Werte bzw. eine hypothyreote Stoffwechsellage verstärkt, so dass eine Hypothyreose nach der Radioiodgabe auf jeden Fall zu vermeiden ist. Eine Corticoidschutzmedikation ist bei vorbestehender endokriner Orbitopathie zu empfehlen (s. Vorbereitung). Unter Corticoidmedikation wurde keine signifikante Verschlechterung der endokrinen Orbitopathie im Vergleich zu anderen Therapieformen beobachtet, sofern keine hypothyreote Stoffwechsellage bestand.

Das Auslösen eines Morbus Basedow bei der Radioiodtherapie der Autonomie wird in etwa ca. 0,5 bis 1 % der Fälle beschrieben. Unklar ist, ob evtl. schon ein M. Basedow vorbestand und durch die Therapie der Autonomie erst apparent wurde. Auf dieses Risiko muss bei der Aufklärung hingewiesen werden, insbesondere bei der disseminierten Autonomie, bei der die Wahrscheinlichkeit eines gleichzeitig vorliegenden M. Basedow höher ist oder bei der es sich auch um einen „seronegativen" M. Basedow handeln kann. Eine nennenswerte Änderung der Inzidenz maligner Erkrankungen nach Radioiodtherapie benigner Schilddrüsenerkrankungen wurde nicht nachgewiesen.

Bei Gravidität ist eine Radioiodtherapie absolut kontraindiziert. Nach einer Radioiodtherapie ist eine Gravidität innerhalb von 6 Monaten zu vermeiden, weil für die Schwangerschaft eine stabile euthyreote Stoffwechsellage vorliegen sollte. Falls es früher als 6 Monate nach der Radioiodtherapie zu einer Gravidität kommen sollte, stellt die vorausgegangene Therapie aber keinen ausreichenden Grund für einen Abbruch dar. Es sollte aber in diesem Fall eine individuelle genetische Beratung empfohlen werden.

Ob eine vorausgegangene Radioiodtherapie das Vorgehen bei einer nachfolgenden Schilddrüsenoperation erschwert, wird kontrovers diskutiert.

## 4.3 Chirurgie

### 4.3.1 Indikationen zur Schilddrüsenoperation

Schilddrüsenoperationen werden hauptsächlich in folgenden Situationen durchgeführt:

- Struma nodosa mit klinischer Symptomatik
- Schilddrüsenknoten mit nicht auszuschließender Malignität (vor allem kalte oder sonographisch auffällige Knoten)
- Schilddrüsenknoten mit in der Zytologie nachgewiesener, vermuteter oder nicht auszuschließender Malignität (z. B. follikuläre Neoplasie)
- Morbus Basedow nach erfolgloser thyreostatischer Therapie (z. B. über ein Jahr); in diesem Fall muss gegenüber der Radioiodtherapie abgewogen werden; für eine Operation sprechen eine Vergrößerung der Schilddrüse (über 40 ml) und das Vorliegen einer floriden endokrinen Orbitopathie
- Rezidiv oder Rezidivverdacht nach vorausgegangener Operation eines Schilddrüsenmalignoms
- Sehr große autonome Adenome, die nicht radioiodtherapiert werden können

Seltenere Operationsindikationen sind

- Kleinere und mittlere autonome Adenome
- Thyreoidektomie im Rahmen der totalen thyreoidalen Ablation (TTA) bei Morbus Basedow mit endokriner Orbitopathie vor anschließender Radioiodablation
- Thyreoiditis

### 4.3.2 Operative Strategien

Im Vergleich zu früher sind die Erstoperationen heute meist deutlich radikaler. Dies ist bei der Knotenstruma vor allem auf die hohe Rezidivrate bei unvollständiger Entfernung und die deutlich höhere Komplikationsrate bei Zweiteingriffen zurückzuführen. Die Enukleation von suspekten Knoten wird heute praktisch nicht mehr durchgeführt, unter anderem deswegen, weil auch die korrekte Erkennung follikulärer Karzinome an eine vollständige Beurteilung der Knotenränder geknüpft sein kann. – so dass u.U. das entscheidende Gewebe während der Operation zerstört wurde. Bei Schilddrüsenknoten wird daher in vielen Fällen eine Hemithyreoidektomie oder Thyreoidektomie favorisiert. Bei der Dunhill-Operation wird auf einer Seite ein kleiner Rest belassen und auf der anderen Seite hemithyreoidektomiert. Bei der Near-total-Resektion wird beidseits ein Rest von ca. 1 ml belassen, bei der subtotalen Thyreoidektomie (die heute allerdings nur noch sehr selten zum Einsatz kommt) bleibt jeweils ein Rest von ca. 4 ml.

Neben der „klassischen" Operation mit Kocherschem Kragenschnitt können Schilddrüsenoperationen auch minimal-invasiv erfolgen (MIVA-T, minimally invasive video assisted thyroidectomy). Die Operation ist weniger gewebstraumatisierend und bietet postoperativ meist ein besseres kosmetisches Ergebnis. Voraussetzung für die Anwendung minimalinvasiver Verfahren sind hinreichende Erfahrung des Operateurs mit der Methode, ein nicht zu großes Volumen, welches über die Zugangswege entfernt werden muss, und übersichtliche anatomische Verhältnisse. Die aus Ostasien stammenden alternativen Zugangswege mammär, orale und axillär haben zwar den Vorteil, dass nach dem Eingriff am Hals keine narbigen Veränderungen zu sehen sind, erschweren aber ansonsten das exakte chirurgische Vorgehen, so dass es von der Mehrzahl der Schilddrüsenchirurgen abgelehnt wird. In den Kliniken in Deutschland, die diese Verfahren anbieten, werden die Operationen meist Roboter-assistiert durchgeführt. Die Komplikationsrate (insbesondere hinsichtlich einer Rekurrensparese) wird von den meisten Chirurgen in Deutschland als höher angesehen.

#### 4.3.2.1 Operation bei Knotenstruma

Große Knotenstrumen, insbesondere mit einem Schilddrüsenvolumen > 40 ml, sowie Strumen mit mechanischen Problemen, z. B. einer Kompression von Trachea oder des Ösophagus, gehören zu den häufigsten Indikationen in der Schilddrüsenchirurgie. Zwingend erforderlich ist eine Operation bei jedem eindeutig suspekten Knoten oder bei erwiesener Malignität. Wichtig ist hier besonders die Schnellschnittdiagnostik. In Japan wird seit einigen Jahren ein (zum Teil noch experimentelles) Konzept verfolgt, bei dem zytologisch nachgewiesene papilläre Mikrokarzinome nicht reseziert, sondern nur engmaschig kontrolliert und ggf. bei Größenwachstum operiert werden.

#### 4.3.2.2 Operation bei Morbus Basedow

Beim Morbus Basedow erfolgt ebenfalls meist eine totale Thyreoidektomie oder Dunhill-Operation. Die sogenannte „funktionsoptimierte" subtotale Resektion wird nur noch sehr selten durchgeführt. Die Risiken der totalen Thyreoidektomie sind bei erfahrenen Operateuren kaum höher als bei der subtotalen Resektion, und bei verbliebenem Schilddrüsenrest besteht die Gefahr einer Rezidivhyperthyreose sowie einer Antikörperstimulation durch persistierende Antigenpräsentation, was sich unter Umständen ungünstig für eine endokrine Orbitopathie auswirken könnte. Bei der totalen thyreoidalen Ablation (TTA) erfolgt bei Morbus Basedow und endokriner Orbitopathie erst eine möglichst radikale Thyreoidektomie und anschließend eine ablative Radioiodtherapie. Es hat sich gezeigt, dass dadurch – vermutlich durch Zerstörung aller Antigene, welche eine Immunantwort stimulieren könnten – die Rate an persistierenden aktiven endokrinen Orbitopathien signifikant gesenkt werden kann.

#### 4.3.2.3 Operation bei Schilddrüsenkarzinomen

Schilddrüsenkarzinome werden in Deutschland sehr häufig als Zufallsbefund bei der Strumaoperation entdeckt. Daher ist eine Schnellschnittdiagnostik wichtig, da bei den meisten Malignomen eine totale Thyreoidektomie erfolgen muss, um einerseits noch vorhandene Tumorzellen (z. B. bei multifokalem Wachstum) und andererseits auch gesundes Gewebe zu entfernen, was eine adäquate Ablation mittels Radioiodtherapie ermöglicht.

Bei der Karzinomoperation müssen die regionalen Lymphknotenstationen berücksichtigt werden. Die empfohlene Radikalität hängt von der Histologie und dem Tumorstadium ab. Bei den prognostisch ungünstigeren medullären Schilddrüsenkarzinomen erfolgt in jedem Fall eine Ausräumung des zentralen Kompartiments, ggf. auch der lateralen Kompartimente (abhängig u. a. von

Tumorstadium und präoperativ bestimmtem Calcitoninwert). Bei den differenzierten Karzinomen hängt die Radikalität vor allem von der Größe des Primarius und einer möglichen Penetration der Schilddrüsenkapsel durch den Tumor ab.

### 4.3.3 Vorbereitung

Die Stoffwechsellage sollte peripher euthyreot sein, um die Narkoserisiken zu minimieren. Weder ein erhöhter noch ein erniedrigter TSH-Wert stellt per se eine Kontraindikation dar. Bei einer Hyperthyreose ist daher unter Umständen eine thyreostatische Vorbehandlung – ggf. auch in Kombination mit einem Betarezeptorenblocker – nötig. In ausgewählten Fällen kann eine Plummerung erfolgen, das heißt eine hochdosierte Iodgabe, um über den Wolff-Chaikoff-Effekt eine normale Stoffwechsellage zu erzielen und gleichzeitig die Perfusion des Schilddrüsengewebes zu vermindern. Die Plummerung kommt bei iodinduzierter Hyperthyreose nicht in Frage. Außerdem ist zu bedenken, dass die Schilddrüsenoperation dann in jedem Fall durchgeführt werden muss, da ansonsten eine iodinduzierte Hyperthyreose ausgelöst worden sein kann. Daher sind eine gute Compliance und eine gute Planung des Operationstermins wichtig. Auch aus forensischen Aspekten muss präoperativ eine Laryngoskopie erfolgen. Bei vorbestehender Stimmbandparese ist die Operationsentscheidung zu überdenken. Weiterhin sollte der Serumcalciumwert vor der Operation bestimmt werden. Es wird diskutiert, ob eine Vorbehandlung mit Calcium oder Vitamin D die Risiken des postoperativen Hypoparathyreoidismus reduzieren kann. Der Patient sollte über die Optionen anderer Verfahren, insbesondere der Radioiodtherapie und der lokalen Ablation, bei benignen Erkrankungen aufgeklärt werden.

### 4.3.4 Risiken der Schilddrüsenoperation

Neben den allgemeinen Risiken der Operation (Infektion, Blutung, Wundheilungsstörung) und der Narkose sind bei Schilddrüsenoperationen zwei spezielle Risiken zu bedenken:

1. Die Schädigung des Nervus laryngeus recurrens.
2. Der postoperative Hypoparathyreoidismus.

Beides kann entweder passager oder permanent sein. Die Rekurrensschädigung kann entweder durch eine Quetschung (z. B. durch Operationshaken) und damit verbundener Durchblutungsstörung (dies ist in der Regel passager) oder durch versehentliche Durchtrennung des Nerven – dies führt zur permanenten Parese – bedingt sein. Das Risiko der Schädigung hängt von der Erfahrung des Operateurs und auch von den anatomischen Gegebenheiten ab. Eine passagere Parese tritt in etwa 1 bis 4 % der Fälle, eine permanente Parese in etwa 0,5 bis 2 % der Erstoperationen auf. Gefordert wird immer eine Darstellung des Nerven. Das Risiko ist höher bei sehr großen multinodösen Strumen mit Verwachsungen der angrenzenden Strukturen und bei Reoperationen, bei denen die anatomischen Verhältnisse geändert sind. Mittels Neuromonitoring kann die Funktionalität erfasst werden. Bei geplantem zweiseitigem Eingriff kann nach der Operation der einen Seite entschieden werden, ob die Operation an der anderen Seite fortgesetzt wird oder – bei fehlendem Signal – die Operation beendet wird. Die Darstellung des Nervus laryngeus recurrens kann durch das Neuromonitoring aber nicht ersetzt werden.
Das Risiko einer postoperativen Hypocalcämie hängt vom Resektionsausmaß und von der Erfahrung des Operateurs ab. Ein postoperativer Hypoparathyreoidismus ist entweder passager – zum Beispiel durch Störung der Perfusion (nach Quetschung der Nebenschilddrüsen oder Unterbindung der versorgenden Arterien) – oder permanent. Zwei Dritteln aller Fälle von Hypoparathyreoidismus liegt eine vorausgegangene Schilddrüsenoperation zugrunde. Ein permanenter Hypoparathyreoidismus entsteht nach versehentlicher Entfernung der Nebenschilddrüsen. Da die Nebenschilddrüsen sehr klein sind, können sie nicht immer dargestellt werden, insbesondere bei Änderungen der anatomischen Verhältnisse durch sehr große nodöse Strumen oder bei Reoperationen besteht die Gefahr der Schädigung. Entfernte bzw. von der Gefäßversorgung abgeschnittene Nebenschilddrüsen können autolog retransplantiert werden, also z. B. zerkleinert im Musculus

sternocleidomastoideus. Das Risiko des passageren Hypoparathyreoidismus liegt bei der Erstoperation bei etwa 1 bis 10 %, bei alternativen Zugangswegen mit Roboter-Assistenz bei bis zu 25 %. Ein behandlungsbedürftiger Hypoparathyreoidismus kann für nur einige Tage bestehen oder aber bis zu 6 Monaten persistieren. Wenn sich nach 6 Monaten keine Normalisierung des Calcium- und Parathormonspiegels zeigt, ist von einem permanenten Hypoparathyreoidismus auszugehen. Das Risiko hierfür liegt bei der Erstoperation bei etwa 0,3 bis 2 % und ist von der Radikalität und der Art der Operation abhängig. Die Behandlung erfolgt mit Calcium und Vitamin-D-Präparaten. Die Kontrollen des Calciumspiegels müssen unmittelbar postoperativ sehr engmaschig sein, da es zu starken Schwankungen der Serumcalciumwerte in den ersten Stunden und Tagen nach der Operation kommen kann. Später können die Kontrollintervalle ausgedehnt werden.

**Vor einer Schilddrüsenoperation muss auf die speziellen Risiken des Eingriffs, die Rekurrensschädigung und den Hypoparathyreoidismus hingewiesen werden.**

## 4.4 Alternative Therapieverfahren

Operation und Radioiodtherapie spielen bei den nicht-medikamentösen Behandlungen von Schilddrüsenknoten die mit Abstand größte Rolle. Allerdings existieren einige Konstellationen, bei denen alternative (lokale) Verfahren in Betracht gezogen werden sollten. Als lokale Therapieverfahren kommen die Alkoholinstillation (als die älteste lokale Behandlungsmethode), die Radiofrequenzablation, die Mikrowellentherapie, die HIFU sowie die Laserablation in Betracht. Mit sehr wenigen Ausnahmen werden mit allen lokalen Therapieverfahren nur fokale Pathologien behandelt.

### 4.4.1 Mikrowellenablation (MWA)

Die Evaluation der Mikrowellenablation (welche bei anderen Indikationen – z. B. Lebermalignomen – auch in Europa schon lange etabliert ist) von Schilddrüsenknoten erfolgte vor allem in China. Mikrowellen werden mit einer Frequenz von 900-2.450 MHz eingebracht. Die Mikrowellen regen die Wassermoleküle im Gewebe zur Oszillation an. Dadurch entsteht Wärme und das Gewebe um die Sonde herum wird erhitzt. Bis ca. 45 Grad Celsius sind nicht-thermische Effekte zu berücksichtigen (vor allem die Beeinflussung von Ionenkanälen und der Zellmorphologie). Über 45 Grad Celsius kommt es zur ersten Denaturierung von Proteinen und irreversiblen Schädigungen der Zellmembranen, weiterhin zur Unterbrechung der Zellregeneration. Ab 60 Grad Celsius entstehen irreversible Koagulationsnekrosen im Schilddrüsengewebe. Heterogenitäten (Verkalkungen, Fibrosierungen) können die präzise Applikation beeinträchtigen. Bei größeren Gefäßen (ab 3 mm Durchmesser) sind heat-sink-Effekte zu berücksichtigen, welche die Effektivität (durch Abfluss der zugeführten Energie) reduzieren können. Wie auch bei den anderen thermoablativen Verfahren profitieren vor allem zystische und gemischte (aus zystischen und soliden Anteilen bestehende) Knoten von der MWA. Über Volumenreduktion von über 90 % in einigen Fällen wird berichtet. Beim Vergleich der Volumina ist allerdings auch der Effekt der „Entlastungspunktion" vor der MWA zu berücksichtigen.

Die Ausdehnung der Nekrosezone und damit der Wirkung der MWA wird über die Mikrowellenleistung (Wattzahl) und die Applikationszeit gesteuert. Über die Messung der Temperatur im Knoteninneren (über die Mikrowellensonde) wird die Effektivität der Therapie unmittelbar evaluiert und kann so gesteuert werden.

Im Mittel nimmt das Knotenvolumen solider Knoten um ca. 50 - 70 % ab. Die lokale Symptomatik bessert sich nach der MWA deutlich. Außer Schmerzen bei der Durchführung der Ablation (die durch Lokalanästhesie weitgehend minimiert werden können) und gelegentliche oberflächliche Hämatome werden keine relevanten Nebenwirkungen beobachtet. Das Verfahren kann vor allem bei indifferenten und kalten Knoten angewendet werden, wobei größter Wert auf eine möglichst genaue Risikostratifizierung des Karzinomrisikos bei kalten Knoten gelegt wird. So dürfen die Patienten keine klaren Malignitätshinweise im Sonogramm, Dopplersonogramm und Elastogramm aufweisen. Weiterhin sollten eine negative Zytologie und ein negatives MIBI-Szintigramm vorliegen. Die MWA kann bei gleichzeitigem Vorliegen warmer und kalter Knoten in Kombination mit der Radioiodtherapie eingesetzt werden, wenn von der Radioiodtherapie allein kein ausreichender Therapieeffekt zu erwarten ist, z. B. bei sehr großen multinodösen Strumen. Bei der Kombination kann die Hospitalisierungszeit um etwa 30 % verkürzt werden. Hauptanwendungsgebiete sind symptomatische nodöse Strumen mit indifferenten oder kalten Knoten ab 30 ml, bei denen kein Malignitätsverdacht besteht. In Ausnahmefällen können auch hyperfunktionelle Knoten bei Patienten therapiert werden, die für eine Radioiodtherapie nicht in Frage kommen.

**Die Mikrowellenablation kann bei sehr großen Schilddrüsenknoten zum Einsatz kommen, wenn eine Operation abgelehnt wird. Sie kann mit einer Radioiodtherapie kombiniert werden.**

### 4.4.2 Radiofrequenzablation (RFA)

Die Radiofrequenzablation, die für andere Organe bzw. Malignome schon seit vielen Jahren erfolgreich verwendet wird, wurde auch bei benignen Schilddrüsenknoten eingesetzt, vorwiegend in Asien – und hier besonders in Korea –, nachdem in ersten Tierversuchen die gute Wirksamkeit im Schilddrüsengewebe nachgewiesen werden konnte.

Es werden sowohl monopolare als auch bipolare Elektroden eingesetzt. Für die Verwendung einer monopolaren Sonde ist ein zweiter Pol erforderlich, meist wird dieser großflächig am Oberschenkel platziert. Die aktive Spitze ist sehr klein (z. B. 10 mm), so dass auch Ablationen kleiner Zielgewebe möglich sind. Bei der moving-shot-Technik wird die aktive Elektrode mehr oder weniger kontinuierlich während der Behandlung bewegt. Meist wird an der tiefsten Stelle begonnen und die Elektrode dann oberflächenwärts bewegt. Bei der bipolaren Technik befinden sich beide Pole in der Sonde, welche in das Zielgewebe eingebracht wird, getrennt duch einen Isolator. Die Größe der aktiven Spitze richtet sich nach dem Zielvolumen und beträgt etwa 10 bis 40 mm. Mit der bipolaren Technik können einzelne Knoten in der multi-shot-Technik therapiert werden. Vorteil der bipolaren Technik ist, dass kein Strom durch den Körperstamm fließt und damit das Verfahren z. B. auch bei Trägern von Herzschrittmachern angewendet werden kann. Außerdem wird dieser Stromfluss von einigen Patienten auch als unangenehm empfunden. Schädigungen der Haut am Oberschenkel kommen nur bei unsachgerechter Platzierung der Elektrode vor. Eine Innenkühlung der Sonden verhindert, dass Hitze entlang des Schaftes abtransportiert wird und sollte bei größeren Sonden immer gewährleistet sein.

Die RFA-Sonde wird unter sonographischer Kontrolle in den zu therapierenden Knoten eingebracht. Durch Applikation von hochfrequenten Wechselstromfeldern von ca. 400 kHz kommt es im Gewebe zu Ionenbewegungen, welche durch Reibung eine Erhitzung im Gewebe (60-110 Grad Celsius) und damit letztlich eine Zerstörung des erkrankten Gewebes bewirken. Eine Gefahr stellen evtl. auftretende Leckströme dar. Bei Temperaturen um die 100 Grad Celsius kommt es durch Verdampfung des Wassers zu einer Impedanzerhöhung und damit zu einer Erniedrigung des elektrischen Flusses, was zu einer „Selbstlimitation" der RFA führen kann. Bei stark durchbluteten Arealen wird zudem die entstandene Hitze zu schnell aus dem Zielgewebe abtransportiert (heat-sink-Effekt). Ernste Nebenwirkungen sind selten, bei ca. jeweils 1 % wird über transiente Veränderungen der Stimme sowie Hämatome berichtet. Die RFA wurde als komplikationslos auch nach vorhergehender Alkoholinstillation beschrieben. Die Volumenreduktion beträgt nach einem Monat 40 bis 50 %, nach 6 Monaten 50 bis 70 %. Nach einem Jahr ist eine Abnahme des Knotenvolumens bis zu 85 % zu erwarten.

**Die Radiofrequenzablation ist das am besten verträglichste Verfahren und wird vor allem bei Schilddrüsenknoten mit einem Volumen von 10 bis 50 ml eingesetzt. Die Anwendung bipolarer Sonden erlaubt die multi-shot-Technik.**

### 4.4.3 Lokale Alkoholinstillation (PEIT)

Die perkutane Ethanolinjektion wurde schon vor vielen Jahren für die lokale Therapie von benignen Schilddrüsenknoten eingesetzt. Neben der Verkleinerungs-Therapie von indifferenten und kalten Knoten und der Therapie von fokalen funktionellen Autonomien (bei Patienten, die aus verschiedenen Gründen mittels Radioiodtherapie nicht behandelt werden können) kommt die Methode auch für die „Verödung" von rezidivierenden Zysten und die Behandlung von Lokalrezidiven und regionalen Lymphknotenmetastasen bei Schilddrüsenkarzinomen in Frage.

In Deutschland wurde die PEIT vor allem in den 80er und 90er Jahren in einigen Zentren eingesetzt. Aktuell findet sie hauptsächlich in Ostasien Anwendung (hier insbesondere in Korea), aber auch in Staaten, wo die Radioiodtherapie und Operationen nicht ohne weiteres zur Verfügung stehen.

Unter Ultraschallkontrolle wird 96 %iger Alkohol mit einer G18-G22-Kanüle in den entsprechenden Knoten injiziert. Empfohlen wird eine Lokalanästhesie, da die Prozedur sehr schmerzhaft sein kann. Dies kann ein akut einsetzender heftiger und bis in Ohr/Kieferregion ziehender Schmerz sein, der vermutlich durch eine lokale Druckerhöhung bedingt ist. Ein persistierender Schmerz kann nach Eindringen von Ethanol aus dem Stichkanal in das parathyreoidale Gewebe bedingt sein.

Die benötigten Volumina liegen im Bereich von einigen Millilitern, abhängig vom Knotenvolumen. Es sind meist zahlreiche Sitzungen (bis zu 13 Injektionen wurden berichtet) erforderlich, die Injektionen finden jeweils im Abstand von einigen Tagen statt. Histologisch kann als Residualzustand nach PEIT eine riesenzellige granulomatöse Entzündung auftreten. Zu bedenken ist, dass die zytologische Beurteilbarkeit nach PEIT dauerhaft verschlechtert ist, dies trifft allerdings auch für die anderen lokalen Verfahren zu. Die Ergebnisse sind im Allgemeinen gut, behandelte autonome Adenome werden szintigraphisch kalt oder indifferent. Die Volumenabnahme der Adenome beträgt ca. 70 %. Wie bei der MWA sprechen vor allem zystische Knoten gut an – die Volumenabnahme kann bis zu etwa 85 % betragen. Beim direkten Vergleich von Operation, Radioiodtherapie und PEIT ergaben sich für die PEIT allerdings die schlechtesten Resultate.

In Deutschland hat die PEIT aufgrund der hohen Nebenwirkungsrate, des enormen Aufwands (bedingt durch die große Anzahl von erforderlichen Behandlungen) und angesichts der zur Verfügung stehenden alternativen Verfahren (vor allem der Schilddrüsen-Operation) in den letzten Jahren insgesamt deutlich an Bedeutung verloren.

**Aufgrund des hohen Aufwands und der Nebenwirkungen wird die Alkoholinstillation heute seltener angewandt.**

### 4.4.4 Hochintensiver fokussierter Ultraschall (HIFU)

Das Prinzip der Gewebezerstörung durch fokussierten Ultraschall wurde bereits vor fast 80 Jahren entwickelt. Bei dieser Methode werden die Ultraschallwellen so auf ein extrem kleines Volumen fokussiert, dass durch Hitzeentwicklung eine Koagulation und damit Gewebsnekrose erreicht werden kann. Das Feld wird von einem piezoelektrischen Wandler mit einer Frequenz von 1 bis 7 MHz erzeugt. Dadurch wird das Gewebe innerhalb weniger Sekunden auf ca. 60 bis 80 Grad Celsius erhitzt, Proteine werden denaturiert. Die Läsionen haben typischerweise eine ellipsoide Form und ein Volumen von deutlich unter 1 ml. Zwischen den Sonikationen sind Zeitintervalle für die Erholung des Gewebes wichtig, u. a. um die Bildung von größeren Blasen zu verhindern, welche das Feld verzerren könnten. Diese Methode wird seit einigen Jahren erfolgreich bei Prostatatumoren und Uterusmyomen eingesetzt. Vor kurzem wurde das Verfahren auch für Mammatumoren (vorwiegend Fibroadenome) etabliert. Ein großer Vorteil ist das „atraumatische" Vorgehen und somit Fehlen einer Narbe. Vor der Ablation wird das zu behandelnde Areal (voxelweise) definiert und das Gerät fährt selbstständig das vordefinierte Volumen ab. Zu kritischen Organen (Haut, Trachea, Arteria Carotis) werden vor Beginn der Therapie Sicherheitsabstände vom Gerät definiert, die dann vom behandelnden Arzt überprüft werden. Die Kühlung erfolgt durch eine an der Spitze der Sonde zirkulierende Flüssigkeit mit einer Temperatur von 10 Grad Celsius (was von einigen Patienten als unangenehm kalt empfunden wird). Nachteil dieses Verfahrens ist der relativ große Zeitaufwand, der ca. 4 Minuten pro ml Ablationsvolumen beträgt. Daher kommt dieses Verfahren vor allem bei kleineren Knoten bis 10 ml in Betracht. Da diese in nur wenigen Fällen eine lokale Symptomatik hervorrufen, kommt die HIFU vor allem bei autonomen Adenomen zum Einsatz, z. B. nach Iodexzess oder Patienten, die eine Radioiodtherapie ablehnen. Die Volumenreduktion nach 3 Monaten beträgt etwa 40 bis 60 %, je nach Konsistenz und Ausgangsvolumen.

**Die HIFU bietet den Vorteil, dass keine Sonde in das Zielgewebe eingebracht werden muss. Sie kann vor allem bei Knoten bis 10 ml eingesetzt werden.**

### 4.4.5 Interstitielle Laserphotokoagulation

Die Lasertherapie wird insbesondere in Italien vorwiegend als lokal ablatives Verfahren eingesetzt. Bei der Laserbehandlung wird kollimiertes monochromatisches Licht verwendet. Für das Flat-Tip-Verfahren wird durch die Hülle einer 21G-Nadel eine ebene optische Faser eingeführt, wobei 4 mm der Faser in direktem Kontakt zum Zielgewebe stehen. Zwischen ein und vier Nadeln werden um den zu behandelnden Knoten platziert. Die verwendete Energie beträgt pro Faser 1200 bis 1800 J. Die Effektivität der Lasertherapie ist etwas geringer als die der Radiofrequenzablation – die erzielbare Volumenreduktion beträgt etwa 50 %. Die Methode kommt vor allem bei etwas größeren Knoten in Frage, vor allem dann, wenn Radiofrequenzablation und Mikrowellenablation nicht zur Verfügung stehen.

# Literatur


Abalovich M, Amino N, Barbour LA, Cobin RH, De Groot LJ, Glinoer D, Mandel SJ, Stagnaro-Green A. Management of thyroid dysfunction during pregnancy and postpartum: an Endocrine Society Clinical Practice Guideline. J Clin Endocrinol Metab. 2007 Aug;92(8 Suppl):1–47

Abraham-Nordling M, Törring O, Hamberger B, et al: Graves' disease: a long-term quality-of-life follow up of patients randomized to treatment with antithyroid drugs, radioiodine, or surgery. Thyroid 15: 1279–1286

Agarwal G, Aggarwal V (2008): Is total thyroidectomy the surgical procedure of choice for benign multinodular goiter? An evidence-based review. World J Surg 32: 1313–1324

Ahmed M, Brace CL, Lee FT, Goldberg SN (2011): Principles of and advances in percutaneous ablation. Radiology 258: 351–369, 2011

Alexander C, Bader J B, Schaefer A, Finke C, Kirsch CM (1998): Intermediate and long-term side effects of high-dose radioiodine therapy for thyroid carcinoma. J Nucl Med 39: 1551–1554

Allahabadia A, Daykin J, Holder RL, Sheppard MC, Gough SC, Franklyn JA. Age and gender predict the outcome of treatment for Graves' hyperthyroidism. J Clin Endocrinol Metab. 2000 Mar;85(3):1038–42

Bachmann J, Kobe C, Bor S, Rahlff I, Dietlein M, Schicha H, Schmidt M (2009): Radioiodine therapy for thyroid volume reduction of large goitres. Nucl Med Commun 30: 466–471


Bachmann J, Kobe C, Bor S, Rahlff I, Dietlein M, Schicha H, Schmidt M (2009): Radioiodine therapy for thyroid volume reduction of large goitres. Nucl Med Commun 30: 466–471


Badenhoop K, Boehm BO [2004]: Genetic susceptibility and immunological synapse in type 1 diabetes and thyroid autoimmune disease. Exp Clin Endocrinol Diabetes 112: 407–15

Bell E, Grünwald F (1999): Radiojodtherapie bei benignen und malignen Schilddrüsenerkrankungen. Springer-Verlag Berlin

Biersack HJ, Grünwald F (1995): Endocrinological applications in nuclear medicine. Semin Nucl Med 25: 92–110

Biersack H.J., F. Grünwald (2004): Nuklearmedizin; In: Hirner, A. und K. Weise: Chirurgie – Schnitt für Schnitt, Thieme Verlag, 2004, pp 84–85

Biondi B, Cooper DS. The clinical significance of subclinical thyroid dysfunction. Endocrine Reviews 2008 Feb;29(1):6–131

Bockisch A, Brand-Mainz K, Görges R (1997): Dosiskonzepte und Dosimetrie bei der Radiojodtherapie benigner Schilddrüsenerkrankungen. Nuklearmediziner 20: 315–322

Bockisch A, Brandt-Mainz K, Görges R (1997): Dosiskonzepte und Dosimetrie bei der Radioiodtherapie benigner Schilddrüsenerkrankungen. Der Nuklearmediziner Nr. 5, 20: 315–322

Bojunga J, Dauth N, Berner C, Meyer G, Holzer K, Voelkl L, Herrmann E, Schroeter H, Zeuzem S, Friedrich-Rust M [2012]: Acoustic radiation force impulse imaging for differentiation of thyroid nodules. PLoS One 7:e42735

Braun KP (2000): 5-Jahresergebnisse nach perkutaner Äthanolinjektion (PEIT) autonomer SD-Adenome in einem ländlichen Krankenhaus im Strumaendemiegebiet. In: Schilddrüse 1999; S. 463–467, Walter de Gruyter Berlin, New York

Bundesamt für Strahlenschutz – Bekanntmachung der diagnostischen Referenzwerte für radiologische und nuklearmedizinische Untersuchungen. Bundesanzeiger Nr. 143 vom 5. August 2003, S. 17503

Burch HB, Burman KD, Cooper DS (2012): A 2011 survey of clinical practice patterns in the management of Graves' disease. J Clin Endocrinol Metab 97: 4549–58

Carling T, Carty SE, Ciarleglio MM, Cooper DS, Doherty GM, Kim LT, Kloos RT, Mazzaferri EL Sr, Peduzzi PN, Roman SA, Sippel RS, Sosa JA, Stack BC Jr, Steward DL, Tufano RP, Tuttle RM, Udelsman R (2012): American Thyroid Association design and feasibility of a prospective randomized controlled trial of prophylactic central lymph node dissection for papillary thyroid carcinoma. American Thyroid Association Surgical Affairs Committee. Thyroid 22: 237–44

Castagna MG, Dentice M, Cantara S, Ambrosio R, Maino F, Porcelli T, Marzocchi C, Garbi C, Pacini F, Salvatore D [2017]: DIO2 Thr92Ala Reduces Deiodinase-2 Activity and Serum-T3 Levels in Thyroid-Deficient Patients. J Clin Endocrinol Metab 102: 1623–1630

Chatal JF, Hoefnagel CA (1999): Radionuclide therapy. Lancet 354: 931–935

Cooper DS, Doherty GM, Haugen BR, Kloos RT, Lee SL, Mandel SJ, Mazzaferri EL, McIver B, Pacini F, Schlumberger M, Sherman SI, Steward DL, Tuttle RM (2009): Revised American Thyroid Association management guidelines for patients with thyroid nodules and differentiated thyroid cancer. American Thyroid Association (ATA) Guidelines Taskforce on Thyroid Nodules and Differentiated Thyroid Cancer, Thyroid. 19: 1167–214

Cooper DS, Doherty GM, Haugen BR (2006): Management guidelines for patients with thyroid nodules and differentiated thyroid cancer. Thyroid 16: 1–33.

de Vauthaire F, Schlumberger M, Francese C, Challeton C, de la Genardiére E, Meunier F, Parmentier C, Hill C, Sancho-Garnier H (1997): Leukaemias and cancers following iodine-131 administration for thyroid cancer. Br J Cancer 75: 734–739

Derwahl M (2000): Endokrine Erkrankungen während der Schwangerschaft und Postpartalphase. Blackwell-Wissenschafts-Verlag

Derwahl M (2011): Linking stem cells to thyroid cancer. J Clin Endocrinol Metab. 96: 610–3

Derwahl M, Duntas L, Butz S (2004): The Thyroid and Cardiovacular Risk. Merck European Thyroid Symposium Berlin

Derwahl M, Broecker M, Kraiem Z (1999): Clinical review 101: Thyrotropin may not be the dominant growth factor in benign and malignant thyroid tumors. J Clin Endocrinol Metab 84: 829–34

Derwahl M, Heufelder A (2006): Autoimmunerkrankungen der Schilddrüse. UNI-MED-Verlag Bremen

Derwahl M, Studer H (2000): Multinodular goitre: Much more to it than simply iodine deficiency. Baillieres Best Pract Res Clin Endocrinol Metab 14: 577–600

Derwahl M, Studer H (2001): Nodular goiter and goiter nodules: Where iodine deficiency falls short of explaining the facts. Exp Clin Endocrinol Diabetes 109: 250–60

Derwahl M, Studer H. (2002): Hyperplasia versus adenoma in endocrine tissues: are they different? Trends Endocrinol Metab. 3: 23–8

Dietlein M, Dressler J, Eschner W, Leisner B, Reiners C, Schicha H; Deutsche Gesellschaft für Nuklearmedizin; Deutsche Gesellschaft für Medizinische Physik (2007): Verfahrensanweisung für die Schilddrüsenszintigraphie (Version 3). Nuklearmedizin 46: 203–5

Dietlein M, Dressler J, Eschner W, Lassmann M, Leisner B, Reiners C, Schicha H; Deutsche Gesellschaft für Nuklearmedizin; Deutsche Gesellschaft für Medizinische Physik (2007): Verfahrensanweisung für den Radioiodtest (Version 3). Nuklearmedizin 46: 198–202

Dietlein M, Dressler J, Eschner W, Grünwald F, Lassmann M, Leisner B, Luster M, Reiners C, Schicha H, Schober O (2007): Verfahrensanweisung für die Iod-131-Ganzkörperszintigraphie beim differenzierten Schilddrüsenkarzinom (Version 3). Nuklearmedizin 46: 206–212

Dietlein M, Dressler J, Eschner W, Grünwald F, Lassmann M, Leisner B, Luster M, Moser E, Reiners C, Schicha H, Schober O (2007): Verfahrensanweisung zur Radioiodtherapie RIT) beim differenzierten Schilddrüsenkarzinom (Version 3). Nuklearmedizin 46: 213–219

Dietlein M, Dressler J, Grünwald F, et al. (2007): Leitlinie zur Radiojodtherapie (RIT) bei benignen Schilddrüsenerkrankungen (Version 4). Nucl Med 46: 220–223

Dietlein M, Eschner W, Grünwald F, Lassmann M, Verburg FA, Luster M [2016]: Procedure guidelines for radioiodine therapy of differentiated thyroid cancer. Version 4. Nuklearmedizin 55: 77–89

Dietlein M, Grünwald F, Schmidt M, Schneider P, Verburg FA, Luster M [2016]: Radioiodine therapy for benign thyroid diseases (version 5). German Guideline. Nuklearmedizin. 55: 213–220

Dietlein M, Moka D, Scheidhauer K, Schmidt M, Theissen P, Voth E, Eschner W, Schicha H (2000): Follow-up of differentiated thyroid cancer: comparison of multiple diagnostic tests. Nucl Med Commun. 21: 991–1000

Dietrich CF, Müller T, Bojunga J, Dong Y, Mauri G, Radzina M, Dighe M, Cui XW, Grünwald F, Schuler A, Ignee A, Korkusuz H [2018]: Statement and Recommendations on Interventional Ultrasound as a Thyroid Diagnostic and Treatment Procedure. Ultrasound Med Biol 44: 14–36

Dottorini M E, Vignati A, Mazzuchelli L, Lomuscio G, Colombo L (1997): Differentiated thyroid carcinoma in children and adolescents: A 37-year experience in 85 patients. J Nucl Med 38: 669–675

Dralle H (2007) Inzidentalome der Schilddrüse. Überdiagnostik und -therapie gesunder Schilddrüsenkranker? Chirurg 78: 677–686

Dralle H (2009): Rekurrens- und Nebenschilddrüsenpräparation in der Schilddrüsenchirurgie. Chirurg 80: 352–363

Erbelding C, Franz A, Seitel A, Bopp N, Kohlhase K, Grünwald F, Maier-Hein L [2017]: Ultrasound-navigated radiofrequency ablation of thyroid nodules with integrated electromagnetic tracking: comparison with conventional ultrasound guidance in gelatin models. Int J Comput Assist Radiol Surg 12:1635–1642

Esnaola NF, Cantor SB, Sherman SI, Lee JE, Evans DB (2001): Optimal treatment strategy in patients with papillary thyroid cancer: a decision analysis. Surgery 130: 921–30

Etzel M, Happel C, von Müller F, Ackermann H, Bojunga J, Grünwald F [2013]: Palpation and elastography of thyroid nodules in comparison. Nuklearmedizin 52: 97–100

Franzius C, Dietlein M, Biermann M, Frühwald M, Linden T, Bucsky P, Reiners C, Schober O (2007): Verfahrensanweisung für die Radioiodtherapie und I-131-Ganzkörperszintigraphie bei pädiatrischen Patienten mit differenziertem Schilddrüsenkarzinom. Nuklearmedizin 46: 224–31

Frates Mc, Benson Cb, Charboneau Jw et al. (2006): Management of thyroid nodules detected at US: Society of Radiologists in Ultrasound consensus conference statement. Ultrasound Q 22: 231–238; discussion 239–240

Giuffrida D, Gharib H (2000): Anaplastic thyroid carcinoma: current diagnosis and treatment. Ann Oncol.11: 1083–9

Glinoer D, De Nayer P, Bourdoux P, Lemone M, Robyn C, van Steirteghem A, Kinthaert J, Lejeune B. Regulation of maternal thyroid during pregnancy. J Clin Endocrinol Metab. 1990 Aug;71(2):276–87

Gough J, Scott-Coombes D, Fausto Palazzo F (2008): Thyroid incidentaloma: an evidence-based assessment of management strategy. World J Surg 32: 1264–1268

Grünwald F, Menzel C, Kranert W T (2004): Radiojodtherapie gutartiger Schilddrüsenerkrankungen; Hessisches Ärzteblatt 7: 399–404

Grünwald F, Diehl M (2004): Thyroid Carcinomas; In: P. Oehr, H.J. Biersack, R.E. Coleman: PET and PET-CT in oncology, Springer-Verlag Berlin Heidelberg New York, p 137–148

Grünwald F, Kalicke T, Feine U, Lietzenmayer R, Scheidhauer K, Dietlein M, Schober O, Lerch H, Brandt-Mainz K, Burchert W, Hiltermann G, Cremerius U, Biersack HJ (1999): Fluorine-18 fluorodeoxyglucose positron emission tomography in thyroid cancer: results of a multicentre study. Eur J Nucl Med. 26: 1547–52

Grünwald F, Schomburg A, Menzel C, Steinecker S, Späth G, Bockisch A, Fimmers R, Hotze A, Biersack HJ (1994): Blutbildveränderungen nach Radioiodtherapie bei Schilddrüsenkarzinomen. Med Klinik 89: 522–528

Grünwald F, Biersack HJ (2005): Functional Imaging of Differentiated Thyroid Cancer . In Thyroid Cancer, Springer Verlag Berlin Heidelberg New York, 239–250

Grünwald F, Menzel C, Döbert N (2006): Gutartige Schilddrüsenerkrankungen – Wann ist Radiojod sinnvoll? Der Allgemeinarzt 4: 6–9

Grünwald F (2004): Benign thyroid disease. In: Ell, PJ, Gambhir, SS: Nuclear Medicine in Clinical Diagnosis and Treatment 1: 383–392

Grussendorf M, Reiners C, Paschke R, Wegscheider K; LISA Investigators (2011): Reduction of thyroid nodule volume by levothyroxine and iodine alone and in combination: a randomized, placebo-controlled trial. J Clin Endocrinol Metab 96: 2786–95

Ha EJ, Baek JH, Na DG [2017]: Risk Stratification of Thyroid Nodules on Ultrasonography: Current Status and Perspectives. Thyroid 27:1463–1468

Halstenberg J, Kranert WT, Korkusuz H, Mayer A, Ackermann H, Grünwald F, Happel C [2018]: Influence of glucocorticoid therapy on intratherapeutic biodistribution of 131-I radioiodine therapy in Graves' disease. Nuklearmedizin 57: 43–49

Happel C, Kranert WT, Bockisch B, Korkusuz H, Grünwald F [2016]: I-131 and Tc-99m-Uptake in focal thyroid autonomies. Development in Germany since the 1980s. Nuklearmedizin 55:236–241

Happel C, Korkusuz H, Koch DA, Grünwald F, Kranert WT [2015]: Combination of ultrasound guided percutaneous microwave ablation and radioiodine therapy in benign thyroid diseases. A suitable method to reduce the 131-I activity and hospitalization time? Nuklearmedizin 54: 118–24

Happel C, Truong PN, Bockisch B, Zaplatnikov K, Kranert WT, Korkusuz H, Ackermann H, Grünwald F [2013]: Colour-coded duplex-sonography versus scintigraphy. Can scintigraphy be replaced by sonography for diagnosis of functional thyroid autonomy? Nuklearmedizin 52: 186–91

Haslinghuis LM, Krenning EP, De Herder WW, Reijs AE, Kwekkeboom DJ (2001): Somatostatin receptor scintigraphy in the follow-up of patients with differentiated thyroid cancer. J Endocrinol Invest. 24: 415–22

Haugen BR, Ridgway EC, McLaughlin BA, McDermott MT (2002): Clinical comparison of whole-body radioiodine scan and serum thyroglobulin after stimulation with recombinant human thyrotropin. Thyroid 12: 37–43

Hay ID, Bergstrahl EJ, Goellner JR (1993): Predicting outcome in papillary thyroid carcinoma: development of a reliable prognostic scoring system in a cohort of 1779 patients surgically treated at one institution during 1940 through 1989. Surgery 114: 1050–1057

Horvath E, Majlis S, Rossi R, Franco C, Niedmann JP, Castro A, Dominguez M [2009]: An ultrasonogram reporting system for thyroid nodules stratifying cancer risk for clinical management. J Clin Endocrinol Metab 94: 1748–51

Hübner U, Englisch C, Werkmann H, Butz H, Georgs T, Zabransky S, Herrmann W. Continuous agedependent reference ranges for thyroid hormones in neonates, infants, children and adolescents established using the ADVIA Centaur Analyzer. Clin Chem Lab Med. 2002 Oct;40(10):1040–7

Korkusuz H, Nimsdorf F, Happel C, Ackermann H, Grünwald F [2015]: Percutaneous microwave ablation of benign thyroid nodules. Functional imaging in comparison to nodular volume reduction at a 3-month follow-up. Nuklearmedizin 54: 13–9

Krassas GE (2000): Thyroid disease and female reproduction. Fertil Steril. 74: 1063–70

Kwak JY, Han KH, Yoon JH, Moon HJ, Son EJ, Park SH, Jung HK, Choi JS, Kim BM, Kim EK [2011]: Thyroid imaging reporting and data system for US features of nodules: a step in establishing better stratification of cancer risk. Radiology 260: 892–9

Lassmann M, Biassoni L, Monsieurs M, Franzius C, Jacobs F. (2007): The new EANM paediatric dosage card. Eur J Nucl Med Mol Imaging 34: 796–798

Li HX, Xiang N, Hu WK, Jiao XL [2016]: Relation between therapy options for Graves' disease and the course of Graves' ophthalmopathy: a systematic review and meta-analysis. J Endocrinol Invest 39: 1225–1233

Luster M, Clarke SE, Dietlein M, Lassmann M, Lind P, Oyen WJ, Tennvall J, Bombardieri E; European Association of Nuclear Medicine (EANM) (2008): Guidelines for radioiodine therapy of differentiated thyroid cancer. Eur J Nucl Med Mol Imaging 35: 1941–59

Mallick et al (2012): Ablation with low-dose radioiodine and thyrotropin alpha in thyroid cancer. N Engl. J Med. 366: 1674–85

Meller J, Zappel H, Conrad M, Roth C, Emrich D, Becker W. (1998): 123-I-Szintigraphie und Perchlorat-Depletionstest bei der Diagnostik der kongenitalen Hypothyreose. Nuklearmedizin 37: 7–11

Moleti M, Violi MA, Montanini D, Trombetta C, Di Bella B, Sturniolo G, Presti S, Alibrandi A, Campennì A, Baldari S, Trimarchi F, Vermiglio F [2014]: Radioiodine ablation of postsurgical thyroid remnants after treatment with recombinant human TSH (rhTSH) in patients with moderate-to-severe graves' orbitopathy (GO): a prospective, randomized, single-blind clinical trial. J Clin Endocrinol Metab 99: 1783–9

Negro R, Schwartz A, Gismondi R, Tinelli A, Mangieri T, Stagnaro-Green A. Increased pregnancy loss rate in thyroid antibody negative women with TSH levels between 2.5 and 5.0 in the first trimester of pregnancy. J Clin Endocrinol Metab. 2010 Sep;5(9):E44–8

Olbricht T. Der Strumaknoten. Intensivkurs für klinische Endokrinologie. PMI, Frankfurt 1995, S. 359–369

Pacini F, Agate L, Elisei R, Capezzone M, Ceccarelli C, Lippi F, Molinaro E, Pinchera A (2001): Outcome of differentiated thyroid cancer with detectable serum Tg and negative diagnostic (131)I whole body scan: comparison of patients treated with high (131)I activities versus untreated patients. J Clin Endocrinol Metab. 86: 4092–7

Pacini F, Schlumberger M, Dralle H and the European Thyroid Cancer Taskforce (2006): European consensus for the management of patients with differentiated thyroid carcinoma of the follicular epithelium. Eur J Endocrinol 154: 787–803

Paek SH, Kang KH, Kang H, Park SJ [2016]: Comparison of postoperative surgical stress following robotic thyroidectomy and open thyroidectomy: a prospective pilot study. Surg Endosc 30: 3861–6

Postgard P, Himmelman J, Lindencrona U, et al. (2002): Stunning of iodide transport by (131)I irradiation in cultured thyroid epithelial cells. J Nucl Med 43: 828–834.

Raue F, Frank-Raue K. Update on Multiple Endocrine Neoplasia Type 2: Focus on Medullary Thyroid Carcinoma. J Endocr Soc 2018 Jul;13:(2)8:933–143

Reiners C, Farahati J (1999): 131I therapy of thyroid cancer patients. Q J Nucl Med. 43: 324–35

Reiners C, Biko J, Haenscheid H, Hebestreit H, Kirinjuk S, Baranowski O, Marlowe RJ, Demidchik E, Drozd V, Demidchik Y (2013): Twenty-five years after Chernobyl: outcome of radioiodine treatment in children and adolescents with very high-risk radiation-induced differentiated thyroid carcinoma. J Clin Endocrinol Metab. 98: 3039–48

Reiners C, Lassmann M, Luster M (2012): Recombinant human thyrotropin: safety and quality of life evaluation. J Endocrinol Invest. 35 (Suppl): 30–5

Reiners C, Luster M (2012): Radiotherapy: radioiodine in thyroid cancer-how to minimize side effects. Nat Rev Clin Oncol. 9: 432–4

Reiners C, Dietlein M, Luster M (2008): Radioiodine therapy in differentiated thyroid cancer: indications and procedures.Best Pract Res Clin Endocrinol Metab; 22: 989–1007

Reinisch A, Malkomes P, Habbe N, Bojunga J, Grünwald F, Badenhoop K, Bechstein WO, Holzer K [2017]: Guideline Compliance in Surgery for Thyroid Nodules – A Retrospective Study. Exp Clin Endocrinol Diabetes 125: 327–334

Reynolds JC, Robbins J (1997): The changing role of radioiodine in the management of differentiated thyroid cancer. Sem Nucl Med 27: 152–164

Richtlinie Strahlenschutz in der Medizin 2002. Richtlinie nach der Verordnung über den Schutz vor Schaden durch ionisierende Strahlen (Strahlenschutzverordnung – StrlSchV). Ausgabe mit ausführlichem Erläuterungsteil 5. Aufl./Kemmer W, Michalczak H. H. Hoffmann Verlag, Berlin, 2003

Rosenthal MS, Angelos P, Cooper DS, Fassler C, Finder SG, Hays MT, Tendler B, Braunstein GD; American Thyroid Association Ethics Advisory Committee (2013): Clinical and professional ethics guidelines for the practice of thyroidology. Thyroid. 23: 1203–10

Samuel A, Rajashekharrao B, Shah D H (1998): Pulmonary metastases in children and adolescents with well-differentiated thyroid cancer. J Nucl Med 39: 1531–1536

Schenke S, Zimny M [2018]: Combination of Sonoelastography and TIRADS for the Diagnostic Assessment of Thyroid Nodules. Ultrasound Med Biol. 44: 575–583

Schicha H, Schober O (2007): Nuklearmedizin. Basiswissen und klinische Anwendung. 6. Auflage. Stuttgart, New York: Schattauer, 141–152.

Schlögl S, Werner E, Lassmann M, Terekhova J, Muffert S, Seybold S, Reiners C (2001): The use of threedimensional ultrasound for thyroid volumetry. Thyroid; 11: 569–74.

Schlumberger M et al (2012): Strategies of ardioiodine ablation in patients with low-risk thyroid cancer. N Engl J Med 366: 1663–73

Schlumberger M, Challeton C, de Vathaire F, Travagli J P, Gardet P, Lumbroso J D, Francese C, Fontaine F, Ricard M, Parmentier C (1996a): Radioactive iodine treatment and external radiotherapy for lung and bone metastases from thyroid carcinoma. J Nucl Med: 37: 598–605

Schumm-Dräger, P.-M., F. Grünwald (2003): Aspekte der Kombinationstherapie – Die Gabe von Schilddrüsenhormonen und Jodid reduziert das Strumavolumen und gleicht den intrathyreoidalen Jodmangel aus; Deutsches Ärzteblatt, 100: 427–428

Sobin LH, Gospodarowicz MK, Wittekind C (2009): UICC: TNM classification of malignant tumors. 7th edition, Wiley-Blackwell, Oxford

Stalberg P, Svensson A, Hessman O et al. (2008): Surgical treatment of Graves' disease: evidence-based approach. World J Surg 32: 1269–1277

Stokkel MP, Handkiewicz Junak D, Lassmann M, Dietlein M, Luster M (2010): EANM procedure guidelines for therapy of benign thyroid disease. Eur J Nucl Med Mol Imaging. 37: 2218–28

Strahlenschutz in der Medizin – Richtlinie nach der Verordnung über den Schutz vor Schäden durch ionisierende Strahlen (Strahlenschutzverordnung - StrlSchV). Bundesanzeiger Nummer 207a vom 7. November 2002

Smith TJ, Kahaly GJ, Ezra DG, Fleming JC, Dailey RA, Tang RA, Harris GJ, Antonelli A, Salvi M, Goldberg RA, Gigantelli JW, Couch SM, Shriver EM, Hayek BR, Hink EM, Woodward RM, Gabriel K, Magni G, Douglas RS [2017]: Teprotumumab for Thyroid-Associated Ophthalmopathy. N Engl J Med. 376: 1748–1761

Trivalle C, Doucet J, Chassagne P, Landrin I, Kadri N, Ménard JF, Bercoff E. Difference in the signs and symptoms of hyperthyroidism in older and younger patients. J Am Geriatr Soc. 1996 Jan;44(1):50–3

Tuschy U, Derwahl M, Deuß U (2004): Latente Hyperthyreosen; UNI-MED-Verlag Bremen

UICC 2002 Sobin LH, Wittekind C (2002): TNM classification of malignant tumors, 6th edition, Wiley-Liss, New York, 52–56

Voigt K. Hypothalamus-Hypophysen-Schilddrüsen-System. In: Klinke R und Silbernagel S (Hrsg.) Endokrines-System. Stuttgart New York 2001:480–481

Wittekind C, Meyer HJ (2010): TNM Klassifikation maligner Tumoren. 7. Auflage. Wiley-VCH, Weinheim

Yue W, Wang S, Wang B, Xu Q, Yu S, Zhang S, Wang X (2013): Ultrasound guided percutaneous microwave ablation of benign thyroid nodules: safety and imaging follow-up in 222 patients. Eur J Radiol 82: e11–16

Zettinig G, Fueger BJ, Passler C, Kaserer K, Pirich C, Dudczak R, Niederle B (2002): Long-term follow-up of patients with bone metastases from differentiated thyroid carcinoma – surgery or conventional therapy? Clin Endocrinol. 56: 377–82

https://www.awmf.org/leitlinien: Benigne Schilddrüsenerkrankungen/Operative Therapie

# Internetadressen

http://www.awmf.org/leitlinien

http://www.forum-schilddruese.de/Startseite-Schilddruese.htm

http://www.schilddruese.de

http://www.sd-krebs.de

http://www.infoline-schilddruese.de

http://www.endokrinologie.net

http://www.nuklearmedizin.de

http://www.dgav.de/arbeitsgemeinschaften/caek.html

# Register